人工智能
在医疗中的发展与应用

主 编：王 强 周正诚 黄春秀

天津出版传媒集团

天津科学技术出版社

图书在版编目（CIP）数据

人工智能在医疗中的发展与应用 / 王强, 周正诚,
黄春秀主编. -- 天津：天津科学技术出版社, 2023.3
　　ISBN 978-7-5742-0829-2

　　Ⅰ.①人… Ⅱ.①王… ②周… ③黄… Ⅲ.①人工智
能 – 应用 – 医疗保健 – 研究 Ⅳ.①R-05

中国国家版本馆CIP数据核字(2023)第022805号

人工智能在医疗中的发展与应用
RENGONG ZHINENG ZAI YILIAO ZHONG DE FAZHAN
YU YINGYONG

责任编辑：杨　譞
责任印制：兰　毅

出　　版：天津出版传媒集团
　　　　　天津科学技术出版社
地　　址：天津市西康路35号
邮　　编：300051
电　　话：（022）23332490
网　　址：www.tjkjcbs.com.cn
发　　行：新华书店经销
印　　刷：定州启航印刷有限公司

开本 710×1000　1/16　印张 15　字数 263 000
2023年3月第1版第1次印刷
定价：88.00元

编　委：杨文沛　吕　飘　杨　岩
　　　　唐锋意　黄青怡

前言

　　人工智能是一门多种学科交叉的综合型技术学科。近年来，人工智能及相关技术的融合使医疗卫生服务更加精准化。尤其是在临床治疗方面，医生根据临床的历史经验，通过大数据的最新研究进展，可以为病人提供更有效、更先进的治疗方案。人工智能也可以使医疗质量更标准，效率更高，还能够促进医疗健康相关产业和经济的转型发展。

　　鉴于此，本书对人工智能在医疗领域中的应用进行了详细阐述，包括人工智能的理论、人工智能与医疗辅助技术、人工智能与医院信息系统整合，以及人工智能与未来医疗等内容，以期促进人工智能与医疗深度融合，拓宽我国医疗健康产业发展新视野。

　　在本书编写过程中，笔者得到了大量专家教授的帮助，在此表示感谢。由于时间仓促，专业水平有限，书中存在的不足之处，敬请读者批评指正。

目录

第一篇 理论基础

第二篇 人工智能与医疗辅助技术

导　论

第一节　我国医疗现状

目前，中国进入医疗卫生事业发展的关键时期。城市化、工业化、人口老龄化、疾病和生态环境的变化使居民健康面临新的挑战。同时，随着经济发展和人民生活水平的提高，人们对医疗服务提出了更高的要求。

一、国内医疗的改革发展

健康，是人类永恒的追求，也是人类社会永恒的课题。然而，医疗卫生保障制度的制定是世界公认的直接影响到公民健康福祉的重大民生难题，被称为社会政策的"珠穆朗玛峰"。健康关系到每个人生命的质量和谋生的潜能，也关系着千家万户的幸福。

中国政府虽历来重视民众健康问题和医疗卫生事业的发展，但鉴于中国人口众多，区域发展不平衡，医疗资源分布不均的现状，以及医药卫生体制改革的复杂性，其多年来一直在艰辛而曲折的长征路上不断探索。

在计划经济时期，由于政府坚持了预防为主、以农村为重点、中西医结合等一系列正确方针路线，建立了完善的农村和城市医疗卫生服务网络，并取得了显著成就。但是，后来受"相关政策的"影响，我国卫生事业的发展曾一度陷入停滞状态。

1978年后，随着农村家庭联产承包责任制的实行，拉开了中国改革开放的序幕，为中国医疗体制改革（以下简称医改）提供了动力。

1985年可谓是医改元年，在这一年中国正式启动医改，核心思想是放权让利，扩大医院自主权。政府的主导思想在于"给政策不给钱"，政府直接投入逐步减少，医疗机构逐步实现市场化。

1992年春，邓小平南方谈话后，中国掀起了新一轮的改革浪潮。

1992年9月，国务院下发《关于深化卫生医疗体制改革的几点意见》，卫生部贯彻文件提出的"建设靠国家，吃饭靠自己"的精神，卫生部门在召开工作会议中要求医院要在"以工助医、以副补主"等方面取得新成绩。这项卫生政策刺激了医院通过创收来弥补收入的不足，同时，也影响了医疗机构公益性的发挥，造成了"看病问题"突出，群众反映强烈的状况。

针对医院注重效益而忽视公益性的倾向，卫生部门内部也展开了一系列争论。争论集中爆发于1993年5月召开的全国医政工作会议上，时任卫生部副部长的殷大奎明确表示反对市场化，要求多顾及医疗的大众属性和基本的社会公平。从此以后，医改领域内的政府主导和市场主导的争论几乎就没有停止过，而且逐步成为一个焦点问题并被社会各界广泛讨论。

2000年3月，宿迁公开拍卖卫生院，拉开了医院产权改革的序幕，共有100多家公立医院被拍卖。而此阶段存在的社会问题，尤其是看病贵和看病难的问题愈发突出。

2003年，非典型性肺炎疫情突发。突如其来的疫情暴露了中国医疗卫生体系在应对突发性的公共卫生事件方面捉襟见肘的问题。经过医疗卫生人员和全社会的共同努力，我们取得了抗击"非典"战役的胜利，但其间的一系列经验教训让人深思。这一时期，市场主导和政府主导的争论也逐渐深入，为卫生体制的再改革埋下伏笔。

2004年，《国家卫生服务调查》的报告显示：中国内地城市没有任何医疗保险的人口占44.8%，农村没有任何医疗保险的人口达到79.1%。民众"看病贵、看病难"等现实问题日渐突出。

2005年，国务院发展研究中心在《对中国医疗卫生体制改革的评价与建议》中指出，中国医疗体制改革"从总体上讲是不成功的"。这一说法引起了社会的广泛共鸣。

2006年6月，国务院常务会议决定成立"深化医药卫生体制改革部际协调工作小组"，这标志着新一轮医改研究制定工作正式启动。同年10月，胡锦涛强调，要实现人人享有基本卫生保健服务的目标，坚持公共医疗卫生的公益性质，深化医疗卫生体制改革。此后，中国医疗卫生体制改革的路径开始清晰。

2007年10月，党的十七大把"人人享有基本医疗卫生服务"作为重要奋斗目标之一，明确了以后十几年卫生改革与发展的重要任务和政策措施，为卫生工作指明了方向。

2009年4月，中国启动新一轮医改，旨在探索一条政府与市场相结合的中间道路。4月6日，《关于深化医药卫生体制改革的意见》正式公布，一场惠及全民的新医改拉开了序幕。同年8月，《关于建立国家基本药物制度的实施意见》《国家基本药物目录管理办法（暂行）》《国家基本药物目录（基层医疗卫生机构配备使用部分）》出台，意味着国家基本药物制度建立工作正式启动。

从 2010 年起，17 个国家级试点城市和 37 个省级试点地区开始进行公立医院改革试点，在完善服务体系、创新体制机制、加强内部管理等方面进行了积极探索。

2013 年，全国 311 个县（市）也启动了县级公立医院改革试点，以破除"以药补医"机制为关键环节，统筹推进管理体制、补偿机制、人事分配机制等方面改革。各地通过积极推行临床路径管理、同级医疗机构检验结果互认、预约诊疗和分时段就诊等措施，控制医疗费用，方便群众就医，提高服务质量。

2017 年，全面取消药品加成、挂号费、诊疗费，设立医事服务费；实施药品阳光采购，降低药品采购价格；规范基本医疗服务项目，实施有升有降的调整。

2018 年，组建国家医疗保障局，重大疾病保障系统完善，支付途径便捷优化，支持异地医保垫资，并持续扩大将中医医疗服务纳入医保范畴，调整各级医保报销比例。基本消除了各地保障政策障碍，完善了医疗保障体系，扩大了患者可选择的医疗途径，并使医保报销惠及各界。

2019 年，开展为期 6 个月的药品零售企业监察，并规定所有药品零售企业需按照《药品流通监督管理办法》和《药品经营质量管理规范》要求开展自查，惩处不合规范的药品销售站点，加强对处方药的销售管理。使患者在购买药物时能获得合适的医疗建议，杜绝不合规范售药。

改革的成绩鼓舞人心，改革的困难不容小觑。改革的前程光明可期，改革的路途依然艰辛。几十年改革历程中的经验教训告诉我们，在前行的路上不容有丝毫的懈怠，不可因成绩骄傲自满，亦不可因失败停滞不前。改革如逆水行舟，不进则退。在这个过程中，历史经验要继承，历史教训要吸取，历史的典型也要批判地学习，推陈出新。目前，我国的医疗事业发展正如火如荼地进行着，虽然有了改革发展成就的铺垫，但是仍存在着许多难点与痛点。

二、国内医疗的难点与挑战

造成当前国内医患关系不和谐、医患关系紧张的重要原因是目前国内看病贵、看病难、医疗资源分布不均衡。

看病贵是医疗没有进行市场化，不尊重市场规律而导致的，并不是单纯国家对医疗投入不足。中华人民共和国国家卫生和计划生育委员会在《2017 中国卫生和计划生育统计年鉴》中提供数据显示：①从 2009 年到 2017 年，政府对卫生的投入由 17 541.92 亿元增加到了 31 661.5 亿元，2017 年，政府卫生支出 9 521.4 亿元（占 30.1%），社会卫生支出 11 413.4 亿元（占 36.0%），个人卫生支出 10 726.8 亿元（占 33.9%），人均卫生费用 2 326.8 元，卫生总费用占 GDP 百分比为 5.57%；②投入的资金主要使用在基层的医疗卫生机构和疾病预防方面；③虽然住院和门诊次均费用增长速度下降，但是次均费用的绝对值并没有下降；④个人支出比例没有发生明显变化，所以看病的实际个人支出没有下降，反而是略有上升。

医院在第三方机构调查中，群众的反馈同样是一直觉得费用偏高，造成这种感受的原因有以下几方面。

（1）国家对卫生的投入从预防着手，虽然会在疾病的最终治疗支出上获得收益，但是需要几十年甚至是更加长的时间才能得到体现，对于疾病治疗的末端，尤其是大中型综合医院，暂时还不能从国家巨大的卫生投入中获得直接的收益。

（2）现行的医保和农村合作医疗的报销政策是越是上级的大型医院，个人支付比例越高，并且门诊的检查和治疗往往不能报销，这必然会造成病情越重，转送上级医院的需求越高，个人的经济承受越重，同时在上级医院床位有限的前提下，必然会造成供需矛盾。

（3）现有的医疗服务几乎完全以公立医院为主，在对医院的管理上实行行政化，在医院的日常运行中实行市场化、企业化，在社会责任和义务承担上又实行事业化。医院要靠银行贷款来建设发展医院，靠收支盈余来维持医院的运行。医院处于市场的下游，按市场原则购买使用药品、医疗器械及各类生产资料，却又按行政部门所规定的价格向患者提供结合着相当专业知识的医疗服务。并且医疗服务既是劳动密集型工作，又是知识密集型工作，医疗服务的从业者专业性极强，服务的人群针对性也极强，服务的劳动强度非常巨大。当前的医疗服务模式不符合市场经济学的原则，造成医疗服务从业者感受不到自己创造的劳动价值。

（4）市场不可避免地存在追逐利益的现象，而有组织的社会又有义务尽全力为公民提供优良的健康服务，但社会资源配置是有限的，这种社会伦理与医学经济学的矛盾估计会长期存在。

（5）中国传统的消费观念对医疗技术和医疗服务的价值认可过低。

对于看病难，这可能主要是社会的中产阶层的感受，现实是基层医院门可罗雀，大医院门庭若市。这是因为群众普遍认为大医院诊疗水平较高，事实上也存在因为医疗机构不同，医师及医院的诊疗水平存在差距的问题。正是因为诊疗水平的差距客观存在，患者就诊又是可以自由流动的，必然有较高诊疗水平的医院会产生对患者的虹吸效应，使得越有名望的大医院，患者越集中，大大超出医疗机构的承载能力。医务人员花费到患者身上的平均时间就会急剧压缩，直接会导致患者在门诊等候时间长，就诊询问时间短，难找医生、难等医生的现象。2018 年 1 月 9 日，中国医师协会在 2018 年会上发表了《中国医师执业状况白皮书》，调查数据显示，70.67% 的被调查医师认为自己工作压力大的原因来源于医疗纠纷、工作量大，以及患者的期望值太高。

我国职工的标准工时为每日工作 8 小时，每周工作 40 小时。在 2017 年调研中，三级医院和二级医院的医师在每周工作时间上没有显著差异，平均每周工作时间均为 51 小时左右，但二、三级医院的医师平均每周工作时长显著高于一级医院的医师，后者平均每周工作时间是 48.24 小时。持续高强度的工作会影响工作效率和安全，但是事实上没有一个有效的机制去保障医师避免强度过大的劳动，也没有一个有效的机制去保障医师能获得对应劳动强度的合理收入。

因此，医院的服务也是众多患者不满的一个地方。对于医务人员态度差的投诉主要集中在公立的大型医院，除了与前面所分析的看病贵和看病难有一定的关联以外，还有以下几点原因：①病人相对集中，使得医务人员的劳动强度明显增加，服务的单位时间缩短；②大量的繁重工作也使得提供服务的劳动者产生职业倦怠；③同时由于当前社会对医疗服务劳动价值认识的差距、不太令人满意的医疗环境和医患关系，就使得患者对医务人员态度的矛盾更显突出。对于医师诊疗水平的不满，主要集中在基层医院，如前文所述，不同等级医院的医师的诊疗水平存在差距。但是对基层医院的投诉相对较少，这主要有以下几点原因：①患者就诊本身对基层医院的期望值就明显比大医院低；②基层医院拥有相对较多的沟通和解释时间，医患关系甚至就是本地相互熟悉的人际关系。

除了看病贵和看病难的问题以外，国内还存在医疗资源分布不均衡的问题。中国优质医疗资源主要集中在中心大城市的大型公立医院，部分大医院高精尖医疗设备的配备率与医疗技术、住院条件等已接近甚至超过发达国家。与之形成鲜明对比的是，欠发达地区医疗资源配置相对缺乏，医疗技术水平落后。医疗资源的宏观分布出现了两极分化，微观的分布也同样存在着两极分化。以北京为例，北京 80% 的三级医院集中在中心城区和海淀、朝阳两区，南城地区和远郊新区的优质医疗资源不足，不能很好地满足居民医疗服务需求。

三、国内医疗管理的问题

目前国内医院在医疗质量、安全管理，以及医院运营管理方面有些问题亟待解决。

（一）医疗质量管理问题

随着医学模式从生物—心理—社会系统医学模式的转变，以及医学的发展和人们生活水平的提高，医院的医疗活动和医疗质量管理更加强调"以患者为中心"。在医疗质量管理中，必须以患者为中心而不是以技术为中心，运用科学的办法、理论、手段进行管理，多数医院虽然都意识到了此问题，但是在实际工作中并不然，仅仅停留在口头上。当前，在医院质量管理方面，主要存在以下几方面问题。

1. 重结果，轻过程

目前，多数医院主要是对医疗质量综合情况进行事后的检查和回顾性分析。虽然事后检查是必要的，但是为了更好地提高医疗质量，更应该强调对环节和基础质量的控制。

2. 质量、成本协调性差

在加强医疗质量管理的过程中，成本管控的意识还有待加强，应该把质量管理提高到更全面、更深入的层次。在兼顾医疗质量的同时，还需注重工作效率、费用、社会评价等相关问题，即在提供优质服务的同时，重视质量与成本的统一，重视医疗质量的社会效益和经济效益，力争做到质量和成本的双赢。

3. 医疗质量的标准化管理不完善

目前，标准化管理在各领域中已得到广泛的应用，通过标准化管理，可合理组织医疗活动，提升技术协作，从而正确评价医院质量。在医疗质量标准化管理中，多数医院还需完善制度，同时落实制度，并做到持续改进。

（二）医疗安全管理问题

医疗安全事关医疗业务活动的每一个环节，如患者的身份识别、用药安全、手术安全等。在诊疗活动中，需严格执行"查对制度"，并采用唯一关键字对患者身份进行识别，确保对正确的患者进行正确的操作。完善关键流程识别措施，建立转科交接登记制度。对手术部位应进行标识并有严格的流程，评估手术过程中的手术风险，医护人员在临床诊疗活动中需遵循卫生相关要求。严格执行特殊药品的管理与使用。建立危急值、不良事件与隐患缺陷的制度与可执行的工作流程等。目前，在医疗安全的管理过程中还存在以下问题。

1.注重经济效益多，重视医疗安全工作少

许多医院缺乏对医疗安全和防范医疗安全事故足够的认识，存在内部安全管理混乱，安全组织不健全，制度执行不力等情况。

2.安全管理方式错位，管理力度不足

多数医疗安全管理属于事后管理，没有形成管理回路，不能实时监控医疗安全的细节，存在一些潜在的问题，不利于医疗安全的管控。

3.医护人员安全意识不强

医务人员在工作中，责任心不强，存有侥幸心理，而潜在的事故隐患依旧得不到及时地排除和纠正。

4.医务人员综合素质有待加强

部分医护人员业务素质不强，对所运用的治疗方法或药品的毒副作用认识不够，在出现不良反应时，不能正确予以处理。医务人员对设备的性能、检查不能熟练掌握，造成新的组织器官损伤。

（三）医院运营管理问题

改革开放以来，医院的经营观念发生了变化，引进了企业先进的管理理念与方法，医院管理者普遍开始重视医院运营，服务意识增强，然而由于长期受计划经济体制的影响，以及医院管理学科发展的制约，当前医院管理还有很多地方亟待加强和完善，主要表现在以下方面。

1.经营管理常识缺乏，医学活动与经济运作不分

在医院管理中，缺乏科学的营销策略和经营战略、缺乏市场观念和成本意识，医院的发展受到严重的制约。在医院运营管理中，必须强化成本控制，降低医院的运营成本。最终用比较低廉的费用提供比较优质的服务，满足广大人民群众基本的医疗服务需求，不能以牺牲质量为代价来降低运营的成本。牢固树立成本意识，加强宣传教育，利用考核、奖惩这一系列手段，让成本观念深入人心。制定完善的规章制度，规范工作流程，建立完善的组织机构，使医院成本控制有序开展。在做好成本管理工作的前提下，大力在医院推行全成本核算，综合利用作业成本管理、临床路径、流程重组，以及疾病诊断相关分组（DRG）付费等先进的管理模式和方法来提高医院成本控制效果。

医院的发展需遵循市场经济的规律和医疗卫生事业的发展规律，强化法制意识与竞争意识，贯彻竞争的原则，强化效用最大化的观念，注重经济效益、社会效益统一性的问题。需遵循中国医疗卫生事业的性质——社会福利公益性，医院的发展注重社会效益最大化、结构的合理性，防止盲目做大做强，医院的发展一定要根据自身的情况实事求是，适度适时，要做强做精，核心是发

展，关键是科学，只有做到科学发展，才能得到全面的可持续、和谐的发展。正确处理好外涵与内涵发展的关系，把握医院正确的建设方向。

采用医学与经济活动分开管理，将提高效率，提高经济运作能力。同时，这样可以使专家型的院长们有更多的精力投入提高医院学术专业水平上。

2. 经济管理的手段不科学、不完善

虽然医院在成本核算、预算制度方面取得了一些进展，但成本核算的准确性、科学性，以及有效性有待提高，尚不能做到科学的预算，不知道成本管理的重点在哪里。切实保障患者的权益是公立医院的责任，要想建立和谐的医患关系，就要充分考虑患者的经济承受能力，为患者提供合理治疗和检查，要始终将医院承担的社会责任放在首位，不断提高医院在社会各界的影响力。

3. 重硬件轻软件

很多医院盲目建设，过度负债，不注重效率和效益，只重视医疗毛收入，不讲成本。在培养品牌意识方面，对医院品牌形象关注度不够。在医院文化建设方面，坚持以德治院，以患者为中心，从精神高度的层面来搞好文化建设方面有所欠缺。医疗质量技术水平管理理念和文化是医院的核心竞争力，培养核心竞争力的关键是创新——管理创新、技术创新、服务创新。因此，在吸收国内外优秀的经验、确立创新战略、完善创新措施、营造浓厚的创新氛围、简化就医流程等方面亟须加强。

4. 医院的市场定位不清

医院市场定位指医院在市场上形成的以区别其他医院的独特的地位。定位就是对市场细分，找准细分目标市场，确定目标患者，对其特点和需求进行分析，并采取针对性的服务措施，从而提供高质量的服务。

5. 医院工作量测定和流程优化有待加强

在医院管理中，工作量的测定、就医流程的优化非常重要。对医院管理工作采用量化管理，用数据说话。

6. 医院市场营销力度不够

信息时代，世界变化越来越快，医院市场亦在发生飞速的变化，医院管理人员必须具备信息采集与分析能力，可辨别垃圾信息，吸收有效信息，形成准确的决策。

7. 信息透明度有待加强

目前，患者与医院间信息不对称是导致现在医患关系紧张的主要原因。其实，患者对医院信息了解越多、越清楚，对医院信任感也会越强，到医院就诊的可能就越大。医院传播信息的途径有很多，如广告、内部固定展示系统、宣传报道、网络新媒体等。

8.建立学习型医院力度不够

一个医院有没有名医和重点科室非常重要，21世纪的竞争就是学习力的竞争，医院需要加大投入，加强人员培训，打造名医名科。

医疗是一个复杂的系统，不但包括了医院内部人、财、物资源的合理分配协调，而且包含了医患关系及社会中各种因素的相互作用。在解析该复杂系统的基础上，打通医疗过程中的各个环节，解决长期以来面临的难点、痛点。在信息技术高度发达的今天，采用信息技术的手段，可将管控的触角延伸到医疗的每个环节，可提高资源使用效率，降低资源浪费，医疗业务与信息技术的融合已逐步成为主流。

第二节　医疗信息化的发展模式

医疗信息化已成为医疗活动必不可少的支撑手段，医疗信息化过程会横向跨越医院所有科室部门，进行信息化战略规划非常有利于对医院管理、医疗服务提供有效支撑。通过信息化整体规划，将建立与医疗服务、医院管理相匹配的先进信息技术能力。

一、医疗信息化现状

我国医疗信息化建设大致可分为以下四个时期：①单机使用时期。主要开展门诊划价收费、住院费用、药库的管理等，此时期开始于20世纪70年代末至80年代初；②部门级应用时期。此时系统具备住院管理、门诊收费、门诊发药、药品管理等功能，此时期始于20世纪80年代中期。主要以财务核算为主，开展以收费项目为基础的一系列财务、后勤物资、病区管理等应用；③全院级时期。一些大医院相继建立了较为完善的医院信息系统，主要包括医护工作站、电子病历系统、医学影像系统等，卫生部于1995年启动了"金卫工程"，从而进一步促进了我国医院信息系统的完善。此阶段强调临床管理信息化，以提高医护人员的工作效率和工作质量为目标；④医院间协作时期。随着互联网的普及，医院间开展了远程医疗及远程教学，通过互联网传输患者资料、检验、检查信息，从而开始医院间协同工作。在社区、偏远地区可实现远程的医疗信息资源共享。

从总体上看，我国医疗信息化建设仍然存在不少问题，与发达国家还有一定差距，具体表现在以下几方面。

（一）信息化建设重视度问题

在信息化建设之初，多数医院对信息化建设的认识不足，导致对信息化建设重视不够，缺少相应的人力、财力和管理的投入。

（1）都说信息化建设是"一把手工程"，而实际上由于医疗信息化建设的过程较长、投入巨大，短期效果不明显，又无显性的经济效益，因此对医院来讲，很难将其作为一项重点来抓，院领导更是不能深入其中，这导致了在医疗信息化进程中需要配合管理措施时执行不力，无法很好地协同工作。

（2）大多数医院面临着医院资金投入不足、缺乏必要的技术人才和技术支撑等诸多问题。原卫生部曾要求各级医院每年按照总收入的3%～5%用于信息化建设，但是近一半的医院在信息化建设方面的投入占医院的总收入不足0.5%，缺乏资金支持是医疗信息化建设存在问题的一个主要原因。如果医院的院长能够亲自主管财务和人事问题，并深入信息化建设当中，这些问题都能得到有效解决。

（二）信息化建设流程再造问题

信息化流程再造不是模拟原手工流程的信息化，它是完全不同于传统的手工模式，它会带来思想意识的改变、业务流程的改变和管理模式的改变。所以，医疗信息化建设是业务流程优化与重组的过程，是转变思想观念的过程，是进一步完善医疗管理的过程，是提高医院整体医疗水平的过程。在手工流程模式下，即使医院制定了再严格的管理制度，也总有一些人不会去严格执行，所以是否规范完全取决于人为因素，而利用信息化的技术手段可以对其中的一些不规范操作加以限制。职能部门对医疗信息化建设的管理意识较差，并且参与程度也不够，导致了在医疗信息化流程再造的进程中，需要调整医疗流程时无法做到彻底，需要配合管理措施时执行不力，需要不同岗位、不同科室之间配合时无法很好地协同工作。

（三）信息系统互联互通问题

每家医院的信息化工作都涉及几十个厂家，每个厂家的数据、标准、采集、存储都不一样。因此，在一家医院都会出现很多"信息孤岛"，更别说在整个医疗行业了。医疗信息化系统缺乏统一标准，导致在不同医疗机构之间、医院内部之间、不同业务系统之间形成大量"信息孤岛"，资源无法共享。在当前大数据环境下，我国医疗信息的数据主要来源于居民健康调查、诊疗过程和医院管理活动。目前，我国尚无大家统一认可的巨量数据收集标准。因此，不能保障数据的真实性、准确性，一方面在数据收集上没有统一标准，另一方面亟待建立统一的数据质量标准。目前，医院信息系统进行数据汇总和统计剖析能力较低，导致大量数据难以充分应用，无法发掘隐藏在数据中的知识，影响了医疗信息化进程的推动。

（四）信息化建设改善医、护、患体验问题

大型公立医院普遍存在"三长一短"的现象，也就是"挂号排队时间长、看病等候时间长、取药排队时间长、医生问诊时间短"，对急于求诊的病患而言，这是不折不扣的"痛点"。挂号难、就诊慢、环境差，这也是患者在医疗过程中经常抱怨的问题。挂号难是优质医疗资源短缺的一个缩影，集中体现在大城市的大医院专家号供不应求。尽管社会各界反映强烈，但仍无法满足患者的需求。面对患者对高品质医疗的需求，如何立足现有条件进一步改善患者的就医体验？医护工作者除了完成临床的工作外，还面临许多琐碎的管理工作。怎么让医护工作者从烦琐的管理工作中解脱出来，全身心地投入临床工作中，改善医护工作者的工作体验？这些都是医疗信息化建设亟须解决的问题。

（五）信息数据利用问题

各大医疗机构均拥有大量患者诊疗信息，如既往病史、治疗方案、随访信息等数据，但缺乏有效的加工分析能力，缺乏数据收集和整理的统一标准。虽然医院信息系统和电子病历已在大医院中普及，数据量已经不再是问题的关键，但可供整合的数据仍十分有限，数据挖掘的相关技术才是解决医院下一步问题的关键所在。多数医院使用的还是传统方法统计表单、表层运营数据，且仅局限于内部使用。

国外医疗信息化建设起步比我国早，但是我国医疗信息化建设有后发优势，可以吸取国外医疗信息化建设中的经验教训，把先进的信息技术应用于医疗业务及日常管理工作中，可以改善医疗服务流程，提升患者的就医体验，同时对医院的管理有极大的推进作用。

二、医疗信息化的应用

随着经济全球化、社会信息化时代的到来，我国医院已进入了信息化时代。信息化使医院工作流程发生了改变及创新，同时使医院得到了全面发展，医院管理上了一个台阶。在医疗领域，基于信息技术的各类应用日益受到重视，医疗业务与信息技术的融合已逐步成为主流。

医疗信息化的内涵包括三个方面：一是临床诊治过程信息化；二是医院业务管理信息化；三是无处不在的信息化医疗服务平台。临床诊治过程信息化可减少患者就诊环节，减少由于经验不足引起的误诊、误治，从而提升医疗质量，提高医疗安全性。医院业务管理信息化包括医院的物流、物品的采购、追踪、消毒和科室及医护人员的业绩考核等。无处不在的医疗服务平台需要医疗设备信息化、医院空间智能化等多种技术的综合支持。对患者来说，他们可以享受到更加便捷、安全、高效的医疗服务。对医护人员来说，可以为他们创建无纸化、无线化的工作环境，减轻繁重的工作负担，提高工作效率，减少人为失误。

医院信息系统是以支撑医院日常医疗、服务、经营管理、决策为目的，用于信息收集、处理、存储、传播的各相关子系统的集合。信息技术已成为医疗服务和医院管理变革的驱动力，信息化的应用水平直接影响了临床诊断的效率和质量。通过信息共享、流程规范，可减少沟通成本和人为差错。如果没有信息，医院领导就无法指挥、控制和进行有效的管理。同时，在医疗业务上对信息的依赖性更大，信息技术在医院中的应用主要体现在以下方面：①实现全院医疗业务信息化，再造就医流程，提升患者就医体验；②通过信息系统可掌握患者的流动情况、医疗收入情况、资金流动情况、药品材料的库存情况等；③医院与社区医疗服务机构的信息协同和共享，通过远程医学的建立，打破地域界限，远距离提供医疗及信息服务；④提高信息透明度，减少信息不对称，通过自助查询系统，实现对治疗、用药和检查项目的费用随时查询；⑤信息系统可提供完整、真实、准确的财物信息和数据，实现规范化的财务管理和有效的绩效管理；⑥通过无线移动技术在床旁校对患者信息、医嘱、药品，提高医疗质量，确保医疗安全。

现在，各大、中型医院已经在普遍进行信息化管理，在某种程度上提高了用户的效率，提高了诊疗的准确性和客观性，可完成手工方式下所不能完成的海量数据的检索与管理，可在人工无法完成的短时间内完成制定的工作，使人工无法完成的工作和管理成为可能。目前，国内医院信息化架构主要分为医院内部系统和行政监管平台两个部分。

（一）医院内部系统

信息技术在医院的大力应用可为医院内部运营各个环节提供相关功能。

医院的业务活动极其复杂，涉及众多的人、财、物沟通与流动，因而支撑医疗业务的医院信息系统是一个十分复杂的系统。医院信息系统的研发主要围绕医院的以下三条主线开展。

1.医院管理信息系统（Hospital Information System，简称 HIS）

此系统包含医院的主要业务，从患者建卡、挂号、就诊、医护工作站、收费、取药到住院等相关业务都在此系统中实现。

2.影像归档和通信系统（Picture Archiving and Communication Systems，简称 PACS）

此系统包含放射、B 超、心电、病理等相关影像图文业务。

3.实验室信息系统（Laboratory Information System，简称 LIS）

此系统主要为检验、化验等相关业务系统。

除了这三大主要业务系统外，还有围绕这几大系统衍生的周边业务，医院信息化实施完毕后，整个信息系统的数量可能在 100 个，数量庞大的信息系统需要大量信息厂商的参与，为了减少系统间信息交互存在的问题，力争选取有实力的厂商，提高信息系统的集成性，从而减少系统的建设成本，提高系统的健壮性。结合每家医院的业务开展情况，可形成整个医疗信息化的应用框架体系。

（二）行政监管平台

我国大多数公立医院是全民所有的医院，全体人民委托给政府，然后政府委托给院长经营，政府内部又存在各个部门之间的层层委托，这样长的一个委托代理链中必然存在信息不畅通、反馈不及时等问题。通过信息技术手段，搭建监督管控平台，实时上传医院的运行状况，可让行政管理的触角深入医院的每个环节，让所有的监管环节暴露在主管部门的监控下，减少弄虚作假的可能性，同时提升主管部门的决策效率。此部分系统是建立在前期医院内部信息化管控基础上的系统。

针对医院医疗业务及管理方面存在的难点、痛点深入分析，通过信息技术做支撑，可以实现涵盖医疗业务、管理、运营、决策支持等领域的信息化，主要包含医疗业务系统、管理系统、医院运营系统、决策支持系统。

三、医疗信息化愿景及建设原则

为了搞好医疗信息化建设，应以医疗服务优势资源为根基，以"家庭式"服务理念为核心价值，实现超越患者预期的医疗服务诉求。立足高起点、成熟的信息化技术解决方案，充分借鉴国内外医院的信息化经验，构建信息技术平台。医院在进行医疗信息化建设过程中，需遵循以下原则。

（一）统一规划，遵循标准

在医院层面集中信息化建设、运维和管理职能，确保 IT 能力以适应医疗服务、运营管理的要求。信息化的统一规划并严格遵循标准，能够有效保障医院平台与科室以及各个科室之间的充分协同。

（二）业务为本，适当前瞻

适应未来医疗服务模式和业务流程上的可能改进，并结合行业发展趋势，具备一定前瞻性。确保 IT 需求能够得到充分整合，需要将各个科室的 IT 需求在医院层面进行统筹，并尽量使用集中、共享的应用系统和基础设施。

（三）突出重点，务求实效

在信息化建设过程中突出业务重点，考虑实施风险，兼顾资源限制，追求实际应用效果。通过应用系统的集成来实现医院信息的一体化，促进对业务流程的集成。

（四）整合资源，构筑能力

在信息化队伍建设过程中，同时关注 IT 人员技术和业务能力建设，更好地促进 IT 与业务融合。借鉴国内外医疗信息化建设经验和成果，同时利用外部资源帮助医院构筑、提升核心 IT 能力，并保持适当的开发能力。

（五）领导重视，用户满意

在 IT 治理中，领导要充分重视信息化建设并参与决策，必要时可借助外部专家团队作为智囊团。在 IT 服务过程中，在服务规范的指引下，以业务需求为出发点，强调面向过程、聚焦服务质量和用户满意。

第三节　医院数字化的发展趋势

一、我国医院数字化发展历程

目前，关于医院数字化发展历程主要有两种划分方法：一种是从应用范围进行划分，即分为医院数字化经历单机版应用、部门级应用、全院级应用和区域级系统应用四个阶段；另一种是从应用领域进行划分，即分为医院数字化经历管理信息系统、临床信息系统和区域信息系统三个阶段。这两种划分方法从宏观上讲都没有错，确实，因为缺乏网络的支撑，管理信息系统有些应用相对简单，医院数字化建设都是从单机版和收费、病案首页管理等简单的应用开始，逐步向临床应用、部门级应用、全院级应用并最终向区域医疗信息化发展的。

但医院数字化建设显然不是这么简单就能总结到位的，主要问题是目前基本都是从各个阶段所表现的外在特征进行归纳，缺乏对各个阶段的内在特征进行总结。其实，具体到某一阶段，应用深度的差异也是巨大的。例如，同样是全院级的应用，基于收费管理与基于临床应用显然就不在一个层次上。不同子系统之间是简单的数据交换还是全面的数据融合显然不在一个层面上。即使是常用的收费系统，简单的收费管理与以医嘱为核心实现费用全流程管控显然也不在一个水平线上。虽然现在已经进入区域级系统应用阶段，但是却有不少医院投入巨资去建设医院资源计划（Hospital Resource Planning，简称 HRP）或企业资源计划（Enterprise Resource Planning，简称 ERP），这些系统显然属于管理信息系统范畴，这说明其实管理信息系统的建设还远远没有完成。医院以临床诊疗业务为核心，如果没有全方位、全过程的临床信息系统作为支撑，那么管理信息系统显然也是难以建设到位的。本节会充分借鉴过去的一些分类方法，试图从更本质的特征来总结我国医院数字化建设的发展历程。

（一）起步阶段

我国计算机技术在医院得到应用诞生于 20 世纪 60 年代，真正起步于 20 世纪 70 年代末，一直到 20 世纪 80 年代末到 90 年代初，都还属于起步应用阶段。这个阶段因为网络尚未得到普及，所以医院数字化建设以单机版为主。

这一阶段的主要特征体现在三个方面：功能单一，单机应用，信息孤岛。以简单的管理应用为主，主要应用软件有收费管理、器械管理、药品管理、人事管理、病案首页管理与统计等。不过这一阶段一个比较奇特的现象是用于临床诊疗的专家系统，特别是中医专家系统风靡一时，但后来因推理机制简单、缺乏自学习能力，特别是缺乏临床信息系统支撑等因素而逐步退出。

单机版应用较成功的案例应该是 1993 年开始在全军统一推广的医院医疗信息管理系统，在军队卫生系统首创了统一规范医疗信息、统一推广计算机软件、统一超级汇总的新局面。

虽然这一阶段的信息系统大多限于单机作业，功能也非常有限，但也在一定程度上提高了医院管理现代化水平，积累了宝贵的经验，建设了一支计算机开发应用人才队伍。

（二）局部发展阶段

20 世纪 80 年代后期至 90 年代中期，随着局域网技术的成熟和应用，医院数字化建设也逐步从单机阶段向网络化方向发展。部分医院自行开发了局域网络软件，积极探索将医院单项业务管理电子化、网络化。

这一阶段的主要特征体现在以下几方面：网络投入使用，业务模式成型，信息局部共享，应用产生效益。这一阶段网络开始投入使用，网络服务器多采用 Netware 网络和 UNIX 操作系统。软件功能基本都是面向管理的单部门业务，如门诊收费、住院收费、药品管理等，不过与单机版相比，业务模式已经比较成型，信息能够在使用部门实现共享，在解决"跑、冒、滴、漏"和提高工作效率方面产生了积极作用。

这一阶段较成功的应用应该是中国人民解放军第九八医院自行开发和应用的网络版医院信息系统。中国人民解放军第九八医院基于 Netware 网络、DOS 操作系统和 FoxPro 开发工具建立了一套"实用、经济、先进"的医院计算机管理信息系统，把医院机关和临床、医技科室联成一体，对医院的病人、药品、医疗设备、人事、医疗收费、医疗成本、医疗质量进行适时动态管理。中国人民解放军第九八医院成为当时医院信息化建设的一面旗帜，成为不少从事医院信息化建设工作者争先效仿的典型。

这一阶段的发展为以后整体性系统的开发和应用积累了丰富的经验，为集中开发一体化、整体化的大型医院信息系统做好了技术准备、人员准备和思想准备。

（三）面向收费管理的全院级应用阶段

20 世纪 90 年代中后期开始，随着以太网技术、Windows 网络操作系统、PowerBuilder 等开发工具、Oracle 等大型数据库、计算机硬件的逐步成熟和对医院信息化认识的逐步到位，医院数字化建设从部门级应用向全院级应用发展。尽管这一阶段数字化建设和应用已经覆盖医院各个业务部门，但由于缺乏临床信息系统的支持，其仍主要应用在收费和物资管理方面。这一阶段所使用的系统是全院级的医院管理信息系统（Hospital Information System，简称 HIS）。其实从字面上理解，任何在医院使用的信息系统都应该属于 HIS 范畴，包括临床信息系统（Clinical Information System，简称 CIS）。但在当时，除了管理信息系统，医院基本上也没有使用其他信息系统，HIS 也确实涵盖了医院所有的信息系统。一直到现在，如果没有特指，HIS 仍然是全院级医院管理信息系统的代名词。当然，如果从严格意义上来讲，医院管理信息系统的英文简称应该是 HMIS（Hospital Management Information System）。

HIS 的成功开发和全面应用是我国医院数字化建设发展史上的一个里程

碑，它标志着医院全面信息化的来临。这个阶段的突出特点主要体现在以下三个方面。

1. 从部门级应用向全院级应用发展

尽管以实现收费为主要目的，但信息系统已经覆盖医院的各个部门，有些做得好的医院还建立了门诊和住院医生工作站。

2. 实现基于收费管理的数据融合

HIS 建设不仅实现了全院级的应用，更重要的是还实现了围绕费用信息的数据融合，并对收费管理、药品管理、资产管理等系统进行了很好的集成，为开展成本核算等深层次应用奠定了良好的基础。

3. 围绕收费管理的简单临床应用

这个阶段医院普遍建立了护士工作站，有些医院还成功建立了门诊和住院医生工作站，因此医嘱是其中不可缺少的一项内容，但这个时候医嘱系统更多是围绕收费业务展开的，不少系统的所谓医嘱其实就是收费项目。但毕竟临床医护人员已经使用计算机，一些简单的临床应用也得以实施，如医生用的申请单，护士用的注射单、服药单、治疗单等已经电子化，有些系统还实现了医技科室诊断报告的电子化。

这个阶段主要有两个系统：一个是国家卫生部组织开发的医院信息系统，也就是后来的众邦医院信息系统；另一个是总后卫生部组织开发的国家金卫"军字一号"工程医院信息系统，也就是后来的军惠医院信息系统。1995 年 9 月，总后卫生部组织开发实施"金卫工程'军字一号'工程"，即医院信息系统的开发和应用推广，总后卫生部以中国人民解放军总医院和中国人民解放军第九八医院为基地，调集全军优秀计算机和医院管理人才，投入上百人研制开发了医院信息系统高级版、普及版两个版本，于 1997 年在全军 20 多所医院开始试运行，并在全军所有医院逐步推广。这两套系统以病人为中心，以医疗、经济和物资的管理为三条主线，基本覆盖了医院的各个业务部门，初步满足了医院管理和临床的需要。随着计算机技术的发展和军队医院硬件档次的提高，2000 年年初，又正式将医院信息系统高级版、普及版两个版本合并为一个版本，统称军队医院信息系统。从此，军队医院信息化走上了快速发展的轨道。到 2001 年年底，全军几百所医院已经全部运行了军队医院信息系统。

这些系统当中应用较成功的应该还是国家金卫"军字一号"工程医院信息系统。也许大家都认为"军字一号"工程的成功主要是军队组织体系的成功，而未必是信息系统的成功。不可否认，在"军字一号"工程的开发和推广应用过程中，军队统一的指挥体系和组织动员能力确实发挥了巨大的作用。但军队统一推广了不少软件，为什么其他系统难以取得如此成功？这说明信息系统本身设计的好坏也非常重要，因此可以说"军字一号"工程本身设计的成功也发挥了至关重要的作用，这也是为什么该系统至今仍有强大生命力的重要原因。

"军字一号"工程具有以下几个特点，使得当时它在同类系统中具有突出优势。

（1）病人主索引的概念。以病人为中心的服务理念在技术上就必须建立病人主索引，其中 Pat_Master_Index 为病人主索引表，Pat_Visit 为住院病人主索引表。包括检查、检验和手术等系统都建立了主索引，这在当时是非常了不起的成就。

（2）基于临床诊疗的医嘱概念。医嘱处于临床诊疗和经济管理两条线上，从临床诊疗角度和经济管理角度来看，医嘱会有很大差别。该系统通过医嘱字典与收费项目分离并建立对应关系，很好地解决了医嘱的临床诊疗与经济管理的双重属性关系的问题。

（3）功能比较齐全。系统当时设计了 12 个分系统、42 个子系统，后来根据需要逐步扩充，尽管有些业务系统功能还比较简单，但基本上涵盖了围绕病人诊疗、医疗收费、物资供应及医院管理的各个方面。

（4）建立数据中心雏形。"军字一号"工程以病人主索引和门诊及住院主记录为纽带，把病案首页、医嘱记录、病程记录、手术记录、检验结果、检查报告等整合在一起，建立了数据中心的雏形。

（5）数据结构设计合理。"军字一号"工程通过病人和费用两条信息线贯穿整个医院信息系统，以此为框架来构造和集成整个系统，数据结构设计合理，信息系统运行高效。

（6）系统可适应性较强。系统能够灵活配置和扩展，通过设置自定义字典、灵活配置信息采集点，适应不同规模医院的需求及医院不同时期信息系统逐步发展的需求；区分病房的护理单元和行政科室的不同属性，满足统计、核算分别处理的需求。

（四）专业化信息系统得到应用和发展

21 世纪初，一些医院在全面实施 HIS 之后，开始逐步实施部分专业化的信息系统，医院数字化建设迈入 HIS+ 专业化信息系统阶段。一直到现在，我国医院数字化发展基本上都还处于这个阶段，只是程度不同而已。这个阶段的主要标志或突出特点有以下几点。

1. 医院基础信息系统基本普及

2007 年，卫生部统计信息中心对全国 3 765 所医院的信息化建设进行调查，调查结果显示，我国医院基础信息系统也就是 HIS 系统的使用率已达 80%。相信经过几年的建设和发展，现在的使用率肯定更高。

2. 向应用的深度和广度发展

向应用的深度和广度发展主要表现在以下几个方面。

（1）就诊流程逐步得到优化。一卡通、自助服务、预约挂号等面向患者服务的信息系统得到应用。有些医院逐步引入客户关系管理系统（Customer Relationship Management，简称 CRM），通过与电话、门户网站、短信乃至微信等平台的紧密结合，为病人就诊预约、结果查询、医疗咨询、意见反馈和信息利用等方面提供更优质的服务。

（2）临床信息系统逐步得到应用。PACS、LIS 等系统已经比较成熟，心电、手术麻醉和重症监护等临床信息系统也有很大的发展。基于无线网络、掌上电脑（Personal Digital Assistant，简称 PDA）、条形码或无线射频识别技术（Radio Frequency Identification，简称 RFID）的移动医护工作站已得到一定应用。

（3）电子病历系统应用逐步得到深化。我国电子病历应用从 Word 通用编辑器开始起步，后来一些医院和企业致力于半结构化或结构化的专用编辑器的开发。近年来，随着医嘱、检验、PACS、心电、手术麻醉等各类临床信息系统的应用，完整的临床数据集成、展现及智能化应用成为电子病历发展的新方向。全军医院从 2000 年开始逐步使用临床医生工作站并用 Word 通用工具书写病程记录，使用模板和可复制等功能极大提高了工作效率，受到了医生的青睐。2002 年以后，不少医疗机构和厂商致力于半结构化或结构化编辑器的研究与开发，在限制复制并提供质控等功能的基础上，提供与医院信息系统的集成能力，有效提升了工作效率，兼顾了质量和效率。

（4）精细化管理逐步得到加强。一些医院不满足于传统 HIS 提供的资产管理、成本核算和综合查询等系统，基于原有系统或委托专业公司重新开发或引进资产管理、资源保障系统、成本核算、综合绩效评价乃至辅助决策等面向精细化管理的信息系统，医院管理得到进一步加强。

3. 系统间的集成程度明显提高

随着专业化的信息系统应用越来越广泛，医院必然要考虑使用哪个厂家信息系统的问题，根据实际需要，整合不同厂商有特色的专业系统从而形成统一的大系统成为医院数字化建设的必然选择。最近几年，各个医院在 HIS 的基础上建立的各个专业化的系统大多能够与 HIS 实现集成和信息共享，有些医院还选择了专业的集成平台实现与各信息系统的有效集成，有效提升了医院的信息化水平。

二、我国医院数字化建设存在的主要问题

(一)与医院业务模型脱节

信息模型应是医院业务模型的信息展现。医院以病人为中心，核心业务是围绕病人疾病开展的临床诊疗业务，其他业务，如物资保障主要是围绕临床诊疗业务展开并为它服务，收费是临床诊疗业务的附属品。而传统 HIS 是以收费为中心，有些系统甚至没有设定病人主索引，基于传统 HIS 建立的医院数字化系统显然无法满足医院的实际需求，与医院业务模型脱节。

(二)模块组成模糊不清

HIS 产品虽然包罗万象，但实际上还有很多功能模块不精细，无法满足越来越高的患者服务、临床诊疗及精细化管理的实际需要。于是医院又引进了各种各样专业化的信息系统，这就导致功能模块模糊不清。例如，预约及挂号是属于 HIS 还是属于患者服务系统？医生工作站是属于 HIS 还是属于电子病历系统？住院药房摆药系统是属于 HIS 还是属于 ERP？核算系统是属于 HIS 还是属于成本核算系统？

基于此，某些医院出现了如下问题：医院实施了所谓的电子病历系统，但医嘱功能是在 HIS 的医生工作站上，而病程记录编辑器是在电子病历系统上，医生要在不同的系统之间来回切换，效率和质量可想而知；有些医院实施了专业的 ERP 系统，因无法与医嘱系统对接，摆药和处方系统用的是 HIS 的软件，这样就产生了令人匪夷所思的现象。ERP 无法管理到实时的动态库存，摆药和处方系统又不管理实际库存，对临床业务无法提供支撑，ERP 的实施效果可想而知。

(三)医嘱是收费的附属品

不少产品医嘱项目其实是收费字典，有些医院尽管也实施了护士工作站或医生工作站，医护人员也录入了医嘱，但这些医嘱并没有真正用于临床诊疗，而是主要用于收费管理；执行和归档用的医嘱和申请单还要手工抄写，信息化不仅没有减轻医护人员的工作量，反而还成为他们的负担。

(四)缺乏全流程可追溯管理

没有形成以病人为中心、以医嘱为主线的闭环业务数据链，尽管这几年不同系统间的集成化程度有了明显提高，但微观层面数据之间还不能形成有效联系，大部分系统还不能实现可追溯管理。例如，医嘱执行到护士转抄后就失去了联系，没有形成闭环医嘱功能；虽然收费是从医嘱生成过来的，但收完费后

也与医嘱失去了联系，没有形成医嘱开立、医嘱执行（如检查登记、拍片、报告）、物资消耗及收费的全流程、可追溯的业务管理模式。人力资源管理等也没有与 HIS、PACS 等其他系统建立联系。例如，医院各种信息系统需要授权的用户都应该是从人力资源系统中来的，一旦人力资源系统中某人已调离，就应该能自动通知其他系统取消该人的授权。

（五）对数据无法进行有效管理

对数据无法进行有效的管理主要表现在以下几个方面。

1. 没有建立有效的主索引

各种主索引在牵引业务流程、实现系统整合和数据融合等方面起着不可或缺的作用，是必备条件之一。但目前医院信息系统除了病人主索引相对好一些外，其他主索引，如医嘱、工作人员、资产、科室等对医院运营和管理起着重要作用的主索引基本都没有建立。

2. 没有构建数据中心

在数据中心建设方面，尽管临床数据中心有一些雏形，但离电子病历要求的临床数据中心相距甚远；影像数据中心对于已建立 PACS 的医院有一定基础，但还需要进一步完善；而在其他数据中心基本还是空白。

3. 信息标准化程度较差

目前，国内还没有一套成熟的医院信息系统是遵循卫生信息交换标准（Health Level 7，简称 HL7），也没有一家医院建立完整的受控医学术语表（Controlled Medical Vocabulary，简称 CMV）。医院内部病人 ID、各种诊疗和药品等代码均是各自定义的，病人在各个医院之间的就诊信息不能得到有效共享，还不能使用标准的医学词汇来规范医学概念。

（六）人性化、精细化不够

目前的流程基本还是基于手工或半手工半自动化建立起来的，很多环节还需要优化，门诊诊疗"三长一短"现象尚未得到根本解决。信息系统还不能有效把握业务需求，IT 与业务的结合度还不够，有些系统往往被称为工程师的系统，系统易用性差，导致操作人员不喜欢用。虽然"军字一号"工程已得到多家企业推广，但其操作界面却还是十多年前的，与发达国家，特别是日本的信息系统比起来差距很大。

（七）系统智能化程度不高

现有系统更多是作为信息采集、记录和共享来使用的，临床知识库、临床辅助决策支持、临床路径、疾病追踪管理等系统还非常不健全，信息系统对医院决策支持的能力还不够，辅助决策支持和综合绩效评价系统还有待进一步完善。

三、智能化是医院数字化发展的高级阶段

人类希望通过机器来代替人从事部分智力工作，甚至提升人的智能的梦想从来就没有停止过。如果说机械化极大地提升了人类的体力劳动技能，降低了人类的体力劳动强度，那么计算机的发明和广泛应用无疑极大地提升了人类的脑力劳动技能。但人们显然不满足于计算机仅仅处理一些简单的数值运算，从计算机发明至今，除了计算机的运算能力大幅提升外，人们又研究出了模拟人的感觉和思维能力的计算机，即第五代计算机，也就是智能计算机。而在计算机应用领域，人工智能（Artificial Intelligence，简称 AI）是当前科学技术发展中的一门前沿科学，自约翰·麦卡锡等人在 1956 年提出以来，AI 研究取得了许多重要成果，在众多领域（如机器人、自然语言理解、专家系统、图像识别、地质勘探、石油化工、军事、医疗诊断等）获得了广泛应用。

人类追求计算机更加智能的梦想正在逐步实现。继 1997 年美国 IBM 公司超级计算机"深蓝"打败国际象棋冠军卡斯帕罗夫后，IBM 公司研究出的另一台名为沃森（Watson）的超级计算机在美国智力竞猜节目《危险边缘》中，以 3 倍的巨大分数优势力压另两位参赛选手，再次击败人类，夺得这场人机大战的冠军。

自计算机应用于医疗领域以来，人们就不满足于仅仅处理一些简单的采集和记录，而是希望能够帮助医生提升诊疗水平。随着科学技术的发展，人工智能技术在医疗诊断中的应用越来越广泛，越来越重要，其主要技术已经广泛应用在医学的各个领域。专家系统（Expert System，简称 ES）是人工智能领域中最活跃和最广泛的领域之一。自从 1965 年第一个专家系统 Dendral（一种帮助化学家判断某待定物质的分子结构的专家系统）在美国斯坦福大学问世以来，经过 40 年的开发，各种专家系统已遍布各个专业领域。

从 20 世纪 70 年代开始，人们着手进行"医疗诊断专家系统"的研究工作，美国斯坦福大学肖特列夫等人最先于 1974 年开发出了性能较高、功能较全的 MYCIN 系统，用于帮助内科医生诊治感染性疾病。1982 年，美国匹兹堡大学米勒发表了著名的作为内科医生咨询的 Internist-I 内科计算机辅助诊断系统的研究成果，其知识库中包含了 572 种疾病，约 4 500 种症状；1991 年，美国哈佛医学院巴内特等人开发的 DEX-PLAN 包含了 2 200 种疾病，约 8 000 种症状。

我国第一个中医专家系统——关幼波诊疗肝病计算机程序自 1979 年问世

以来，对中医诊疗计算机系统的发展起到了举足轻重的作用。在它的引领下，20世纪80年代相继出现了邹云翔中医肾系统疾病计算机诊疗、教学、护理和咨询系统，姚贞白妇科专家诊疗系统，孙同郊乙型肝炎专家诊疗系统，中医辨证论治计算机系统数学模型及软件设计等。无论是知识获取、知识表示，还是推理机的设计，这些系统均应用了许多专家系统的相关技术。

由于受到当时计算机技术发展条件的限制，特别是缺乏医院全面数字化系统的支撑，医学专家系统在经历了十余年的辉煌之后，从20世纪90年代初开始逐渐走向低潮。这应该只是历史发展的一个阶段和过程，只是说明人工智能在医学领域的应用在当时条件还不够成熟，人们一直在等待新的时机。

最近几年，随着计算机技术、网络技术、物联网、云计算、移动互联等新兴技术的不断发展，智慧、智能的概念和应用又逐步兴起高潮。2008年11月初，在纽约召开的外国关系理事会上，IBM做了名为《智慧地球：下一代领导人议程》的演讲报告，正式提出了"智慧地球"的概念。2009年2月，在北京召开的IBM论坛2009上，IBM更以"点亮智慧的地球，建设智慧的中国"为主题，宣传这一创新理念，引起了社会各方的广泛关注。

"智慧地球"具有以下三个方面的特征：①更透彻的感知，即能够充分利用任何可以随时随地感知、测量、捕获和传递信息的设备、系统或流程；②更全面地互联互通，即智慧的系统可按新的方式协同工作；③更深入的智能化，即能够利用先进技术更智能地洞察世界，进而创造新的价值。

其中，智慧医疗是智慧地球非常重要的组成部分，即物联化＋互联化＋智能化＝智慧医院。

世界著名的IT咨询公司Gartner也主要从系统的智能化程度建立了电子病历的时代模型，划分为以下五代。

第一代（采集者）：是相对简单的系统，它创建了临床数据仓库（Clinical Data Repository，简称CDR），多种来源的信息（如检验和药房系统）可以合成一体。

第二代（记录者）：能简化文档的记录，并提供临床数据访问功能。

第三代（助手）：提供有限的决策支持能力，并覆盖了门诊和病房。

第四代（同事）：提供高级的决策支持能力，并超出了门诊和病房。

第五代（导师）：支持持续性医疗，并从决策支持发展到实际指导。

从应用范围看，医院数字化经历了从单机版到全院级乃至区域医疗等几个阶段。从应用深度看，信息系统发展经历了孤立系统、系统集成、数据融合到智能应用四个阶段。

　　人工智能在医学领域有如下应用：①可以为医生提供完整和有效的信息，从而为疾病的诊断和治疗提供科学、可靠的依据；②可以极大提高医学数据的测定和分析过程的自动化程度，从而大大提高工作效率，减轻人的工作强度，并减小主观随意性；③可以集中专家的知识，辅助医生做出更为可靠和正确的诊断；随着病例的增多，还可以丰富系统的知识，自动地或者在人工干预下进行知识的积累和分析，提高医疗水平；④可以从大规模的医学历史数据中发现规律和知识，从而为未来的疾病防控提供决策支持。

　　基于以上判断，智能化是医院数字化发展的高级阶段，智能型医院是医院数字化的发展趋势。特别是移动互联网、大数据、云计算和物联网等新技术的广泛应用必将深刻改变医疗格局，改变医院数字化的模式、流程与建设方式。因此，应以构建智能型医院为着力点，以移动互联网、大数据、云计算和物联网等新技术为支撑，全面描述智能型医院的信息架构、系统构成与数据关系。

第一篇　理论基础

第一章　人工智能时代

第一节　人工智能的基本理论

人工智能主要研究用人工的方法和技术，模仿、延伸和扩展人的智能，实现机器智能。人工智能的长期目标是达到人类的智力水平。自 1956 年人工智能诞生以来，其取得了许多令人兴奋的成果，在很多领域得到了广泛的应用。

一、人工智能

人工智能是一个极具挑战性的领域。随着大数据、类脑计算和深度学习等技术的发展，人工智能的浪潮又一次掀起。目前，信息技术、互联网等领域几乎覆盖所有主题和热点，如搜索引擎、智能硬件、机器人、无人机和工业 4.0，其发展突破的关键环节都与人工智能有关。

1956 年，麦卡锡（McCarthy）、明斯基（Minsky）、罗彻斯特（Rochester）和香农（Shannon）共同发起和组织召开了用机器模拟人类智能的夏季专题讨论会。会议邀请了包括数学、神经生理学、精神病学、心理学、信息论和计算机科学领域的 10 名学者参加，为期 2 个月。此次会议是在美国的新罕布什尔州的达特茅斯学院召开的，也称为达特茅斯夏季讨论会。

在会议上，科学家运用数理逻辑和计算机的成果，提出了关于形式化计算和处理的理论，模拟了人类某些智能行为的基本方法和技术，构造了具有一定智能的人工系统，让计算机去完成需要人的智力才能胜任的工作。其中，明斯基的神经网络模拟器、麦卡锡的搜索法、西蒙（Simon）和纽厄尔（Newell）的"逻辑理论家"成为讨论会的三个亮点。

在达特茅斯夏季讨论会上，麦卡锡提议用人工智能作为这一交叉学科的名称，定义为制造智能机器的科学与工程，标志着人工智能学科的诞生。半个多世纪来，人们从不同的角度、不同的层面给出了对人工智能的定义。下面介绍四种对人工智能的定义。

（一）类人行为方法

库兹韦勒（Kumveil）提出，人工智能是一种创建机器的技艺，这种机器能够执行需要人的智能才能完成的功能。这与图灵测试的观点很吻合，是一种类人行为定义的方法。1950年，图灵（Turing）提出了图灵测试，并将"计算"定义为：应用形式规则，对未加解释的符号进行操作。图灵测试就是将一个人与一台机器置于一间房间中，而与另外一个人分隔开来，并把后一个人称为询问者。询问者不能直接见到屋中任一方，也不能与他们说话，因此他不知道到底哪一个是人，哪一个是机器，只可以通过一个类似终端的文本设备与他们联系。然后让询问者仅根据通过这个仪器提问收到的答案辨别出哪个是机器，哪个是人。如果询问者不能区别出机器和人，那么根据图灵的理论，就可以认为这个机器是智能的。

图灵测试具有直观上的吸引力，成为许多现代人工智能系统评价的基础。如果一个系统已经有可能在某个专业领域实现了智能，那么可以通过把它对一系列给定问题的反应与人类专家的反应相比较来对其进行评估。

图灵测试也引发了很多争议，其中著名的是塞尔（Searle）的"中文屋论证"。塞尔设想自己被锁在一间屋子里，给了他大量的中文文本，塞尔本人对中文一窍不通，既不会写，也不会说，甚至也不能将中文文本与日文中的平假名、片假名和汉字相区别。这时他又得到了与这个中文文本相联系的英文规则书，由于塞尔的母语是英文，所以他认为自己可以轻易地理解并把握这本规则书。接下来，塞尔将接收到屋外传来的英文指令和中文问题，指令教他怎样将规则书与中文文本联系起来，得到答案。当塞尔对规则书和脚本足够熟悉的时候，就可以熟练地输出处理编写后的中文答案。一般人也难以区分塞尔与母语讲中文的人，但是事实上，塞尔认为整个过程中他根本不懂、不理解中文，只是执行规则书上的"程序"。这种行为在中国人看来是与计算机用中文作答没有什么区别的，虽然成功地通过了图灵测试，但并不具有理解中文的智能。基于这一点，塞尔认为，即使机器通过了图灵测试，也不一定说明机器就真的像人一样有思维和意识。

（二）类人思维方法

1978年，贝尔曼（Bellman）提出，人工智能是那些与人的思维、决策、问题求解和学习等有关活动的自动化。主要采用的是认知模型的方法——关于人类思维工作原理的检测理论。为确定人类思维的内部是怎样工作的，可以有两种方法：通过内省或者通过心理学实验。一旦有了关于人类思维足够精确的理论，就可以把这种理论用计算机程序实现。如果该程序的输入、输出和实时行为与人的行为相一致，这就证明该程序可能是按照人类模式运行的。例如，纽厄尔和西蒙开发了"通用问题求解器"GPS。他们并不满足于仅让程序能够正确地求解问题，而是更关心对程序的推理步骤轨迹与人对同一个问题的求解步骤的比较。作为交叉学科的认知科学，把来自人工智能的计算机模型与来自心理学的实验技术相结合，试图创立一种精确而且可检验的人类思维工作方式理论。

20 世纪 50 年代末，在对神经元的模拟中，有学者提出了一种用符号来标记另一些符号的存储结构模型，这是早期的记忆块（Chunks）概念。20 世纪 80 年代初，纽厄尔认为，通过获取任务环境中关于模型问题的知识，可以改进系统的性能，记忆块可以作为对人类行为进行模拟的模型基础。通过观察问题求解过程，获取经验记忆块，用其代替各个子目标中的复杂过程，可以明显提高系统求解的速度，由此奠定了经验学习的基础。1987 年，纽厄尔、莱尔德（Laird）和罗森布鲁姆（Kosenbloom）提出了一个通用解题结构 SOAR，并希望该解题结构能实现各种弱方法。SOAR 是 State, Operator AND Result 的缩写，即状态、算子和结果之意，意味着实现弱方法的基本原理是不断地用算子作用于状态，以得到新的结果。SOAR 是一种评论认知模型，它既从心理学角度对人类认知建模，又从知识工程角度提出了一个通用解题结构。SOAR 的学习机制是通过外部专家的指导来学习一般的搜索控制知识。外部指导可以是直接劝告，也可以是给出一个直观的简单问题。系统把外部指导给定的高水平信息转化为内部表示，并学习搜索记忆块。

（三）理性思维方法

1985 年，查尼艾克（Chamiak）和麦克德莫特（McDermou）提出了人工智能是用计算模型研究智力能力。这是一种理性思维方法。一个系统如果能够在它所知范围内正确行事，它就是理性的。古希腊哲学家亚里士多德（Aristotle）是首先试图严格定义"正确思维"的人之一，他将其定义为不能辩驳的推理过程。他的三段论方法给出了一种推理模式，即当已知前提正确时，总能产生正确的结论。例如，专家系统是推理系统，所有的推理系统都是智能系统，所以专家系统都是智能系统。这些思维法则被认为支配着心智活动，对它们的研究创立了"逻辑学"研究领域。

19 世纪后期至 20 世纪早期发展起来的形式逻辑给出了描述事物的语句以及事物之间关系的精确的符号。到了 1965 年，原则上已经有程序可以求解任何用逻辑符号描述的可解问题。在人工智能领域中，传统上所谓的逻辑主义希望通过编制逻辑程序来创建智能系统。

这种逻辑方法有两个主要问题：一是，把非形式的知识用形式的逻辑符号表示是不容易做到的，特别是当这些知识不是 100% 确定的时候；二是，"原则上"可以解决一个问题与实际解决问题之间有很大的不同。即使对于仅有几十条事实的问题进行求解，如果没有一定的指导来选择合适的推理步骤，都可能耗尽任何计算机的资源。

（四）理性行为方法

尼尔森（Nilsson）认为，人工智能关心的是人工制品中的智能行为。这种人工制品主要指能够动作的智能体（Agent）。行为上的理性指的是已知某些信念，执行某些动作以达到某个目标。智能体可以看作是可以进行感知和执行动作的某个系统。在这种方法中，人工智能可以认为就是研究和建造理性智能体。

在"理性思维"方法中，它所强调的是正确的推理。做出正确的推理有时被作为理性智能体的一部分，因为理性行动的一种方法是有逻辑地推出结论。另外，正确的推理并不是理性的全部，因为在有些情景下，往往没有某个行为一定是正确的，而其他的是错误的，也就是说没有可以证明是正确的应该做的事情，但是还必须要做某件事情。

当知识是完全的，并且资源是无限的时候，就是所谓的逻辑推理。当知识是不完全的，或者资源有限时，就是理性的行为。理性思维和行为常常能够根据已知的信息（知识、时间和资源等）做出合适的决策。

二、人工智能研究的基本内容

人工智能是一门新兴的边缘学科，是自然科学和社会科学的交叉学科，它吸取了自然科学和社会科学的最新成果，以智能为核心，形成了具有自身研究特点的新的体系。人工智能的研究涉及广泛的领域，包括知识表示、搜索技术、机器学习、求解数据和知识不确定问题的各种方法等。人工智能的应用领域包括专家系统、博弈、定理证明、自然语言理解、图像理解和机器人等。人工智能也是一门综合性的学科，它是在控制论、信息论和系统论的基础上诞生的，涉及哲学、心理学、认知科学、计算机科学、数学以及各种工程学方法，这些学科为人工智能的研究提供了丰富的知识和研究方法。

（一）认知建模

美国心理学家休斯敦（Houstom）等人把认知归纳为如下五种类型。

（1）认知是信息的处理过程。

（2）认知是心理上的符号运算。

（3）认知是问题求解。

（4）认知是思维。

（5）认知是一组相关的活动，如知觉、记忆、思维、判断、推理、问题求解、学习、想象、概念形成和语言使用等。

人类的认知过程是非常复杂的，建立认知模型的技术常称为认知建模，目的是为了从某些方面探索和研究人的思维机制，特别是人的信息处理机制，同时也为设计相应的人工智能系统提供新的体系结构和技术方法。认知科学用计算机研究人的信息处理机制时表明，在计算机的输入和输出之间存在着由输入分类、符号运算、内容存储与检索、模式识别等方面组成的实在的信息处理过程，尽管计算机的信息处理过程和人的信息处理过程有实质性差异，但可以由此得到启发，认识到人在刺激和反应之间也必然有一个对应的信息处理过程，这个实在的过程只能归结为意识过程。计算机的信息处理和人的信息处理在符号处理这一点的相似性是人工智能名称由来和它赖以实现和发展的基点。信息处理也是认知科学与人工智能的联系纽带。

（二）知识表示

人类的智能活动过程主要是一个获得并运用知识的过程，知识是智能的基础。人们通过实践，认识到客观世界的规律性，经过加工整理、解释、挑选和改造而形成知识。为了使计算机具有智能，使它能模拟人类的智能行为，就必须使它具有适当形式表示的知识。知识表示是人工智能中一个十分重要的研究领域。

所谓知识表示，实际上是对知识的一种描述，或者是一组约定，一种计算机可以接受的用于描述知识的数据结构。知识表示是研究机器表示知识的可行的、有效的、通用的原则和方法。知识表示问题一直是人工智能研究中最活跃的部分之一。目前，常用的知识表示方法有逻辑模式、产生式系统、框架、语义网络、状态空间、面向对象和连接主义等。

（三）自动推理

从一个或几个已知的判断（前提）逻辑地推论出一个新的判断（结论）的思维形式称为推理，这是事物的客观联系在意识中的反映。自动推理是知识的使用过程，人解决问题就是利用以往的知识，通过推理得出结论。自动推理是人工智能研究的核心问题之一。

按照新的判断推出的途径来划分，自动推理可分为演绎推理、归纳推理和反绎推理。演绎推理是一种从一般到个别的推理过程。演绎推理是人工智能中的一种重要的推理方式，目前研制成功的智能系统大多是用演绎推理实现的。

与演绎推理相反，归纳推理是一种从个别到一般的推理过程。归纳推理是机器学习和知识发现的重要基础，是人类思维活动中最基本、最常用的一种推理形式。

反绎推理是由结论倒推原因。在反绎推理中，我们给定规则 $p \rightarrow q$ 和 q 的合理信念。然后希望在某种解释下得到谓词 p 为真。反绎推理是不可靠的，但由于 q 的存在，它又被称为最佳解释推理。

按推理过程中推出的结论是否单调地增加，推理又分为单调推理和非单调推理。其单调含义是指已知为真的命题数目随着推理的进行而严格地增加。在单调逻辑中，新的命题可以加入系统，新的定义可以被证明，并且这种加入和证明决不会导致前面已知的命题或已证的命题变成无效。在本质上，人类的思维及推理活动并不是单调的。人们对周围世界中的事物的认识、信念和观点总是处于不断地调整之中。比如，根据某些前提推出某一结论，但当人们又获得另外一些事实后，却又否定这一结论。在这种情况下，结论并不随着条件的增加而增加，这种推理过程就是非单调推理。非单调推理是人工智能自动推理研究的成果之一，1978 年，赖特（Reiter）首先提出了非单调推理方法封闭世界假设（CWA），并提出了默认推理。1979 年，杜伊尔（Doyle）建立了真值维护系统 TMS。1980 年，麦卡锡提出了限定逻辑。

在现实世界中存在大量不确定问题。不确定性来自人类的主观认识与客观实际之间存在差异。事物发生的随机性，人类知识的不完全、不可靠、不精确和不一致，自然语言中存在的模糊性和歧义性都反映了这种差异，都会带来不确定性。针对不同的不确定性的起因，人们提出了不同的理论和推理方法。在人工智能中，有代表性的不确定性理论和推理方法有 Bayes 理论、Dempster-Shafer 证据理论和 Zadeh 模糊集理论等。

搜索是人工智能的一种问题求解方法，搜索策略决定着问题求解的一个推理步骤中知识被使用的优先关系。可分为无信息导引的盲目搜索和利用经验知识导引的启发式搜索。启发式知识常由启发式函数来表示，启发式知识利用得越充分，求解问题的搜索空间就越小，解题效率越高。典型的启发式搜索方法有 A* 算法、AO* 算法等。近几年，搜索方法研究开始注意那些具有百万节点的超大规模的搜索问题。

（四）机器学习

机器学习是研究计算机怎样模拟或实现人类的学习行为，以获取新的知识或技能，重新组织已有的知识结构，使之不断改善自身的性能。只有让计算机系统具有类似人的学习能力，才有可能实现人类水平的人工智能。机器学习是人工智能研究的核心问题之一，是当前人工智能理论研究和实际应用非常活跃的研究领域。

常见的机器学习方法有归纳学习、类比学习、分析学习、强化学习、遗传算法和连接学习等。深度学习是机器学习研究中的一个新的领域，其概念由欣顿（Hinton）等人于 2006 年提出，它模仿人脑神经网络进行分析学习的机制来解释图像、声音和文本的数据。2015 年，百度利用超级计算机 Minwa 在测试 Image Net 中取得了世界最好成绩，错误率仅为 4.58%，刷新了图像识别的纪录。机器学习研究的任何进展都将促进人工智能水平的提高。

三、人工智能研究的主要学派

在人工智能五十多年的研究过程中，由于人们对智能本质的理解和认识不同，形成了人工智能研究的多种不同的途径。不同的研究途径具有不同的学术观点，采用不同的研究方法，形成了不同的研究学派。目前，在人工智能界主要的研究学派有符号主义、连接主义和行为主义等学派。符号主义方法以物理符号系统假设和有限合理性原理为基础；连接主义方法是以人工神经网络模型为核心；行为主义方法侧重研究感知—行动的反应机制。

（一）符号主义

符号主义学派亦称为功能模拟学派。其主要观点认为，智能活动的基础是物理符号系统，思维过程是符号模式的处理过程。

在 1976 年的美国计算机学会（ACM）图灵奖演说中，纽厄尔和西蒙对物理符号系统假设进行了总结，他们指出：展现一般智能行为的物理系统其充要条件是它是一个物理符号系统，充分性表明智能可以通过任意合理组织的物理符号系统来得到。必要性表明一个有一般智能的主体必须是一个物理符号系统的实例。物理符号系统假设的必要性要求一个智能体，无论它是人、外星人还是计算机，都必须通过在符号结构上操作的物理实现来获得智能。

一般智能行为表示人类活动中的相同的动作和行为。在物理极限内，系统将展示适合于其目的的行为，并适应于它所在环境的要求。

在后来的许多年中，人工智能和认知科学都在这个假设所描绘的领域中进行了大量的研究。物理符号系统假设提出了三个重要的方法论方向：①符号的使用以及符号系统作为描述世界的中介；②搜索机制的设计，尤其是启发式搜索，可以探索这些符号系统能够支持的可能推理的空间；③认知体系结构的分离，这里的意思是假定一个合理设计的符号系统能够提供智能的、完整的因果理由，不考虑其实现的方法。基于这样的观点，最后人工智能便成为经验式和构造式的学科，它试图通过建立智能的工作模型来理解智能。

以符号主义的观点看，知识表示是人工智能的核心，认知就是处理符号，推理就是采用启发式知识及启发式搜索对问题求解的过程，而推理过程又可以用某种形式化的语言来描述。符号主义主张用逻辑的方法来建立人工智能的统一理论体系，但是存在"常识"问题以及不确定性事物的表示和处理问题，因此受到其他学派的批评。

通常被称为"经典的人工智能"是在符号主义观点指导下开展研究的。在经典的人工智能研究中，又可以分为认知学派和逻辑学派。认知学派以西蒙、明斯基和纽厄尔等人为代表，他们从人的思维活动出发，利用计算机进行宏观功能模拟。逻辑学派以麦卡锡和尼尔森等人为代表，他们主张用逻辑来研究人工智能，即用形式化的方法描述客观世界。

（二）连接主义

基于神经元和神经网络的连接机制和学习算法的人工智能学派是连接主义（Connectionism），亦称为结构模拟学派。这种方法研究能够进行非程序的、可适应环境变化的，类似人类大脑风格的信息处理方法的本质和能力，这种学派的主要观点认为，大脑是一切智能活动的基础，因而从大脑神经元及其连接机制出发进行研究，搞清楚大脑的结构以及它进行信息处理的过程和机制，有望揭示人类智能的奥秘，从而真正实现人类智能在机器上的模拟。

该方法的主要特征表现在以下几方面：以分布式的方式存储信息，以并行方式处理信息，具有自组织、自学习能力，适合于模拟人的形象思维，可以比较快地得到一个近似解。正是这些特点使得神经网络为人们在利用机器加工处理信息方面提供了一个全新的方法和途径。但是这种方法不适合于模拟人们的逻辑思维过程，并且人们发现，已有的模型和算法也存在一定的问题，理论上的研究也有一定的难点，因此单靠连接机制解决人工智能的全部问题也是不现实的。

连接主义的代表性成果是1943年麦克洛奇和皮兹提出的一种神经元的数学模型，即M-P模切，并由此组成了一种前馈网络。可以说，M-P是人工神经网络最初的模型，开创了神经计算的时代，为人工智能创造了一条用电子装置模拟人脑结构和功能的新的途径。从此之后，神经网络理论和技术研究的不断发展，并在图像处理、模式识别等领域有了重要突破，为实现连接主义的智能模拟创造了条件。

（三）行为主义

行为主义学派亦称为行为模拟学派，认为智能行为的基础是"感知—行动"的反应机制。基于智能控制系统的理论、方法和技术，研究模拟人的智能控制行为。

1991年，布鲁克斯（Brooks）提出了无须知识表示的智能和无须推理的智能，他认为，智能只是在与环境交互作用中表现出来，不应采用集中式的模式，而是需要具有不同的行为模块与环境交互，以此来产生复杂的行为。他认为，任何一种表达方式都不能完善地代表客观世界中的真实概念，因而用符号串表示智能过程是不妥当的。这在许多方面是行为心理学在人工智能中的反映。基于行为的基本观点可以概括为以下几方面。

（1）知识的形式化表达和模型化方法是人工智能的重要障碍之一。

（2）智能取决于感知和行动，应直接利用机器对环境作用后，以环境对作用的响应为原型。

（3）智能行为只能体现在世界中，通过与周围环境交互而表现出来。

（4）人工智能可以像人类智能一样逐步进化，分阶段发展和增强。

布鲁克斯这种基于行为（进化）的观点开辟了人工智能研究的新途径。以这些观点为基础，布鲁克斯研制出了一种机器虫，用一些相对独立的功能单元，分别实现避让、前进和平衡等基本功能，组成了分层异步分布式网络，取得了一定的成功，特别是为机器人的研究开创了一种新的方法。

行为主义思想提出后，引起了人们广泛的关注，有人认为布鲁克斯的机器虫在行为上的成功并不能产生高级控制行为，指望让机器从昆虫的智能进化到人类的智能只是一种幻想。尽管如此，行为主义学派的兴起表明了控制论和系统工程的思想将进一步影响人工智能的发展。

上述三种研究方法从不同的侧面研究了人的自然智能与人脑的思维模型有着对应的关系。粗略地划分，可以认为符号主义研究抽象思维，连接主义研究形象思维，而行为主义研究感知思维。研究人工智能的三大学派提出的三条途径各有所侧重，要取长补短，综合集成。

第二节　人工智能的发展历程

人类对智能机器的梦想和追求可以追溯到三千多年前。早在我国西周时代（公元前 1046—前 771 年），就流传有关巧匠偃师献给周穆王艺伎的故事，这是世界上最早的机器人雏形。

古希腊斯吉塔拉人亚里士多德（公元前 384 年—前 322 年）的《工具论》为形式逻辑奠定了基础。布尔（Boole）创立的逻辑代数系统用符号语言描述了思维活动中推理的基本法则，被后世称为"布尔代数"。这些理论基础对人工智能的创立发挥了重要作用。

人工智能的发展历史可大致分为孕育期、形成期、低潮期、基于知识的系统、神经网络的复兴和智能体的兴起。

一、人工智能的孕育期（1956 年以前）

人工智能的孕育期大致可以认为是在 1956 年以前的时期。这一时期的主要成就是数理逻辑、自动机理论、控制论、信息论、神经计算和电子计算机等学科的建立和发展，为人工智能的诞生奠定了理论和物质的基础。这一时期的主要贡献包括以下几方面。

（1）1936 年，图灵创立了理想计算机模型的自动机理论，提出了以离散量的递归函数作为智能描述的数学基础，给出了基于行为主义的测试机器是否具有智能的标准，即图灵测试。

（2）1943 年，心理学家麦克洛奇（McCulloch）和数理逻辑学家皮兹（Pitts）在《数学生物物理公报（Bulletin of Mathematical Biophysics）》上发表了关于神经网络的数学模型。这个模型现在一般称为 M-P 神经网络模型。他们总结了神经元的一些基本生理特性，提出了神经元形式化的数学描述和网络的结构方法，从此开创了神经计算的时代。

（3）1945 年，冯·诺依曼（Von Nouma）提出了存储程序概念。1946 年，莫克利和艾克特研制成功了第一台电子计算机 ENIAC，为人工智能的诞生奠定了物质基础。

（4）1948 年，香农（Shannon）发表了《通信的数学理论》，这标志着一门新学科——信息论的诞生。他认为，人的心理活动可以用信息的形式来进行研究，并提出了描述心理活动的数学模型。

（5）1948 年，维纳（Wiener）创立了控制论。它是一门研究和模拟自动控制的生物和人工系统的学科，标志着人们根据动物心理和行为科学进行计算机模拟研究和分析的基础已经形成。

二、人工智能的形成期（1956—1969 年）

人工智能的形成期大约从 1956 年开始到 1969 年。这一时期的主要成就包括以下几方面：1956 年，在美国的达特茅斯（Dartmouth）学院召开的为期 2 个月的学术研讨会，提出了"人工智能"这一术语，标志着这门学科的正式诞生；还在定理机器证明、问题求解、LISP 语言、模式识别等关键领域取得了重大突破。这一时期的主要贡献包括以下几方面。

（1）1956 年，纽厄尔和西蒙提出了"逻辑理论家"程序，该程序模拟了人们用数理逻辑证明定理时的思维规律。该程序证明了怀特海德（Whitehead）和卢素（Russell）的《数学原理》一书中第二章中的 38 条定理，后来经过改进，又于 1963 年证明了该章中的全部 52 条定理。这一工作受到了人们高度的评价，被认为是计算机模拟人的高级思维活动的一个重大成果，是人工智能的真正开端。

（2）1956 年，塞缪尔（Samuel）研制了跳棋程序，该程序具有学习功能，能够从棋谱中学习，也能在实践中总结经验，提高棋艺。它在 1959 年打败了塞缪尔本人，又在 1962 年打败了美国一个州的跳棋冠军。这是模拟人类学习过程的一次卓有成效的探索，是人工智能的一个重大突破。

（3）1958 年，麦卡锡发明了 LISP 语言，它不仅可以处理数据，还可以方便地处理符号，成为人工智能程序设计语言的重要里程碑。目前 LISP 语言仍然是人工智能系统重要的程序设计语言和开发工具。

（4）1960 年，纽厄尔、肖（Shaw）和西蒙等人研制了通用问题求解程序 GPS，它是对人们求解问题时的思维活动的总结。他们发现，人们求解问题时的思维活动包括三个步骤：①制订出大致的计划；②根据记忆中的公理、定理和解题计划，按计划实施解题过程；③在实施解题过程中，不断进行方法和目的的分析，修正计划。其中，他们首次提出了启发式搜索的概念。

（5）1965 年，鲁宾逊（Robinson）提出归结法，被认为是一个重大的突破，也为定理证明的研究带来了又一次高潮。

（6）1968 年，斯坦福大学费根鲍姆（Feigenbaum）等人研制成功了化学分析专家系统 DENDRAL，被认为是专家系统的萌芽，是人工智能研究从一般思维探讨到专门知识应用的一次成功尝试。

（7）知识表示采用了奎廉（Quillian）提出的特殊的结构——语义网络。明斯基在 1968 年从信息处理的角度对语义网络的使用做出了很大的贡献。

此外还有很多其他的成就。例如，1956 年，乔姆斯基（Chomsky）提出了文法体系等。正是这些成就，使得人们对这一领域寄予了过高的希望。1958 年，卡耐梅隆大学（CMU）的西蒙预言，不出 10 年，计算机将会成为国际象棋的世界冠军，但是一直到了 1998 年这一预言才成为现实。20 世纪 60 年代，麻省理工学院（MIT）一位教授提到："在今年夏天，我们将开发出电子眼。"然而，直到今天，仍然没有通用的计算机视觉系统可以很好地理解动态变化的场景。20 世纪 70 年代，很多人相信大量的机器人很快就会从工厂进入家庭。直到今天，服务机器人才开始进入家庭。

三、人工智能的低潮期（1966—1973 年）

人工智能快速发展了一段时期后，遇到了很多的困难，遭受了很多的挫折。例如，鲁宾逊的归结法的归结能力是有限的，他在证明两个连续函数之和还是连续函数时，推了十万步还没有推出来。

人们曾以为只要用一部字典和某些语法知识即可很快地解决自然语言之间的互译问题，结果发现并不那么简单，甚至闹出笑话。例如，英语句子"The spirit is willing but the flesh is weak"（心有余而力不足），译成俄语再译成英语竟成了"The wine is good but the meat is spoiled"（酒是好的，肉变质了）。这里遇到的问题是单词的多义性问题。那么人类翻译家为什么可以翻译好这些句子，而机器不能呢？他们的差别在哪里呢？主要原因在于翻译家在翻译之前首先要理解这个句子，但机器不能，它只是靠快速检索、排列词序等一套办法进行翻译，并不能"理解"这个句子，所以错误在所难免。1966 年，美国国家研究委员会一份顾问委员会的报告指出"还不存在通用的科学文本机器翻译，也没有很近的实现前景"。因此，所有美国政府资助的学术性翻译项目都被取消了。

罗森布拉特（Rosenblatt）于 1957 年提出了感知器，它是一个具有一层神经元、采用阈值激活函数的前向网络。通过对网络权值的训练，可以实现对输入矢量的分类。感知器收敛定理使罗森布拉特的工作取得了圆满的成功。20 世纪 60 年代，感知器神经网络好像可以做任何事。1969 年，明斯基和佩珀特（Papea）在合著的《感知器》一书中，利用数学理论证明了单层感知器的局限性，引起全世界范围削减神经网络和人工智能的研究经费，使得人工智能走向低谷。

四、基于知识的系统（1974—1988 年）

1972—1976 年，费根鲍姆又成功开发出了医疗专家系统 MYCIN。此后，许多著名的专家系统相继研发成功，其中较具代表性的有探矿专家系统 PROSPECTOR、青光眼诊断治疗专家系统 CASNET、钻井数据分析专家系统 ELAS 等。20 世纪 80 年代，专家系统的开发趋于商品化，创造了巨大的经济效益。

1977 年，美国斯坦福大学计算机科学家费根鲍姆在第五届国际人工智能联合会议上提出了知识工程的新概念。他认为，"知识工程是人工智能的原理和方法，对那些需要专家知识才能解决的应用难题提供求解的手段。恰当运用专家知识的获取、表达和推理过程的构成与解释，是设计基于知识的系统的重要技术问题。"知识工程是一门以知识为研究对象的学科，它将具体智能系统研究中那些共同的基本问题抽取出来，作为知识工程的核心内容，使之成为指导具体研制各类智能系统的一般方法和基本工具。

知识工程的兴起确立了知识处理在人工智能学科中的核心地位，使人工智能摆脱了纯学术研究的困境，使人工智能的研究从理论转向应用，从基于推理的模型转向知识的模型，使人工智能的研究走向了实用。

为了适应人工智能和知识工程发展的需要，日本在 1981 年制订了第五代电子计算机的研制计划。其研制的计算机的主要特征是具有智能接口、知识库管理和自动解决问题的能力，并在其他方面能产生人的智能行为。这一计划的提出在当时形成了一股热潮，促使世界上重要的国家都开始制订对新一代智能计算机的开发和研制计划，使人工智能进入了一个基于知识的兴旺时期。

五、神经网络的复兴（1986 年至今）

1982 年，美国加州理工学院物理学家霍普菲尔德（Hopfield）使用统计力学的方法来分析网络的存储和优化特性，提出了离散的神经网络模型，从而有力地推动了神经网络的研究。1984 年，霍普菲尔德又提出了连续神经网络模型。

20 世纪 80 年代，神经网络复兴的真正推动力是反向传播算法的重新研究。该算法最早由布莱森（Bryson）和霍（Ho）于 1969 年提出。1986 年，鲁梅尔哈特（Rumelhart）和麦克莱伦德（McClelland）等提出了并行分布处理（Parallel Distributed Processing，简称 PDP）的理论，致力于认知的微观结构的探索，其中多层网络的误差传播学习法，即反向传播算法广为流传，引起了人们极大的兴趣。世界上许多国家掀起了神经网络研究的热潮。从 1985 年开始，专门讨论神经网络的学术会议规模逐步扩大。1987 年，在美国召开了第一届神经网络国际会议，并发起成立国际神经网络学会（INNS）。

六、智能体的兴起（1993 年至今）

20 世纪 90 年代，随着计算机网络、计算机通信等技术的发展，关于智能体的研究成为人工智能的热点。1993 年，肖哈姆（Shoham）提出了面向智能体的程序设计。1995 年，罗素（Russell S）和诺维格（Norvig）出版了《人工智能》一书，提出"将人工智能定义为对从环境中接收感知信息并执行行动的智能体的研究"。所以，智能体应该是人工智能的核心问题。斯坦福大学计算机科学系的海斯－罗斯（Hayes-Roth）在国际人工智能联合大会（IJCAI）的特约报告中谈道："智能体既是人工智能最初的目标，也是人工智能最终的目标"。

在人工智能研究中，智能体概念的回归并不仅仅是因为人们认识到了应该把人工智能各个领域的研究成果集成为一个具有智能行为概念的"人"，更重要的原因是人们认识到了人类智能的本质是一种社会性的智能。要对社会性的智能进行研究，构成社会的基本构件"人"的对应物"智能体"理所当然地成为人工智能研究的基本对象，而社会的对应物"多智能体系统"也成为人工智能研究的基本对象。

我国的人工智能研究起步较晚。智能模拟纳入国家计划的研究始于 1978 年。1984 年，召开了智能计算机及其系统的全国学术讨论会。1986 年起，把智能计算机系统、智能机器人和智能信息处理（含模式识别）等重大项目列入国家高技术研究 863 计划。1997 年起，又把智能信息处理、智能控制等项目列入国家重大基础研究 973 计划。进入 21 世纪后，在最新制订的《国家中长期科学和技术发展规划纲要（2006—2020 年）》中，"脑科学与认知科学"已列入八大前沿科学问题之一。信息技术将继续向高性能、低成本、普适计算和智能化等主要方向发展，寻求新的计算与处理方式和物理实现是未来信息技术领域面临的重大挑战。

1981 年起，我国相继成立了中国人工智能学会、全国高校人工智能研究会、中国计算机学会人工智能与模式识别专业委员会、中国自动化学会模式识别与机器智能专业委员会、中国软件行业协会人工智能协会、中国智能机器人专业委员会、中国计算机视觉与智能控制专业委员会，以及中国智能自动化专业委员会等学术团体。1987 年，创刊了《模式识别与人工智能》杂志。1989 年，首次召开了中国人工智能联合会议（CJCAI）。2006 年，创刊了《智能系统学报》和《智能技术》杂志。2011 年，创刊了《智能科学》国际刊物。

中国的科技工作者已在人工智能领域取得了具有国际领先水平的创造性成果。其中，尤以吴文俊院士关于几何定理证明的"吴氏方法"最为突出，已在国际上产生重大影响，并荣获 2001 年国家科学技术最高奖励。现在，我国已有数以万计的科技人员和大学师生从事不同层次的人工智能研究与学习。人工智能研究已在我国深入开展，它必将为促进其他学科的发展和我国的现代化建设做出新的重大贡献。

第三节　人工智能的研究与应用领域

国际人工智能联合大会程序委员会将人工智能领域划分为以下几方面：约束满足问题、知识表示与推理、学习、多智能体、自然语言处理、规划与调度、机器人学、搜索、不确定性问题、网络与数据挖掘等。大会建议，小型研讨会（Workshop）主题包括环境智能、非单调推理、用于合作性知识获取的语义网、音乐人工智能、认知系统的注意问题、面向人类计算的人工智能、多机器人系统、ICT 应用中的人工智能、神经—符号的学习与推理，以及多模态的信息检索等。

在过去的五十多年中，已经建立了一些具有人工智能的计算机系统。例如，能够求解微分方程的、下棋的、设计分析集成电路的、合成人类自然语言的、检索情报的、诊断疾病，以及控制太空飞行器的、地面移动机器人和水下机器人的具有不同程度人工智能的计算机系统。

接下来，本节将对人工智能研究和应用进行讨论，试图把有关的各个子领域直接联结起来，辨别某些方面的智能行为，并指出有关的人工智能研究和应用的状况。

这里所要讨论的各种智能特性之间也是相互关联的，把它们分开来介绍只是为了便于指出现有的人工智能程序能够做些什么和还不能做什么。大多数人工智能研究课题都涉及许多智能领域。接下来，本节将从智能感知、智能推理、智能学习和智能行动四个方面进行概述。

一、智能感知

（一）模式识别

模式识别是对表征事物或现象的各种形式的（数值的、文字的和逻辑关系的）信息进行处理和分析，以对事物或现象进行描述、辨认、分类和解释的过程。

人们在观察事物或现象的时候，常常要寻找它与其他事物或现象的异同之处，根据一定的目的把并不完全相同的事物或现象组成一类。字符识别就是一个典型的例子。人脑的这种思维能力就构成了"模式"的概念。

模式识别研究主要集中在两方面，即研究生物体是如何感知对象的，以及在给定的任务下，如何用计算机来实现模式识别的理论和方法的。模式识别的方法有感知机、统计决策方法、基于基元关系的句法识别方法和人工神经元网络方法。一个计算机模式识别系统基本上由三部分组成，即数据采集、数据处理和分类决策或模型匹配。

任何一种模式识别方法首先都要通过各种传感器把被研究对象的各种物理变量转换为计算机可以接受的数值或符号集合。为了从这些数值或符号中抽取出对识别有效的信息，必须对它进行处理，其中包括消除噪声、排除不相干的信号，以及与对象的性质和采用的识别方法密切相关的特征计算及必要的变换等。然后通过特征选择和提取或基元选择形成模式的特征空间，以后的模式分类或模型匹配就在特征空间的基础上进行，系统地输出对象所属的类型，或者是模型数据库中与对象最相似的模型的编号。

实验表明，人类接收外界信息的 80% 以上来自视觉，10% 左右来自听觉。所以，早期的模式识别研究工作集中在对文字和二维图像的识别方面，并取得了不少成果。自 20 世纪 60 年代中期起，机器视觉方面的研究工作开始转向解释和描述复杂的三维景物这一更困难的课题。罗伯斯特于 1965 年发表的论文奠定了分析由棱柱体组成的景物的方向，迈出了用计算机把三维图像解释成三维景物的一个单眼视图的第一步，即所谓的积木世界。

接着，模式识别由积木世界进入识别更复杂的景物和在复杂环境中寻找目标，以及室外景物分析等方面的研究。目前研究的热点是活动目标的识别和分析，它是景物分析走向实用化研究的一个标志。

语音识别技术的研究始于 20 世纪 50 年代初期。1952 年，美国贝尔实验室的戴维斯等人成功地进行了数字 0 ～ 9 的语音识别实验，其后由于当时技术上的困难，研究进展缓慢，直到 1962 年，才由日本研制成功第一个连续多位数字语音识别装置。1969 年，日本的板仓斋藤提出了线性预测方法，对语音识别和合成技术的发展起到了推动作用。20 世纪 70 年代以来，各种语音识别装置相继出现，性能良好的、能够识别单词的声音识别系统已进入实用阶段。神经网络用于语音识别也已取得成功。

在模式识别领域，神经网络方法已经成功地应用于手写字符的识别、汽车牌照的识别、指纹识别、语音识别等方面。模式识别已经在天气预报、卫星航空图片解释、工业产品检测、字符识别、语音识别、指纹识别、医学图像分析等许多方面得到了成功的应用。

（二）自然语言处理

人工智能一个长期的目标就是开发出可以理解并产生人类语言的程序。这不仅是因为使用和理解人类语言的能力似乎是人类智能的一个基本特征，还因为这种自动化会对计算机本身的用途和效力产生惊人的影响。人们已经付出了很多努力来编写理解自然语言的程序。尽管这些程序已经在某些特定的环境下取得了成功，但目前的方法学还无法让一个使用自然语言的系统具有刻画人类会话的灵活性和一般性的能力。

理解自然语言涉及很多问题，远远比把语句分解为各个部分，然后在字典中查到这些单词的含义要更复杂。真正的理解必须依赖于对话领域的广泛背景知识、习惯用语，以及能够应用上下文知识处理人类言语中正常省略和模糊性的能力。

自然语言处理是用计算机对人类的书面和口头形式的自然语言信息进行处理加工的技术，它涉及语言学、数学和计算机科学等多学科知识领域。

自然语言处理的主要任务在于建立各种自然语言处理系统，如文字自动识别系统、语音自动识别系统、语音自动合成系统、电子词典、机器翻译系统、自然语言人机接口系统、自然语言辅助教学系统、自然语言信息检索系统、自动文摘系统、自动索引系统、自动校对系统等。

判断计算机系统是否真正"理解"了自然语言的标准有问答、释义、文摘生成和翻译。

（三）计算机视觉

计算机视觉旨在对描述景物的一幅或多幅图像的数据经计算机处理，以实现类似于人的视觉感知功能。

景物在成像过程中经透视投影形成光学图像，再经过取样和量化，得到由各像元的灰度值组成的二维阵列，即数字图像，这是计算机视觉研究中常用的一类图像。此外，还用到由激光或超声测距装置获取的距离图像，它直接表示物体表面一组离散点的深度信息。用多种传感器实现数据融合则是近年来获取视觉信息的重要方法。

计算机视觉的基本方法有以下几种：①获取灰度图像；②从图像中提取边缘、周长、惯性矩等特征；③从描述已知物体的特征库中选择特征匹配最好的相应结果。

计算机视觉的应用范围很广，如条形码识别系统、指纹自动鉴定系统、文字识别系统、生物医学图像分析和遥感图片自动解释系统、无损探伤系统等。计算机视觉还曾用于在海湾战争中，战斧式巡航导弹的制导。该视觉系统具有近红外和可见光的传感器及数字场景面积匹配器，在距目标 15 千米的范围内发挥作用。机器人也是计算机视觉应用的一个重要领域，对于无人驾驶自主车的自动导航，以及在工业装配、太空、深海或危险环境（如核辐射）中，代替人工作的自主式机器人，计算机三维视觉是一项不可缺少的技术。

二、智能推理

（一）概述

推理与逻辑是相辅相成的。对推理的研究往往涉及对逻辑的研究。逻辑是人脑思维的规律，也是推理的理论基础。机器推理或人工智能用到的逻辑主要包括经典逻辑中的谓词逻辑和由它经某种扩充、发展而来的各种逻辑。后者通常称为非经典或非标准逻辑。经典逻辑中的谓词逻辑实际是一种表达能力很强的形式语言。用这种语言不仅可供人用符号演算的方法进行推理，还可供计算机用符号推演的方法进行推理。特别是利用一阶谓词逻辑不仅可在机器上进行像人一样的"自然演绎"推理，还可以实现不同于人的"归结反演"推理。而后一种方法是机器推理或自动推理的主要方法。它是一种完全机械化的推理方法。基于一阶谓词逻辑，人们还开发了一种人工智能程序设计语言 Prolog。

非标准逻辑泛指除经典逻辑以外的那些逻辑，如多值逻辑、多类逻辑、模糊逻辑、模态逻辑、时态逻辑、动态逻辑、非单调逻辑。各种非标准逻辑是为弥补经典逻辑的不足而发展起来的。

（二）博弈

大多数状态空间搜索的早期研究都是针对常见的棋盘游戏来实现的，如西洋跳棋、国际象棋，以及 15 格拼图游戏等。除了明显的智能性外，棋盘游戏还有很多属性使其成为研究的理想对象。大多数游戏都有定义好的竞技规则，这样便可以很容易地产生搜索空间，使研究者摆脱那些由于没有固定结构问题而产生的模糊性和复杂性。博弈中的棋局易于在计算机中表示，不需要表征更复杂问题所必需的复杂格式。状态空间搜索是大多数博弈研究的基础。

博弈过程可能产生庞大的搜索空间。要想搜索这些庞大而且复杂的空间，就需要使用强大的技术来判断备择状态，探索问题空间。这些技术被称为启发策略，而且成为人工智能研究的一个主要领域。启发是一种很有用但是可能出错的问题求解策略。例如，在检查一个无反应的电器损坏前，先检查一下它的插头是否插好；或者在下国际象棋时，为了保护"王"不被抓而出"车"。

对于简单游戏，我们可以很容易地设计出自己的启发策略并测试其有效性。若是求解某个深奥领域（如医学和数学领域）的问题就必须寻找并咨询该领域的专家（国际象棋明显是一个例外）。由于这些原因，博弈为启发式搜索的研究提供了广阔的空间。

（三）搜索技术

所谓搜索，就是为了达到某一"目标"而连续地进行推理的过程。搜索技术就是对推理进行引导和控制的技术。智能活动的过程可看作或抽象为一个"问题求解"过程。而所谓"问题求解"过程，实质上就是在显式或隐式问题空间中进行搜索的过程。即在某一状态图，或者与或图，或者一般地说，在某种逻辑网络上进行搜索的过程。例如，难题求解（如旅行商问题）是明显的搜索过程，而定理证明实际上也是搜索过程，它是在定理集合（或空间）上搜索的过程。

搜索技术也是一种规划技术。因为对于有些问题，其解就是由搜索而得到的"路径"。在人工智能研究的初期，"启发式"搜索算法曾一度是人工智能的核心课题。传统的搜索技术都是基于符号推演方式进行的。近年来，人们又将神经网络技术用于问题求解，开辟了问题求解与搜索技术研究的新途径。例如，用 Hopfield 网解决 31 个城市的旅行商问题，已取得了很好的效果。

（四）定理证明

早期的逻辑演绎研究工作与问题和难题的求解关系相当密切。已经开发出的程序能够借助于对事实数据库的操作来"证明"断定；其中，每个事实由分立的数据结构表示，就像数理逻辑中由分立公式表示一样。与人工智能其他技术的不同之处是，这些方法能够完整一致地加以表示。也就是说，只要原本事实是正确的，那么程序就能够证明这些从事实得出的定理，而且也仅仅是证明这些定理。

对数学中臆测的定理寻找一个证明或反证，确实称得上是一项智能任务。为此不仅要有根据假设进行演绎的能力，还需要某些直觉技巧。例如，为了求证主要定理而猜测应当首先证明哪一个引理。一个熟练的数学家运用他的判断力能够精确地推测出某个科目范围内哪些已证明的定理在当前的证明中是有用的，并把他的主问题归结为若干子问题，以便独立地处理它们。有几个定理证明程序已在有限的程度上具有某些这样的技巧。1976年7月，美国的K. Apple等人合作借助计算机解决了长达124年之久的难题——四色定理。吴文俊院士提出并实现的几何定理机器证明的"吴氏方法"是定理证明领域的一项标志性成果。

（五）专家系统

专家知识融合了对问题的理论理解以及大量被经验所证实的启发式问题求解规则。专家系统就是从人类专家那里获取这些知识，然后将其进行形式化编码，使计算机可以应用这些知识来求解类似的问题。

依赖人类领域专家知识来建立系统的问题求解策略是专家系统的一个主要特征。虽然某些程序的设计者也是问题域知识的来源，但是更典型的情况是这些程序来自问题域专家（如医生、化学家、地质学家，或工程师）与人工智能专家的合作。领域专家提供问题域中的必要知识，他可以通过对其问题求解方法的一般介绍或者以仔细选择的样例来展示他的技巧。人工智能专家（也称知识工程师）的任务是用程序实现知识，程序不但要高效，而且其行为又要具有明显的智能性。程序写出之后，必须通过求解样例问题来精炼其智能水平，让领域专家来评判它的行为，并对程序的知识做出必要的修改和补充。反复重复这个过程直到这个程序满足预定的性能要求。

（六）人工智能的语言和环境

人工智能研究的最重要的副产品之一就是促进了程序设计语言和软件开发环境的发展。很多原因迫使人工智能程序员开发了一套强大的程序设计方法，这些原因包括以下几方面：很多人工智能应用程序都很大、原型设计方法的重要性、使用搜索算法的倾向产生了庞大的空间、难以预测用启发式驱动的程序的行为。

程序设计环境包括各种知识构造技术，如面向对象程序设计。LISP和Prolog这样的高级语言支持模块化开发，这有助于控制程序的大小和复杂度。跟踪工具使程序员可以重新构造复杂算法的执行过程，从而有可能解决启发式搜索算法的复杂性。目前也在用一些比较传统的计算语言（如C++和Java）来建立人工智能算法。

为了使人工智能程序设计开发的语言与这一领域的理论结构结合得更加紧密，可用Prolog、LISP和Java实现很多表征结构。

三、智能学习

（一）概述

学习是人类智能的主要标志和获得知识的基本手段。机器学习（自动获取新的事实及新的推理算法）是使计算机具有智能的根本途径。学习是一个有特定目的的知识获取过程，其内部表现为新知识结构的不断建立和修改，而外部表现为性能的改善。一个学习过程本质上是学习系统把导师（或专家）提供的信息转换成能被系统理解并应用的形式的过程。

机器学习研究计算机怎样模拟或实现人类的学习行为，以获取新的知识或技能，重新组织已有的知识结构，使之不断改善自身的性能。

一般来说，环境为学习单元提供外界信息源，学习单元利用该信息对知识库做出改进，执行单元利用知识库中的知识执行任务，任务执行后的信息又反馈给学习单元作为进一步学习的输入。

学习方法通常包括归纳学习、类比学习、分析学习、连接学习和遗传学习。

归纳学习从具体实例出发，通过归纳推理，得到新的概念或知识。归纳学习的基本操作是泛化和特化，泛化是使规则能匹配应用于更多的情形或实例。特化操作则相反，它是减少规则适用的范围或事例。

类比学习以类比推理为基础，通过识别两种情况的相似性，用一种情况中的知识分析或理解另一种情况。

分析学习是利用背景或领域知识，分析很少的典型实例，然后通过演绎推导，形成新的知识，使其对领域知识的应用更为有效。分析学习方法的目的在于改进系统的效率与性能，同时保证其准确性和通用性。

连接学习是在人工神经网络中，通过样本训练，修改神经元间的连接强度，甚至神经网络本身的结构的一种学习方法。它主要是基于样本数据进行学习。

遗传学习源于模拟生物繁殖中的遗传变异原则（交换、突变等）以及达尔文的自然选择原则（生态圈中适者生存）。一个概念描述的各种变体或版本对应于一个物种的各个个体，这些概念描述的变体在发生突变和重组后，经过某种目标函数（相应于自然选择准则）的衡量，以决定谁被淘汰和谁继续生存。

（二）记忆与联想

记忆是智能的基本条件，无论是脑智能还是群智能，都以记忆为基础。记忆也是人脑的基本功能之一。在人脑中，伴随着记忆的就是联想，联想是人脑的奥秘之一。

计算机要想模拟人脑的思维，就必须具有联想功能。要实现联想无非就是建立事物之间的联系。在机器世界里面就是有关数据、信息，或知识之间的联系。当然，建立这种联系的办法很多，如用指针、函数、链表等。我们通常的信息查询就是这样做的。但传统方法实现的联想只能对于那些完整的、确定的（输入）信息，联想起（输出）有关的信息。这种"联想"与人脑的联想功能相差甚远。对于那些残缺的、失真的、变形的输入信息，人脑仍然可以快速准确地输出联想响应。

从机器内部的实现方法来看，传统的信息查询是基于传统计算机的按地址存取方式进行的。而研究表明，人脑的联想功能是基于神经网络的按内容记忆方式进行的。也就是说，只要是与内容相关的事情，无论在哪里（与存储地址无关），都可由其相关的内容被想起。例如，对于苹果这一概念，一般有形状、大小、颜色等特征，我们所要介绍的内容记忆方式就是由形状（如苹果是圆形的）想起颜色、大小等特征，而不需要关心其存储地址。

当前，在机器联想功能的研究中，人们就是利用这种按内容记忆原理，采用一种称为"联想存储"的技术来实现联想功能。联想存储的特点如下：可以存储许多相关（激励，响应）模式对；通过自组织过程可以完成这种存储；以分布、稳健的方式（可能会有很高的冗余度）存储信息；可以根据接收到的相关激励模式产生并输出适当的响应模式；即使输入激励模式失真或不完全时，仍然可以产生正确的响应模式；可在原存储中加入新的存储模式。

（三）神经网络

人工神经网络是一类计算模型，其工作原理模仿了人类大脑的某些工作机制。神经网络计算利用大量简单计算单元，组成一个大网络，通过大规模并行计算来完成。

从计算模型看，它由大量简单的计算单元组成的网络进行计算。这种计算模型具有鲁棒性、适应性和并行性。

从方法论的角度看，传统的计算依靠自顶向下的分析，先利用先验知识建立数学的、物理的或推理的模型，在此基础上建立相应的计算模型进行计算。但神经网络计算是自底向上的，它很少利用先验知识，而是直接通过数据学习与训练，自动建立计算模型。可见，神经网络计算表现出很强的灵活性、适应性和学习能力，这是传统计算方法所缺乏的。

对神经网络的研究始于20世纪40年代初期，其发展历程十分曲折，20

世纪 80 年代初以来，对神经网络的研究再次出现高潮。霍普菲尔德提出用硬件实现神经网络和鲁梅尔哈特等人提出多层网络中的反向传播（BP）算法就是两个重要标志。

对神经网络模型、算法、理论分析和硬件实现的大量研究，为神经网络计算机走向应用提供了物质基础。现在，神经网络已在模式识别、图像处理、组合优化、自动控制、信息处理、机器人学和人工智能的其他领域获得日益广泛的应用。

近年来，深度卷积神经网络在视觉领域有很多前所未有的表现，如图像分类、脸部识别、玩雅特丽游戏等。其中，使用很多层神经元，每个被安排在交叠的区块中来构建越来越抽象和本地化的图片表示。在围棋游戏中，用 19 × 19 的图像来传递棋盘位置，使用卷积层来构建位置的表示，使用这些神经网络来减少搜索树的有效深度和宽度，使用一个价值网络来估算位置，使用策略网络来对动作进行抽样。

深度学习能应用到很多领域的原因是具有那些通用模块，如语音、文字、搜索词、图片、视频、标签、实体、短语和音频特性。输入一类信息，决定你想要的输出，收集训练数据作为你想要计算的潜在函数，然后就不用管了。使用深度学习的产品有安卓、Apps、药品发现、Gmail、图片理解、地图、自然语言、图片、机器人和语音翻译等。

（四）进化计算和遗传算法

进化计算是指一类以达尔文进化论为依据来设计、控制和优化人工系统的技术和方法的总称，它包括遗传算法、进化策略和进化规划。它们遵循相同的指导思想，但彼此又存在一定差别。同时，进化计算的研究关注学科的交叉和广泛的应用背景，因而引入了许多新的方法和特征，彼此间难于分类，这些都统称为进化计算方法。目前，进化计算被广泛运用于许多复杂系统的自适应控制和复杂优化问题等研究领域，如并行计算、机器学习、电路设计、神经网络、基于智能体的仿真、元胞自动机等。

达尔文进化论是一种鲁棒的搜索和优化机制，对计算机科学，特别是对人工智能的发展产生了很大的影响。大多数生物体通过自然选择和有性生殖进行进化。自然选择决定了群体中哪些个体能够生存和繁殖，有性生殖保证了后代基因中的混合和重组。自然选择的原则是适者生存，即物竞天择，优胜劣汰。

自然进化的这些特征早在 20 世纪 60 年代就引起了美国赫兰德的极大兴趣。在此期间，他和他的学生们一直在研究如何建立机器学习。赫兰德注意到，学习不仅可以通过单个生物体的适应实现，还可以通过一个种群的多代进化适应发生。受达尔文进化论思想的影响，他逐渐认识到在机器学习中，为获得一个好的学习算法，仅靠单个策略的建立和改进是不够的，还要依赖于一个包含许多候选策略的群体的繁殖。他还认识到，生物的自然遗传现象与人工自适应系统行为的相似性，因此提出在研究和设计人工自主系统时，可以模仿生物自然遗传的基本方法。20世纪70年代初，赫兰德提出了"模式理论"，并于1975年出版了《自然系统与人工系统的自适应》专著，系统地阐述了遗传算法的基本原理，奠定了遗传算法研究的理论基础。德容的论文《一类遗传适应系统的行为分析》将赫兰德的模式理论与自己的实验结合起来，对遗传算法的发展和应用产生很大影响。科扎将遗传算法用于最优计算机程序设计（即最优控制策略），创立了遗传编程。

进化规划是由福格尔等人于20世纪60年代提出来的。该方法认为，智能行为必须具有预测环境的能力和在一定目标指导下对环境做出合理响应的能力。进化规划采用有限字符集的符号序列表示所模拟的环境，用有限状态机表示智能系统。它不像遗传算法那样注重父代与子代的遗传细节上的联系，而是把重点放在父代与子代表现行为的联系上。

进化策略与进化规划差不多同时由德国人瑞兴博格和施韦费尔提出来。他们在进行风洞实验时，随机调整气流中物体的最优外形参数并测试其效果，产生了进化策略的思想。

遗传算法、进化规划、进化策略这三个领域的研究者相互交流，并发现他们的共同理论基础是生物进化论。因此，把这三种方法统称为进化计算，而把相应的算法称为进化算法。

遗传算法在众多领域得到了广泛的应用，如用于控制（煤气管道的控制）、规划（生产任务规划）、设计（通信网络设计）、组合优化（TSP问题、背包问题）以及图像处理和信号处理等，引起了人们极大的兴趣。

四、智能行动

（一）智能检索

对国内外种类繁多和数量巨大的科技文献的检索远非人力和传统检索系统所能胜任的。研究智能检索系统已成为科技持续快速发展的重要保证。

智能信息检索系统的设计者们将面临以下几个问题：首先，如何建立一个能够理解以自然语言陈述的询问系统；其次，如何根据存储的事实演绎出答案；最后，如何表示和应用常识问题，因为理解询问和演绎答案所需要的知识都有可能超出该学科领域数据库所表示的知识范围。

（二）智能调度与指挥

确定最佳调度或组合的问题是人们感兴趣的又一类问题。一个古典的问题就是推销员旅行问题。这个问题要求为推销员寻找一条最短的旅行路线。他从某个城市出发，访问每个城市一次，且只允许一次，然后回到出发的城市。这个问题的一般提法如下：对由 n 个结点组成的一个图的各条边，寻找一条最小代价的路径，使得这条路径对 n 个结点的每个点只允许穿过一次。试图求解这类问题的程序产生了一种组合爆炸的可能性。这些问题多数属于 NP-hard 问题。

人工智能学家曾经研究过若干组合问题的求解方法。他们的努力集中在使"时间—问题大小"曲线的变化尽可能缓慢地增长，即使是必须按指数方式增长。有关问题域的知识再次成为比较有效的求解方法的关键。为了处理组合问题而发展起来的许多方法对其他组合上不是很严重的问题也是有用的。

智能组合调度与指挥方法已被应用于汽车运输调度、列车的编组与指挥、空中交通管制，以及军事指挥等系统。它已引起有关部门的重视。其中，军事指挥系统已从 C3I（Command, Control, Communication and Intelligence）发展为 C4ISR（Command, Control, Communication, Computer, Intelligence, Surveillance and Reconnaissance），即在 C3I 的基础上增加了侦察、信息管理和信息战，强调战场情报的感知能力、信息综合处理能力，以及系统之间的交互作用能力。

（三）智能控制

智能控制是驱动智能机器自主实现其目标的过程。许多复杂的系统难以建立有效的数学模型和用常规控制理论进行定量计算与分析，而必须采用定量数学解析法与基于知识的定性方法的混合控制方式。随着人工智能和计算机技术的发展，已有可能把自动控制和人工智能以及系统科学的某些分支结合起来，建立一种适用于复杂系统的控制理论和技术。

智能控制是同时具有以知识表示的非数学广义世界模型和数学公式模型表示的混合控制过程，也往往是含有复杂性、不完全性、模糊性或不确定性，以及不存在已知算法的非数学过程，并以知识进行推理，以启发来引导求解过程。因此，在研究和设计智能控制系统时，不能把注意力放在数学公式的表达、计算和处理方面，而应放在对任务和世界模型的描述、符号和环境的识别以及知识库和推理机的设计开发上，即放在智能机模型上。智能控制的核心在高层控制，即组织级控制。其任务在于对实际环境或过程进行组织，即决策和规划，以实现广义问题的求解。已经提出的用以构造智能控制系统的理论和技术有分级递阶控制理论、分级控制器设计的熵值法、智能逐级增高而精度逐级降低原理、专家控制系统、学习控制系统和神经控制系统等。

智能控制有很多研究领域，它们的研究课题既具有独立性，又相互关联。目前研究得较多的是以下六个方面：智能机器人规划与控制、智能过程规划、智能过程控制、专家控制系统、语音控制，以及智能仪器。

（四）规划和机器人学

对规划的研究开始于设计具有一定灵活性并对外界具有响应性的机器人。简单地说，规划就是假定机器人可以执行特定的原子动作，并试图找到能够完成更高层任务的动作序列，如穿过一个充满障碍的屋子。

很多原因导致规划成为一种复杂的问题，并不只是要考虑可能移动序列的空间大小。即使是一个相当简单的机器人也能产生大量的可能移动序列。举例来说，设想一个机器人可以向前、后、左、右移动，然后考虑这个机器人绕房间移动一周的方式有多少种。同时假定在这个房间里存在障碍，而且机器人必须选择一条路径以某种高效的方式绕过这些障碍。编写一个程序，它可以在这种情况下智能地发现最佳路径，而不被数量庞大的可能性所淹没。在编写这个程序时，需要周密的技术来表示空间知识并控制对可能环境的搜索过程。

人类在规划中使用的一种方法是分层问题分解。如果你规划一次从阿尔伯克基到伦敦的旅行，那么你通常会分别处理以下问题：准备机票、到达机场、转机、寻找伦敦的地面交通方式。即使每个步骤都是较大规划的一部分，也需要进行分别处理。这些步骤中的每一个可能还会被分解为更小的子规划，如寻找城市地图、乘坐地铁，以及寻找合适的旅店。这种方法不仅有效地限制了必须搜索的空间的大小，还可以把经常使用的子规划保存起来以备将来使用。

虽然人类做出规划一般不需要花费太大力气，但是产生一个可以完成同样任务的计算机程序却是非常富有挑战性的。要实现看起来非常简单的把一个问题分解为若干独立子问题的任务，实际上却需要复杂的启发式和规划领域的广泛知识。判断应该保存什么样的子规划以及如何把它们推广到将来的应用之中也具有同等的难度。

一个盲目执行动作序列而不对其所处环境的变化做出响应或者不能检测其自身规划并纠正其中误差的机器人，很难被认为是具有智能的。机器人可能没有足够的传感器来定位预定路径上的所有障碍。因此，机器人还必须根据它已经"感受"到的情况开始在房间中移动，并在检测到其他障碍物时，纠正它的路线。以一种允许对不断变化的环境做出响应的方式来组织规划是规划研究中的一个主要问题。

通过机器人可以看到面向主体的问题求解策略。把较大的问题表示成多个半自动主体的交互。每个主体负责整个问题任务中它自己的那一部分，并通过合作获得整个问题的解。

（五）智能体

分布式人工智能（Distributed AI，简称 DAI）是分布式计算与人工智能结合的结果。DAI 系统以鲁棒性作为控制系统质量的标准，并具有互操作性，即不同的异构系统在快速变化的环境中具有交换信息和协同工作的能力。

分布式人工智能的研究目标是要创建一种能够描述自然系统和社会系统的精确概念模型。DAI 中的智能并非独立存在的概念，只能在团体协作中实现，因此其主要研究问题是各智能体之间的合作与对话，包括分布式问题求解和多智能体系统（Multiagent System，简称 MAS）两个领域。其中，分布式问题求解把一个具体的求解问题划分为多个相互合作和知识共享的模块或结点。多智能体系统则研究各智能体之间智能行为的协调，包括规划、知识、技术和动作的协调。这两个研究领域都要研究知识、资源和控制的划分问题，但分布式问题求解往往含有一个全局的概念模型、问题和成功标准，而 MAS 则含有多个局部的概念模型、问题和成功标准。

MAS 更能体现人类的社会智能，具有更大的灵活性和适应性，更适合开放和动态的世界环境，因而备受重视，已成为人工智能以及计算机科学和控制科学与工程的研究热点。当前，智能体和 MAS 的研究包括智能体和 MAS 理论、体系结构、语言、合作与协调、通信和交互技术、MAS 学习和应用等。MAS 已在自动驾驶、机器人导航、机场管理、电力管理和信息检索等方面得到了应用。

智能体的应用案例如下：足球机器人；无人驾驶车辆；拍卖智能体；自主计算。前两个案例属于"物理智能体"，后两个案例则属于"软件智能体"。这些应用充分展示了机器学习与多智能体推理的紧密结合，它涉及自适应及层次表达、分层学习、迁移学习、自适应交互协议、智能体建模等关键技术。

（六）数据挖掘与知识发现

在数据库基础上实现的知识发现系统通过综合运用统计学、粗糙集、模糊数学、机器学习和专家系统等多种学习手段和方法，从大量的数据中提炼出抽象的知识，从而揭示出蕴涵在这些数据背后的客观世界的内在联系和本质规律，实现知识的自动获取。

数据库的知识发现具有四个特征：发现的知识用高级语言表示；发现的内容是对数据内容的精确描述；发现的结果（即知识）是用户感兴趣的；发现的过程应是高效的。

比较成功的、典型的知识发现系统有以下几种：用于超级市场商品数据分析、解释和报告的 CoverStory 系统；用于概念性数据分析和查寻感兴趣关系的集成化系统 EXPI，ORA；交互式大型数据库分析工具 KDW；用于自动分析大规模天空观测数据的 SKICAT 系统；通用的数据库知识发现系统 KDD 等。

（七）人工生命

自然生命系统行为具有自组织、自复制、自修复等特征，以及形成这些特征的混沌动力学、进化和环境适应。人工生命所研究的人造系统能够演示具有自然生命系统特征的行为。人工生命与生命的形式化基础有关。生物学从问题的顶层开始，考察器官、组织、细胞、细胞膜，直到分子，以探索生命的奥秘和机理。人工生命则从问题的底层开始，把器官作为简单机构的宏观群体来考察，自底向上进行综合，由简单的被规则支配的对象构成更大的集合，并在交互作用中研究非线性系统的类似生命的全局动力学特性。

人工生命通过计算机仿真生命现象所体现的自适应机理可以对相关非线性对象进行更真实的动态描述和动态特征研究。比较典型的人工生命研究有计算机病毒、计算机进程、进化机器人、自催化网络、细胞自动机、人工核苷酸和人工脑等。

（八）游戏

对于游戏开发者来说，人工智能最终意味着广泛的技术范围。这些技术可用于生成对手、战场上的部队、队友、非玩家角色或游戏中一切模拟智能的行为。其中一些技术，如有限状态机和启发式 A* 搜索算法，多年以来已经在许多游戏中得到了有效验证。在最基本层，游戏中的有限状态机包括以下三部分：①一个角色在游戏中可能有的几种状态；②决定何时变换状态的一组条件；③实现每种状态角色行为的一组代码。

A* 搜索算法为大多数游戏人工智能角色如何计算从 A 点运动到 B 点的路径奠定了基础。A* 搜索算法维护着一张部分路径的列表，并根据目前探索出的路径长度和到达目标的估计距离的最短路径组合，不断扩展已有的局部路径。路径规划始终是游戏产业中人工智能专家关注的焦点。

虽然人工智能研究所针对的问题非常广泛，但是很多重要的特征是该领域的所有分支所共有的，这些特征包括以下几方面：①利用计算机来进行推理、模式识别、学习，或其他形式的推断；②集中于不存在算法解的问题，这也是为什么启发式搜索是一种主要的 AI 问题求解技术的原因；③致力于那些利用不精确、不完全或没有良好定义的信息来求解的问题，而且要通过表示的形式方法来使程序员可以解决这些问题；④推理目标是问题域的显著定性特征；⑤除了处理语法形式问题外，还要试图处理语义含义问题；⑥答案可能既不精确也不最优，但从某种意义上来说是"充分的"，这是依赖启发式问题求解方法所导致的结果，有些情况下得到优化或精确解的代价太高，或者根本就不可能得到这样的解；⑦使用大量针对某一领域的知识来求解问题，这是专家系统的基础；⑧使用元层次的知识来实现对问题求解策略的更周密控制，虽然这是一个非常难的问题，目前的系统还很少采用，但是它已经逐渐成为一个关键的研究领域。

第二章　智能医疗

第一节　"互联网 + 医疗"的实践模式

一、概述

2015 年 3 月 5 日，李克强总理在第十二届全国人民代表大会政府工作报告中第一次提出国家要制定"互联网 +"战略。此后，国务院发布的《全国医疗卫生服务体系规划纲要（2015—2020 年）》指出要积极应用互联网、物联网、云计算等信息化技术来转变卫生服务模式，惠及老百姓，这标志着"互联网 +"正式进入医疗卫生新蓝图。2016 年 7 月 4 日，《国务院关于积极推进"互联网 +"行动的指导意见》进一步提出"大力发展以互联网为载体、线上线下互动的新兴消费，加快发展基于互联网的医疗、健康、养老、教育、旅游、社会保障等新兴服务。"

通俗地讲，"互联网 +"就是"互联网 + 各个传统行业"，但这并不是简单地两者相加，而是以互联网为平台，以信息技术为手段（包括移动通信技术、云计算、物联网、大数据等），让互联网与传统行业进行深度融合，创造出新产业、新模式、新生态。跨界融合、创新驱动、重塑结构、尊重人性、开放生态、连接一切是它的特点。"互联网 +"不仅是一次技术和经济的创新，还是一次对社会生产生活的全面改造，人们也将"互联网 +"给传统行业带来的影响称为"颠覆与进化"，"互联网 +"的出现使传统行业面临前所未有的冲击和挑战，但同时也迎来了无限机遇。

"互联网 + 医疗"是互联网在健康行业的新应用，是国家积极引导和支持的健康行业发展模式，是应用信息化手段缓解"看病难、看病贵"问题的一个重要探索，通过打造新的服务模式，丰富医疗服务供给，为人们提供便捷、规范、安全优质的服务，促进优质医疗资源效率最大化，降低人们看病就医的负担。同时，"互联网 + 医疗"的融合可大大解决信息不对称问题，消除信息碎片化，增强信息之间的关联性和系统性，改善中国医疗资源配置不合理的困局，让稀缺的医疗资源利用效率更高，同时也增加了优质医疗资源的覆盖面。

因此，随着医患冲突的不断升级，为了防止国内医疗问题积重难返，目前亟须"互联网＋"的介入，国内医疗系统需要重新建立新的医疗生态链，真正实现以患者为中心的医疗信息化。

二、"互联网＋医疗"的形式

信息技术极大地推动了卫生医疗事业的发展，深刻改变了医疗现状。互联网医疗是伴随互联网飞速发展出现的一种新型医疗手段，它的出现是医疗健康服务业发展的必然趋势，主要有以下几方面原因。

第一，医疗资源配置不合理。在我国，看病难、看病贵等问题长期存在，"等候3小时，看病5分钟"成为常态，医保联网欠缺以及分级诊疗制度不完善，优质医疗资源被"小病"占据，而基层医疗资源却被闲置，这些低效率运行的问题为互联网医疗提供了发展的空间。

第二，手机网民的急速增加，推动移动互联网的巨大市场。根据中国互联网络信息中心发布的第41次《中国互联网络发展状况统计报告》显示，截至2017年12月，我国手机网民规模达7.53亿人，较2016年底增加5 734万人。网民中使用手机上网人群占比由2016年95.1%提升至97.5%。据统计，绝大多数的消费者希望借助移动医疗能够更便利和更有效地就医，有部分的受访消费者认为，移动医疗能在很大程度上解决"看病贵"等问题。

第三，信息技术的快速发展、智能终端的普及、传感器技术进步、互联网基础设施的改善为互联网医疗提供了发展的土壤。因此，医疗服务中一号难求、"三长一短"、医患沟通缺失、信任缺失等诸多痛点则催生互联网医疗创业者如雨后春笋般涌现。在线医患沟通平台、医医交流社区、患患交流社区等新的尝试层出不穷，各种医疗健康App令人应接不暇。资本的狂热追捧和公众的热盼使得"互联网＋医疗"话题炙手可热。

"互联网＋医疗"可以连通全产业链，实现患者、医院、医药流通领域、制药企业、器械企业，以及政府医保、商业保险等各环节之间互联互通、数据共享。互联网医疗致力于打造患者一站式服务闭环，包括患者在线上可以使用相应的软件进行自诊自查，也可以在手机或电脑上与医生进行前期沟通，如需到医院就诊，可先在网上进行预约挂号，预约成功后即可直接前往医院，经医生诊断后开具电子处方，进行购药或检查，购药可以在医院购买，也可以在线上药店取药，之后还有后续的康复和健康管理都可以在线上完成，患者不需要多次往返医院。归纳起来，"互联网＋医疗"为患者提供的一站式服务分为八大环节，分别是健康管理、病症自查、网络问诊、预约挂号、导诊候诊、医生诊断、取药治疗与康复管理，实现了医疗服务线上线下全流程无缝连接。

面对互联网医疗市场出现的几千款软件百花齐放的运行状态，从互联网医疗所提供的服务角度进行理解，归纳起来主要有以下三种服务模式。

第一种模式：互联网医院或称网络医院。它是以互联网为载体，为患者提供在线医疗服务的网络平台。目前，互联网医院还处于探索阶段，它的服务理念是通过互联网、云计算、大数据、移动智能终端等 IT 技术实现"合适的患者"与"合适的医生"配对，开展导医、预检、辅助诊断、预约、咨询、信息采集、监测等健康管理服务。目前，大家熟知的有乌镇互联网医院以及部分知名三甲医院开展的互联网医院业务，互联网医院使患者与医生间无须面对面，即可实现病情诊断、处方开具和药品的配送。互联网医院将构建起一个全新的智慧健康服务平台。

第二种模式："O2O"线上线下相结合。目前，这种模式在互联网医疗应用中较为广泛。相比互联网医院，这种服务模式已经比较成熟，各大医院都推出自己的手机 App，患者不需要来医院即可在线上完成预约、挂号、缴费，在指定的时间来线下医院寻求诊疗，就诊完毕后，在线上可查询各类检查报告单。以往患者在去大医院就诊时，根本挂不到号，或者排长队等候，而现在互联网医疗"O2O"服务模式极大地改善了就诊体验。

第三种模式："自查＋轻问诊"。这种服务模式是在线上向医生提问来寻求指导，或者是通过病状来找医生或医院，甚至可以在线上定制私人家庭医生，只要支付一定的费用，就可以定制自己的专属医生，进行健康管理。"自查＋轻问诊"满足了患者自我诊疗的需求，无须去医院，小病或慢病即可得到解决。未来的中国，每个家庭都拥有私人医生将不再是梦。

灵活多样的互联网医疗服务模式为人们就医提供了多种选择渠道，虽然看病难、看病贵的现象仍然存在，但线上轻问诊、互联网医院、网上药店等各种互联网医疗服务的出现势必会使疾病的预防与诊治变得更加及时，从而极大地改善就医问题。

第二节　智慧医院的探索与发展

随着我国经济的飞速发展和科学技术水平的整体提高，以服务民生为主导思想和理念已成国人基本的追求和社会的共识，医疗资源配置逐年提升，设施装备更加完备，服务意识和理念在创新大潮中不断翻新。在新医改中，政府更是明确提出要进一步改善就医环境，控制医疗费用的增长，用信息技术提高医疗资源的管理与服务水平，并成为各项计划中的基本要求。与传统医院对比，医院智能化建设后可实现有效改善医院的医疗环境和服务质量；缩短就医患者排队等候时间；提高信息查询、统计的效率；减少因管理原因造成的药品及物流损失，以此为契机的智慧医院迅速成为建设的热点。同时，随着智慧医院体系建设，各级医疗机构整体水平提高，分级诊疗的实施正在逐步得到落实并形成。

智慧医院的总体架构以布线网络为基础，集成医院建筑智能化系统和医疗智能化辅助系统为医院提供安全舒适绿色低碳的就医环境，并采集高数字化、自动化、智能化的医疗设备和医护工作站所提供的各种诊疗数据，通过数据分析和功能应用，实现就医流程最优化、医疗质量最佳化、工作效率最高化、病历电子化、决策科学化、办公自动化、网络区域化、软件标准化等功能，通过各种信息技术的运用来提高医院信息化功能和服务水平。

一、医院智能化

广义的医院智能化内涵日益丰富，外延不断拓展，逐步融合了管理、临床和后勤管理，包括智能建筑等领域，涉及医院信息化与建筑智能化两方面的内容。具体到医院智能化系统，包括信息基础设施的设计、部署与建设，机电设备的数字化智能化管理，与建筑功能关联的医院专项应用系统等，是医院管理信息系统、临床信息系统等核心应用系统的有效应用和未来拓展的基础。建筑智能化系统除满足常规的办公、安全及楼宇管理要求外，具有其专门针对医院及患者服务的弱电智能化系统，并在日新月异的变化中快速发展。

（一）医院智能化的16种基础系统模块或子系统

1.建统设备管理系统

除常规功能外，建统设备管理系统可对氧气、笑气、氮气、压缩空气、真空吸引等医疗用气进行监控；监控医院污水处理各项指标；对空气污染区域的通风系统进行监控。当然各医院的基础设施不同，其系统结构存在差异。

2. 医疗信息网络系统

医疗信息网络系统包括医院信息管理系统，临床信息系统，医学影像系统，放射信息系统，电子病历系统，实验室信息系统，病理信息系统，患者监护系统，远程医疗系统等医院信息系统服务。采用高速宽带院内专网与外网分开，部分医学影像、放射信息等系统可考虑光纤到桌面接入方式。

3. 入侵报警系统

在实验室、财务结算、医疗纠纷调解室、重要机房、同位素室、同位素物料区、太平间、贵重物品场所等区域设置防盗报警及探测装置。

4. 出入口控制系统

运用射频识别技术可以设计出入口控制门禁系统，在计算机机房、财务、行政、医技、实验室、药库、血库、各放射治疗区、同位素室、同位素物料区及传染清洁区、半污染区、污染区等处设置门禁。

5. 医学示教系统

医学示教系统可进行手术直播；拍摄手术及会诊过程的高清视频，可作为教学、学术研究、远程会诊的第一手资料。

6. 信息查询系统

在大厅及挂号收费处等设置大屏幕显示及查询终端，患者在出入院时，可持卡查询并实时消费。

7. 医用护理对讲系统

病区护士站与患者床头间双向对讲呼叫；各护理单元联网服务；手术区护士站与各手术室之间、各导管室与护士站之间、ICU 护士站和 CCU 护士站与各病床之间均能双向对讲呼叫；妇产科护士站与各分娩室双向对讲呼叫；集中输液室与护士站间配置呼叫系统。

8. 门诊叫号及取药排队系统

各科室候诊区、检查室、输液室、配药室、取药窗口等可设置排队叫号系统。

9. 远程会诊及多媒体会议系统

方便与外地专家及时沟通确定治疗方案。

10. ICU 探视对讲系统

方便医护人员护理及家属对重症患者的探视，提供可视对讲服务。

11. 患者腕带和婴儿防盗系统

佩戴标识确保患者用药、治疗及婴儿防盗安全。

12. 语音监控系统

医疗纠纷会议室内一般配独立图像语音监控系统。

13. 智能照明系统

实现公共照明分区集中及网络化智能控制，优化医疗环境并节能降成本。

14. 洁净手术室设备管理系统

显示手术室内温湿度、室内静压、空气净化等各项参数指标；空调机组监控；无影灯、看片灯、照明、摄像、对讲等设备控制。

15. 医疗社保联动系统

医疗社保联动系统包括个人医保登记地区、享受医保政策比例、账户结算数量和余额等。

16. 药品采购、库存信息系统

药品采购、库存信息系统包括药品采购计划和实施进度；药品产地、厂家、批次、批号、存量；预定到货时间和数量等信息。

（二）医疗物联网系统及架构设计方案

医疗物联网是智慧医疗的核心与基础，是综合性的医用工程，它是建筑智能化系统的总集成，每一系统又包含丰富的子系统，相互融合，构成了完整的医院智能化系统。只有医院智能化建设，才能实现医院数字化的最终目标。医疗物联网的实质是将各种信息传感设备，如 RFID 装置、红外感应器、全球定位系统、激光扫描器、医学传感器等种种装置与互联网结合起来而形成的一个巨大网络，进而实现资源的智能化、信息共享与互联，避免甚至杜绝传统人工产生的差错事故。对于医院智能化系统分类，目前方法有多种，若按医院智能化子系统的技术类别，可将智能化系统细分为 12 大类子系统。

1. 医院信息化应用系统

系统可分为医院临床信息体系、医院运营管理信息体系、医院客户服务信息体系、医院知识管理信息体系、医院后勤保障信息体系、区域医疗协同信息体系、物联网应用信息体系等，每个体系涉及一系列应用系统。例如，医院运营信息体系主要是围绕医院人流、物流、资金流管理和日常经营相关的子系统，包括 HIS、HRP、OA 等一系列子系统。

2. 网络通信系统

网络通信系统是计算机系统最基础的硬件设施之一。该部分为其他智能化系统提供了可靠的通信传输通道和网络平台，其主要包括综合布线系统、计算机网络系统、主要存储系统、信息安全系统，还包括语音通信系统、数字网络时钟系统等。

3. 安全防范系统

安全防范系统针对医院人员流动量大、身份复杂、易发生偷盗等安全事件，以及医患纠纷发生后无法取证等一系列问题而设计建设。其主要包括智能数字电视监控系统、实时报警系统、门禁管理系统、巡更管理系统、停车场管理系统、消防安全管理系统等。

4. 多媒体音视频系统

多媒体音视频系统主要是有关音频和视频的子系统的集合，包括医院多媒体会议系统（行政办公会议室、学术报告厅等）、媒体显示系统、有线电视系统和公共广播与背景音响系统等。

5. 楼宇自控系统

楼宇自控系统是监控医院大楼主要机电设备，为医院创造舒适环境的系统，起到节能和科学管理的作用。其主要由楼宇自控系统、抄表计管理系统、智能空调节能管理系统、智能灯光控制管理系统、医用气体监测管理系统、医院物流传输管理系统、楼宇智能集成管理系统等组成。

6. 医院专用系统

医院专用系统是提供医疗特定功能的智能化系统，其与医院的业务和流程关联紧密，专业性非常强，主要包括：呼叫系统、分诊排队系统、整体数字化手术部及手术示教系统、探视系统、母婴匹配与婴幼儿防盗系统、病患定位系统、一卡通系统等。

7. 移动门诊输液管理系统

移动门诊输液管理系统依托条形码、移动计算和无线网络等技术实现护士对患者身份和药物双重条形码核对功能，杜绝医疗差错；在依托无线呼叫技术实现患者求助时，护士能及时响应，并改善输液室环境以及减轻护士工作强度和工作压力。

8. 输液监护感应系统

静脉输液是临床最常见的治疗手段之一，由于住院病区自身条件的限制，静脉输液分布较为分散，护士不能进行有效、有序管理。确保输液安全是病区护理重点，有效减少护理差错和纠纷的发生，提高患者的满意度，提升医院的社会效应。

9. 婴儿安全系统

通过在婴儿身上佩戴可发送 RF 信号且对人体无害的电子标签，同时在医院内需要进行控制的区域安装信号接收装置；可以随时接收婴儿电子标签所发出的射频信号，并据此信号判断标签所处的状态，从而对婴儿所在位置进行实时监控和追踪，对企图盗窃婴儿的行为及时发出报警提示，配合门禁控制系统后，更能有效防止盗窃婴儿事件的发生。

10. 消毒供应室管理系统

依托医院平台，结合 PDA 平台和智能识别技术，对器械包的回收、清洗、分类包装、消毒、发放等环节进行信息化管理，对器械包的存放、使用实行监控，最大限度控制和消除器械包的安全隐患，已成为智慧医院的一个重要环节。

11. 移动医疗中间扩展平台

提供卓越的系统集成服务，借由独立研发的物联网中间件这一可扩展的平台，支持"不同厂家，不同型号，不同通信方式，不同数据格式"物联网终端设备。摆脱非标准化带来的不便，有利于维护和应用扩展。

12. 机房工程

机房工程主要由信息中心机房、安防消控中心机房、楼宇机电设备管理机房、楼层接入机房等组成。其主要包括机房布线、不间断电源、防火、防雷、防静电、智能监控等系统。

二、智慧医院的内涵

智慧医疗具有互联互通、医疗协同、感知预防、便宜可及等优势特点，在医疗服务、公共卫生、卫生监管和医疗保障等方面有着广阔的应用前景，将推动医疗卫生服务模式和管理模式的深刻转变。智慧医院、区域智慧医疗和家庭自助健康监控是智慧医疗的三个重要组成部分。其中，智慧医院是智慧化在医院建设中的具体应用，一方面体现在运用云计算、大数据等技术对医院原有的传统信息系统中的数据进行有效整合，实现医院各类信息的集成与共享；另一方面体现在运用人工智能、传感设备、物联网、移动互联网、智慧终端等技术，以智慧医院医疗系统、服务系统、管理系统和保障系统等为核心系统，实现医疗信息全面感知、医疗系统协同工作、医疗信息智慧处理、医疗服务适时有效推送。

智慧医院是医院发展的高级阶段。所谓的"智慧"，应该有三个核心要素：一是实现全方位自动信息采集，即物联化；二是实现及时有效的传输，即互联化；三是实现智能处理与决策支持，即智能化，最终目标是为人服务，体现以人为本。智慧医院以患者为中心，要根据患者需求而改变，利用现代信息技术，最终能够实现价值、提升效率。智慧医院建设具备全面透彻感知、全面互联互通、全面智能决策和全面智能应用四个特征，既能帮助医护人员和管理者提高工作效率，又能为患者实时掌握自己的健康状况提供便捷的通道。

对于不同的受众，智慧医院的内涵有着不同的含义。医院面向的对象分患者、医护人员和管理者三大类。对于患者来说，第一，智慧医院要实现医疗服务更加便捷。现在所谓"看病难"，主要是因为医疗服务可及性较差，在服务过程当中，实现便捷的医疗服务才是第一位的。智慧医院要打破传统发展理念，确定以患者为核心的服务模式，优化、简化就医流程和环节，提升诊疗效率和服务质量。第二，解决"看病贵"问题，不是看病要更加便宜，而是要有适宜的医疗服务。智慧医院要能够给患者提供最新的治疗手段与最优化的治疗方案，同时规范医疗行为，减少治疗过程的随意化，避免过度医疗，降低医疗费用。第三，智慧医院不仅是诊治疾病，还要有更加全面的健康服务，除了疾病管理、临床治疗、康复保健等医疗服务外，还要包括健康管理、健康指导、疾病预防和疾病干预等健康服务。对于医护人员来说，智慧医院要有更多智能引导、提醒、校验、查询和医疗协同，使得医疗更加安全、服务更加高效。对于管理者来说，智慧医院要有实时信息监测和及时的预警提醒，能够帮助他们及时发现问题，并在发现问题以后对问题进行分析。而要有深刻的洞察分析，就要有相应的模型、标杆和数据。能够让管理者及时发现问题、分析问题并进行有效处置，是智慧医院内涵的一种重要体现。

三、智慧医院的发展现状

与数字化医院不同，智慧医院是数字化医院发展的新阶段，是基于计算机网络技术发展，应用计算机、通信、多媒体、网络等其他信息技术，突破传统医学模式中时空限制，实现疾病的预防、保健、诊疗、护理等业务管理和行政管理自动化、数字化运作。在全部医疗流程中实现全面的数字化，涵盖了联机业务处理系统、医院信息系统、临床信息系统、互联网系统、远程医学系统、智能楼宇管理系统。智慧医院的核心理念是"以患者为中心"，利用各种信息化手段方便患者就医，简化就医流程，降低就医成本，最终实现患者自助就医。在智慧医院的每个工作环节中，都应尽可能以信息技术为基础，同时在管理制度及医院文化等方面，也应与硬件基础数字化整合，实现软硬件的有机结合。智慧医院最大的特征在于具备主动感知和智能调控能力，能够更好地为医务人员和病患服务。

2015 年 11 月，我国国内第一批 12 家智慧医院试点单位公布，分别为中日友好医院、北京大学第三医院、浙江大学附属第一医院、华中科技大学同济医学院附属同济医院、复旦大学附属中山医院、浙江省人民医院、温州医科大学附属第一医院、河北医科大学第二医院、内蒙古自治区人民医院、江西省儿童医院、哈尔滨市第一医院、深圳市南山区人民医院（简称"南山医院"）。其中，南山医院是唯一一家入选的区级医院。

（一）智慧医院解决患者痛点

智慧医院在原有的数字医院的基础上，通过对医院信息系统、实验室信息管理系统、医学影像信息的存储系统和传输系统以及医生工作站五个部分信息整合，实现了患者诊疗信息和行政管理信息的收集、存储、处理、提取及数据交换。同时，创新性地以现代智能移动终端为切入点，让患者能够更多地参与到诊疗过程当中，实现从诊前到诊后的"一站式"服务。

在传统医院中，患者抱怨最多的问题往往包括挂号候诊时间长、取检查报告时间长、缴费报账时间长。在智慧医院体系中，"三长"问题得到了根本性缓解。

1. 诊前服务

诊前服务包括在线智能分诊、预约挂号、诊前叫号查询和医院信息查询等功能。登录医院网站或掌上医院 App，选择性别、年龄，然后根据人体模型选择不舒服的部位。比如，咳嗽的患者可以点"胸部"，系统就显示出脓痰、干咳、咳痰等主要症状和伴随症状，并显示可能性疾病，推荐患者到相应的科室挂号。同时，患者还能快速方便地查询到各类健康资讯，以及医院、科室和医生的全方面信息，方便患者选择。

2. 诊中服务

利用掌上医院 App、微信或支付宝服务窗等，可实现移动端缴费、查询报告单等功能。以往为取检验报告单需要等候数小时，甚至数天时间，无形中增加了他们看病的时间和金钱成本。现在，患者绑定就诊信息后可以直接在掌上医院 App 或微信、支付宝服务窗中查询各类检查检验结果。部分智慧医院甚至提供了患者诊后直接在 App 上与医生沟通的功能，进一步减少了患者不必要的奔波。同时，医生可以直接将各类预先整理好的疾病健康宣教资料推送给患者，提高了医患沟通的效率。

3. 诊后服务

在我国，由于医疗资源分布不均衡和医院间患者信息交流不畅，造成了大型医院人满为患，小型医疗机构无人问津的局面。同时患者如果想知道自己的历史就医记录，除了翻阅一本又一本纸质的病历外，根本无从查阅。智慧医院的出现让患者可以通过手机应用查看个人曾在医院的历史预约和就诊记录，包括门诊或住院病历、用药历史、治疗情况、相关费用、检查单检验单图文报告、在线问诊记录等，不仅可以及时自查健康状况，还可以通过 24 小时在线医生进行咨询。在健全个人电子健康档案的基础上，部分智慧医院利用区域医疗平台，可以实现远程会诊、双向转诊等功能。同时，通过整合各类智能终端设备，远程监测患者的生理体征，实现慢性病管理智能化。

（1）信息网络——多层分级结构。分为一级主干网（HIS 医院管理信息网、CIS 临床医学信息网、BIS 建筑监控网、ME 医学仪器网、医疗会诊网、外联网）；二级专业网（手术室专业网、重症监护专业网、医用图像专业网、检查化验专业网、心电图专业网、脑电图专业网）；无线网（IP 无线网、身份识别无线网 RFID）。

（2）电话网——全院语音整合。其具有公共呼叫服务、处室间语音交互功能等。

（3）电视——避免电视干扰。通过电视系统向患者、医护人员提供本地有线、卫星及自制电视节目，部分患者在收看时，以不影响其他人员的休息为前提。

（4）时钟系统——提供标准时间。医院专用子母钟系统功能可为医院各区域提供统一的标准时间；给手术室提供倒计时、正计时、温度湿度、标准时间等。采用 GPS 母钟、子钟组网、CAN 总线传输，自动校时可向其他有时间要求的系统提供同步校时信号。

（二）辅助智能化系统

1. 候诊排队系统——有序管理

各科候诊区、检查室、输液室、配药室、医技科室等处宜设立排队叫号系统，对诊疗过程有序管理。

2. 智能卫生间系统

卫生间不再是单一功能，而是数据采集集中点。

3. 呼叫对讲——易用、可靠

应配置呼叫系统的地方有以下几个：病区各护理单元、手术区、各导管室与护士站之间；重症监护病房（ICU）、心血管监护病房（CCU）；妇产科的护士站与各分娩室间；集中输液室与护士站之间；核磁共振、直线加速器、肠胃镜检查室。

4.系统结构特征

系统结构特征如下：处置灵活；普通、紧急、增援、医护分机等呼叫；床头灯控、病区广播、床头信息发布、门口信息发布；加床、换床、删床；早晚自动打开或关闭床头和门口液晶显示；语音自动提醒患者做检查、服药等；随医嘱自动显示护理标志，设置护理等级、计量、禁食、隔离等；功能扩展；与HIS联网，将护理信息发送到床头和护理标志上；预留接口，可将输液过程监控信号、自动测量的体温、脉搏、血压等生命体征自动回传护士站，记入电子病历。

（三）公共安全系统

1.设定重点部门、区域、路径控制点

①部门：针对财务、有毒物品、放射物品等房间的防护。②区域：对手术室、传染病区、访客区、新生儿看护区等进行区域控制。③路径：针对访客、污染物、遗体搬运等路径管控。

2.婴儿看护系统

①主动式保护：佩戴在婴儿身上的标签每隔3秒发送一个射频信号，由信号探测器或出口探测器接收后发至主机，确保婴儿处于监控状态；当标签电量过低时，系统能主动报警。②防破坏设计：标签腕带内置导电材料形成回路，从而有效防止破坏，一旦腕带被非法破坏（如恶意剪断）或其他原因导致回路断路，系统立即发出报警信息。③结合门禁：系统还结合了电子门控系统，当婴儿出现在出口探测区域时，出口探测器接收到标签信息后，控制主机立即控制相应出口门禁，使其出口关闭，切断被窃婴儿的出口通道。④专门针对婴儿设计：电子标签及腕带轻巧、细致的人体工程学设计，无过敏反应，完全适应婴儿娇嫩的皮肤。

3.移动监护系统

①患者：睡眠不受干扰，提高了服务质量；在患者的生命体征异常时，立即报警；实时、舒适、无拘束地监视测量生命体征；移动位置跟踪，提高了患者的安全性。②医护人员：自动记录生命体征，减轻医护人员的工作量；临床图表和记录有利于提高诊疗服务质量；减少了与特殊患者的接触（如传染病房）；自动跟踪患者位置，缩短查房过程中确认患者的时间。③医院：实现贵重资产实时定位管理；改善对患者的照料，改善医院运营效率。

4.灾害预案与应急联动系统

（1）系统范围：对火灾、非法入侵等事件进行准确探测和本地实时报警；采取多种通信手段，对自然灾害、重大安全事故、公共卫生事件和社会安全事件实现本地报警和异地报警；指挥调度；紧急疏散与逃生导引；事故现场紧急处置。

（2）系统配置：多媒体信息的大屏幕显示；有线或无线通信、指挥、调度系统；多路报警（110、119、122、120、水、电等城市基础设施抢险部门）；消防、建筑设备联动系统；消防、安防联动系统；应急广播、信息发布、疏散导引联动系统

（四）医院建筑设备监控系统

①设备管控：常规的设备监控内容；冷热源系统监控；空调或新风监控；风机盘管监控；送排风监控；给排水监控；供配电监测；照明监控；电梯监测；能源计量；医院特殊监控内容；②洁净空调监控：洁净手术室宜采用独立系统；③医用气体监控、计量：氧气、笑气、氮气、压缩空气、真空吸引；④污水监控：对医院污水处理的各项指标进行监视，并对其工艺流程进行控制和管理；⑤空气质量监控：应对有空气污染源的区域的通风系统进行监视和负压控制。

四、智慧医院建设面临的问题

医院信息化的建设发展有效提高了医疗服务效率和医院管理水平。而随着医疗改革的深入推进，医院信息化程度逐渐提高，医院信息系统也越来越多，但绝大多数处于挂号收费基本系统加上专业系统阶段。目前，医院常用的信息系统包括医院信息系统（HIS）、实验室信息管理系统（LIS）、医学影像信息存储系统（PACS）、放射信息系统（RIS）、医院资源管理系统（HRP）、内部办公系统（OA）和门户网站等。在医院信息化发展历程中，大多数属于叠罗汉的情况，有了某种需求就开发一个系统，不断叠加，而由于各信息系统的开发方为不同的软件公司，采用的标准和规范不一致，导致"各自为政、条块分割、烟囱林立、信息孤岛"等问题依然存在，系统集成与整合不足，而且缺乏信息共享与交换。缺乏标准化、缺乏规范化、缺乏统一性是目前智慧医院建设所面临的最大的挑战。

这种情况的存在一方面是因为需求和技术发展太快，另一方面是因为顶层设计不足，没有考虑到未来的发展架构，所以弹性不够；同时还存在一个历史路径依赖问题，那就是一套系统开发完成并被应用以后，要想进行更改就会很困难。从信息感知角度来讲，目前物联网在医院没有得到普遍应用，系统之间的信息相互割裂、较为分散；信息传输方面也存在问题，现在医院有内网和外

网，内外网相互割裂，很多互联网应用和医院内部系统没有有效衔接，很多网络相互干扰。医院有大量数据，然而这些数据缺乏全面有效管理，没有形成很好的知识库，也没有很好的决策支持系统，导致这些数据成为死数据、垃圾数据，没有很好地去集成应用和提升。

五、智慧医院建设的 5R 模型构想

医院信息系统目前存在感知问题、传输问题、集成问题、智能化问题等，现代信息技术的发展为解决这些问题提供了很好的机遇。物联网传感器和增强现实等感知技术有效解决了感知问题；有线、无线、近场通信等网络传输技术有效解决了信息传输问题；集成平台、移动平台等信息集成技术有效解决了集成问题；云计算、大数据、认知计算、机器学习等计算存储技术，以及反馈器、人工智能等终端处理技术，有效解决了智能化问题。这些现代信息技术的深度广泛应用为智慧医院发展提供了很好的技术支撑和保障。未来智慧医院在物联网、移动互联、云计算、大数据、人工智能方面的发展趋势不可阻挡。

建设智慧医院要促进医院发展转型。这种发展转型首先是和医学模式的转变相关，要促进向 4P 医学模式发展，即预防性、预测性、个性化、参与性，并要促进向精准医学发展；其次是促进服务模式转变，要从看病、治病向全程连续健康管理转变，促进医学学科整合与细分，实现自我医疗和医患互动；最后还要适应医疗需求的变化，满足人们多样化和多层次需求，要更加重视健康教育和健康促进，同时要更加注重品牌和服务体验。

基于此，提出了智慧医院 5R 模型：第 1 个 R 是 PRM（patient relationship management），称为患者关系管理系统，是以患者为中心，改善就医体验，实现医院从看病向全程医疗保健的转型；第 2 个 R 是 EMR（electronic medical record），就是电子病历，是以医生为中心，提升医疗质量与安全，实现从经验医学到循证医学的转型；第 3 个 R 是 SRIS（science research information system），叫作科研信息管理系统，是以科学问题为中心，将生物信息和临床信息结合起来，基于大数据开展科学研究，推行疾病注册研究和比较效果研究，实现从基础与临床的割裂到转化医学的转型；第 4 个 R 是 HRP（hospital resource planning），是基于物联网与决策智能的医院资源管理系统，围绕医院的运营管理，以战略规划为统领、绩效为核心、预算为抓手，运营一体化，实现从传统管理到专业化管理的转型；第 5 个 R 是 RHIS（regional health information system），是基于区域网与互联网的区域医疗信息系统，强调互联互通，是医疗

联合体业务协作的有效支撑，促进医院集团化发展，实现从孤岛作战到网络协作的转型。

第三节　人工智能在医疗领域的应用价值

人工智能在医疗健康领域中的应用已经非常广泛，形成了医学专家系统和数字化全医学会诊中心，成为人工智能应用的基础平台。从应用场景来看，其主要分成了虚拟助理、医学影像、药物挖掘、营养学、生物技术、急救室和医院管理、健康管理、精神健康、可穿戴设备、风险管理和病理学 11 个领域，成为人工智能在医疗领域的成熟应用类型。

一、概述

目前，人工智能在医疗领域的研究成果频出，人工智能应用于医疗领域已是大势所趋。各个科技巨头都相继布局人工智能医疗行业。对人工智能在医疗的应用主要基于多方面的客观现实。比如，优质医疗资源供给不足，成本高，医生培养周期长，误诊率高，疾病谱变化快，技术日新月异；此外，随着人口老龄化加剧和慢性疾病发病率的增长，人们对健康重视程度普遍提高，医疗服务需求也在持续增加。

人工智能结合医学应用有非常多的益处，可以让患者、医师和医疗体系均受益。比如，对于患者来说，可以更快速地进行健康检查，获得更为精准的诊断结果和更好的个性化治疗方案建议；对于医师来讲，则可以缩短诊断时间，降低误诊的概率并对可能的治疗方案的副作用提前知晓；对于医疗体系来说，人工智能则可以提高各种准确率，同时系统性降低医疗成本。

据悉，人工智能在智能诊疗、智能影像识别、智能药物研发和智能健康管理等方面都有广泛的应用价值。比如，在智能诊疗方面，就是让计算机"学习"专家医生的医疗知识，模拟医生的思维和诊断推理，从而给出可靠诊断和治疗方案。智能诊疗场景是人工智能在医疗领域最重要、也最核心的应用场景。谷歌宣布已尝试将其面向消费者的机器学习能力应用到医疗保健领域中。另外，谷歌的人工智能算法在乳腺癌诊断上也表现出了很高的准确度；苹果公司又收购了 Lattice，该公司在开发医疗诊断应用的算法方面具有很强能力。

在智能影像识别方面，人工智能的应用主要分为两部分：一是图像识别，应用于感知环节，其主要目的是将影像进行分析，获取一些有意义的信息；二是深度学习，应用于学习和分析环节，通过大量的影像数据和诊断数据，不断对神经元网络进行深度学习训练，促使其掌握诊断能力。作为医生，从一个大的图像，如 CT、核磁共振图像，判断一个非常小的阴影是肿瘤是炎症还是其他原因，需要很多经验。如果通过大数据，通过智能医疗，就能够迅速得出比较准确的判断。

在智能药物研发方面，则是将人工智能中的深度学习技术应用于药物研究，通过大数据分析等技术手段快速、准确地挖掘和筛选出合适的化合物或生物，达到缩短新药研发周期、降低新药研发成本、提高新药研发成功率的目的。人工智能通过计算机模拟，可以对药物活性、安全性和副作用进行预测。目前，借助深度学习，人工智能已在心血管药、抗肿瘤药和常见传染病治疗药等多领域取得了新突破，在抗击埃博拉病毒中，智能药物研发也发挥了重要的作用。

在智能健康管理方面，则可以将人工智能技术应用到健康管理的很多场景中。目前，主要集中在风险识别、虚拟护士、精神健康、在线问诊、健康干预，以及基于精准医学的健康管理等方面。比如，通过获取信息并运用人工智能技术进行分析，识别疾病发生的风险及提供降低风险的措施。计算机还能收集病人的饮食习惯、锻炼周期、服药习惯等个人生活习惯信息，运用人工智能技术进行数据分析并评估病人整体状态，协助规划日常生活。在精神健康领域，计算机可运用人工智能技术从语言、表情、声音等数据进行情感识别。在健康干预层面，计算机则可以运用 AI 对用户体征数据进行分析，定制健康管理计划。

二、医学专家系统

一般传统的专家系统＝知识库＋推理机，故专家系统也被称为以知识和信息为基础的系统。知识库里存的专家知识具有固定的形式化语言表达和数据结构组织样式，主要包括三种：一是最常见的直觉知识（经验知识），常表现为一些生成规则，即当规则所需的条件满足时，系统就执行某种动作或得出某种结论（早期 MYCIN 版本即如此）；二是当直觉知识的使用难以解决复杂问题时，常借助于支持知识——可指导医疗实践的医学理论，常用因果模型表示；三是策略知识，能在几条规则同时适用时，通过运行推理机程序，决定何种规则优先使用。

推理机有两种推理策略：一是前向推理，又叫面向数据的推理，即根据掌握的事实，应用其条件得到满足的规则以得到新事实，然后再应用这些新事实的相关适用规则，直至得出恰当的结论；二是后向推理，又叫面向假设的推理，即首先提出假设结论，寻找那些其结论与假设相吻合的规则，这些规则所需的条件又成为新假设，如此循环，直至所有必需的假设均能直接从用户中得到，从而确定或否定某些最初假设。在复杂的临床实践中，很多事实与结论之间并无绝对确定的关系，这时往往需借助统计推理或模糊推理，即系统的推理不是确定性的，而是对每一结论提出其可信度，而优先考虑可信度较大的结论。医学专家系统则是将医学诊断知识大批量导入计算机，然后模拟医学专家的临床诊疗思路，最终根据病情从知识库中提取并综合有价值诊断线索，进而给出治疗方案。对于特别复杂、困难的问题，系统也可提供几个可能的结论及其可信度，供医务人员参考。

三、数字化全医学会诊中心

任何医院都会遇到全院或科室医生人手不够，忙不过来产生误诊、漏诊，疑难病症会诊、转诊消耗医生资源等问题。查找原因，制定措施，加强整改，大费周章，问题总是很难根治。这些互根多重结构性问题一般不易发现问题关键，也很难找到解决办法。数字化全医学会诊中心是一套基于计算机辅助诊疗的系统，其技术核心是基于全医学知识库的人工智能。数字化全医学会诊中心为一组症状提供 41 个专科临床视角，防止漏诊、误诊，提高诊疗水平。它为临床提供更便捷的工具，提供按种录入方式，四种症状状态参与推导的选择模式，多种工具使用（如症状可节点缩展等），把医生从繁杂的工作中解放出来，为疾病诊治提供最佳方案，临床路径更方便，添加药物有参考，药品配伍可禁忌审核，扩大医生用药知识面，合理用药，可为患者提供更好的医药服务，为病历书写建立科学依据，系统提供三病鉴别的功能，并能够详细地记录诊断的全过程，方便医生参考、书写病历或建立电子病历档案。它能迅速弥补医疗资源匮乏的不足，降低医疗事故率，是医生案头的一部快速、准确、随心所欲的智能化医学百科全书，并提供临床最佳思路。

四、虚拟助理：人工智能可以诊断疾病

虚拟助理是语音助手，交谈是与虚拟助理交互的基本模式。虚拟助理可以根据和用户的交谈，智能化地通过病情描述判断用户生了什么病。虚拟助理分

成两类：一类是包括 Siri 等通用型虚拟助理，另一类是专注医疗健康类的专用虚拟助理。和通用类型助理相比，医疗是一个更垂直、专业度更高的领域，有很多专业术语和专业技能需要我们去学习。利用人工智能技术，从虚拟助理切入，能够更准确、更快捷、更安全、更便宜地实现病患处理，但是，目前在政策法律方面，由于医疗责任主体不明，监管部门禁止虚拟助理提供轻微疾病的诊断和重症的任何建议。

五、药物挖掘：大幅度降低药物研发成本

一般估计，一种新药的开发平均需要 10 年时间，耗资 15 亿美元，但随着药物开发难度的增大，目前可能一种新药会耗资 40 亿～ 120 亿美元，还不能保证成功。新药研发除了要求药品的疗效外，还需要保证其安全性，必须经过动物实验和 I、II、III 期临床试验。而即便 III 期临床试验后批准上市，还有 IV 期临床研究，即新药上市后的再评价。这也是造成药物研发周期长、费用高的重要原因。

但是，在今天，计算机和人工智能为人们提供了一个可以检测药物的人工智能安全专家。第一，在新药筛选时，可以获得安全性较高的几种备选物。当很多种甚至成千上万个化合物都对某个疾病显示出某种疗效，但又对它们的安全性难以判断时，便可以利用人工智能所具有的策略网络和评价网络以及蒙特卡洛树搜索算法来挑选出最具有安全性的化合物，作为新药的最佳备选者。

第二，对于尚未进入动物实验和人体试验阶段的新药，也可以利用人工智能来检测其安全性。因为，每一种药物作用的靶向蛋白和受体都并不专一，如果作用于非靶向受体和蛋白就会引起副作用。人工智能可以通过对既有的近千种已知药物的副作用进行筛选搜索，以判定其是否会有副作用，或副作用的大与小，由此选择出那些产生副作用概率最小和实际产生副作用危害最小的药物进入动物实验和人体试验，从而大大增加成功的概率，节约时间和研发成本。

此外，利用人工智能还可模拟和检测药物进入体内后的吸收、分布、代谢和排泄情况，模拟给药剂量、浓度和效应之间的关系等，让药物研发进入快车道。

目前人工智能药物挖掘主要在四大领域：抗肿瘤药，心血管药，孤儿药及经济欠发达地区常见传染病防治药。抗肿瘤药和心血管药的共同特点就是市场规模大、增速快，2015 年的销售金额都超过了 1 000 亿美元。利用人工智能对药物进行挖掘，可以显著降低成本和开发难度。而孤儿药与经济欠发达地区常

见传染病防治药由于市场价值低，药企的收益不足以覆盖其研发成本，因此企业的研发积极性不高。而利用人工智能可以节约成本，为罕见病患者和经济欠发达地区的传染病患者提供药物。

第四节　医疗智能化的发展趋势

一、概述

2016 年 3 月，谷歌的阿尔法狗以 4 ： 1 完胜韩国围棋高手李世石，自此人工智能技术越来越受到人们的广泛关注。我们生活中随处可见的智能医疗也在世界范围内被关注。"智能医疗"是通过打造健康档案区域医疗信息平台，利用先进的物联网技术，实现患者与医务人员、医疗机构、医疗设备之间的互动，逐步达到信息化。在未来，人工智能、传感技术等智能化手段将应用于医疗行业，使医疗服务行业走向真正的智能化，推进医疗事业的蓬勃发展。目前，在中国新医改的形式下，智能医疗正逐渐出现在普通老百姓的生活中。目前，世界上人均寿命越来越长，婴儿出生率逐步下降，同时人们对自身以及家庭的健康状况也更加关注，因此人们需要更好、更智能的医疗服务。基于物联网、云计算技术、人工智能、嵌入式技术的智能化设备可以搭建一个功能强大的物联网医疗体系，使人们平等地享受顶级的医疗服务，同时还能解决或减少由于医疗资源缺乏，导致看病难、医患关系紧张、事故频发等方面的问题。

二、医疗智能化发展阶段

随着当今科学技术的不断发展，医疗服务的全方位化以及智能化有了巨大的提升，在医疗信息化和智能化发展方面主要经历了以下三个阶段。

第一个阶段是数字化，这个阶段将包括病历、病史以及在检测某种疾病的信息等许多信息进行数字化，以方便相关人员进行查询分析。

第二个阶段是院内移动化，这个阶段比数字化要更进一层，带来的改变是原来的病人和护理者在医院内部的空间不受限制。

第三个阶段是远程化，一方面通过移动设备或可穿戴医疗设备将患者的病理信息远程采集汇总到医院信息系统，另一方面将会诊的结果及治疗方案等信息通过互联网及时传递到患者手中，诊疗不再受时空限制，让患者可以得到更及时、全面的治疗。

三、医疗智能化发展趋势

医学科技与现代信息技术的交叉融合正在改变疾病诊治模式。医学发展到今天，在各方面都有了新的突破，同时也出现了学科间的交叉融合。医学科技与现代信息技术、材料科技等的深度融合极大地促进了医学科技发展，将更准确深入地揭示人体生理构造与疾病发生、发展的全过程，也将带来疾病诊断和治疗模式的突破，使得医学科技向个性化、精准化、微创化、智能化、集成化和远程化发展。这些突破在疾病诊治方面展示出了广阔的发展前景，蕴含着巨大的社会效益和经济效益。比如，医学与移动互联网、可穿戴设备的结合带来了全新的"智慧医疗"时代，为医学发展带来了新的契机与活力。未来，智能手机、平板电脑等手持设备将替代听诊器及其他常规检查设备用于健康监测和数据收集，智能传感技术和电子健康档案等将使健康管理更为精准方便；远程医疗系统将弥补偏远地区医生和医疗条件的不足，大大加强医疗服务的可及性，有望在一定程度上节省医疗资源、降低医疗费用，方便人民群众就医并获得更好的医疗服务。再如，大数据科学将成为新的医学科研范式。大数据的出现正促使医学研究的方法发生重大转变，在传统实验科学基础上产生了以数据驱动为主、实验为辅的理论科学。

第五节 人工智能在中医预防医学的应用

一、人工智能在中医学中的应用

计算机和人工智能的飞速发展对整体科学的进步和生产力的提高起到了巨大的推动作用。中医学也应与人工智能相结合，从而推动中医学产生飞跃式的发展。计算能力的提高、算法研究的突破以及大量数据的积累这三个要素为人工智能在中医学中的应用奠定了基础。计算机日益强大的分析处理能力使人工智能如虎添翼，异军突起，引起了政府和社会广泛的关注。在医疗领域，人工智能仅仅是起步。医学是一门综合性科学，医疗服务对象又是个性化的，疾病产生的原因又是多因素的，因果关系复杂。2016 年 8 月，IBM 宣称：人工智能标志性产品 WATSON 在日本东京仅用了 10 分钟，便为一名六十多岁患罕见白血病的女性患者做出了诊断并给出了治疗方案。当前，人工智能在中医学上的应用还是一个全新的挑战。有挑战，就有机遇，就有发展空间。

（一）早期的人工智能系统在中医学中的应用

早在 20 世纪 80 年代，已有学者对中医辨证中人工智能的应用进行了初探。此后的三十余年里，人工智能技术在中医辨证领域的应用逐渐深入。陆志平等人认为，中医专家系统输出的信息必须依于输入的信息，但是由于中医"四诊客观化"的问题一直没有解决，即输入信息的客观化问题没有被解决，因此系统的输出信息能否代表原专家的结果就成了问题，这导致研发中医专家系统的工作逐渐进入低谷。吴芸根据中医临床辨证特点，利用软计算方法构建了具有一定特色的中医智能辨证处理系统。褚娜以中医辨证和相关智能算法为基础，提出了适用于中医智能辨证的理论方法，研发了针对慢性乙型肝炎的中医辨证系统原型。在滕文龙设计的医疗诊断系统中，中医诊断子系统能够实现较为完整的中医诊断功能。

如何将四诊信息进行快捷、准确的客观化，是中医辨证智能化必须解决的基础性问题。目前，有关脉诊和舌诊的研究已取得较大进展。此外，王忆勤等人在中医智能问诊方面进行了尝试，基于多标记学习建立了中医问诊模型，对实现问诊信息的客观化具有一定的意义。除智能辨证领域外，诸多学者依托数据挖掘、模式识别等方式，亦实现了人工智能技术在探索组方规律、建立中医诊疗标准及中医人才培养等方面的进展。

（二）成熟期的人工智能系统在中医学中的应用

目前，人工智能系统已经发展到第五代，可以处理海量的信息，也就是进行云计算，并且进行推理，模拟富有逻辑推理功能的人类思维，中医学与人工智能相结合的机遇到来了。在 2017 年 2 月 27 日开幕的世界移动通信大会（MWC）上，日本软银 CEO 孙正义表示，到 2018 年，人工智能爆发的"奇点"就会到来，我们应该加快研发中国西医和中医的人工智能自动诊断系统。这两个系统将会对中国 140 万乡村医生医疗水平的提高起到巨大的支持作用，为解决看病难问题做出突出贡献。

在美国洛杉矶召开的 2017 年人工智能的国际顶级学术会议 AAAI 中，人工智能与专家系统的完美结合是中医学与人工智能结合的一个切入点。人工智能系统是一个知识处理系统，而知识表示、知识利用和知识获取成为人工智能的三个基本问题。专家系统是人工智能的一个重要分支，也是人工智能中较为活跃的一个应用领域，能让人工智能突破理论研究而得到实际应用。专家系统指的是由人类专家编制出的一个具有大量知识和经验的智能计算机程序系统。这个系统可以模拟人类专家思维来解决复杂问题，并进行推理和判断。专家系统通常由六部分构成，分别是人机交互界面、知识库、推理机、解释器、综合数据库和知识获取，其中以知识库和推理机相互分离最具特色。知识库就是储存海量的信息。推理机能够利用医学知识库，按照推理方法解决所遇到的问题。专家系统的特点是具有启发性、透明性、灵活性。

二、人工智能在中医预防医学中的应用

中医在预防、诊断、治疗等方面具有独特优势，建立在"治未病"思想基础上的中医健康管理逐渐受到人们的重视。强调整体观与个性化的中医诊疗也因为其自身特点，较为依赖临床医生的经验技巧，难以通过技术手段提高诊疗效率，其应用于基层预防保健工作也有较大困难。在对中医健康管理的探索中，如何发挥人工智能技术，利用中医特色优势变被动的疾病管理为主动的健康管理，使中医健康管理能更好地服务于预防保健工作，是新的健康背景之下亟待解决的问题。

第二篇　人工智能与医疗辅助技术

第三章　人工智能与辅助诊疗系统

第一节　人工智能医疗设备的技术基础

一、传感器技术

传感器是将物理、化学、生物等自然科学和机械、土木、化工等工程技术中的非电信号转换成电信号的换能器。相应的英文单词为 Sensor 或 Transducer。在这里需要注意的是，若在英文文献中 Sensor 和 Transducer，甚至还有 Actuator 同时出现时，则 Transducer 应译为"换能器"，它是指将自然科学和工程技术中的非电能量转换成电能的设备。而 Actuator 应译成"执行器"，定义为将电信号转换成物理、化学、生物等自然科学和机械、土木工程技术中的非电信号的换能器或转换为实际动作（如平动、转动、通断、发光、发声、发热等）的设备。

传感器是可穿戴医疗设备的关键器件之一。传感器及传感控制电路用于感知外部信号以及搜集各类信号的反馈。核心控制器则用来处理、量测、分析信号，以及导入程序，然后做出反应。随着精密制造、半导体工艺以及微机电技术的发展，前端传感器模组以及传感控制电路出现了轻薄短小的演进趋势，这些器件包括陀螺仪、加速度计、温度传感器、微型电极、微型光学元件、小型泵与压脉带、微型麦克风以及可挠性传感器等，传感器的小型化有助于实现穿戴式装置在医疗器材的身体接触部位的细微化。例如，可挠式传感器可贴附于人体皮肤上进行生理信号的测量。在传感控制电路上，根据应用可能包含前级放大器、高精度模数转换器（ADC）、可调节滤波器、驱动电路与反馈机制等，传统医疗设备常以多个不同功能的器件组成特定应用的传感控制电路，目前医疗专用的传感器控制 IC 的开发进程正在加快。

传感器的特点包括微型化、数字化、智能化、多功能化、系统化、网络化。它是实现自动检测和自动控制的首要环节。传感器的存在和发展让物体有了触觉、味觉和嗅觉等感官，让物体慢慢变得活了起来。

二、人机交互技术

人机交互技术（Human-Computer Interaction，简称 HCI）是指人与计算机之间以特定的方式，为完成确定任务人与计算机之间的信息交换过程。人类在许多方面与计算机进行交互，并且为了促进这种交互，人类和计算机之间的接口是非常重要的。随着图形用户界面（Graphical User Interface，简称 GUI）的不断发展，各种桌面应用软件、网页浏览器等已经融入我们生活中。如今，用于语音识别和语音合成的语音用户界面（Voice User Interface，简称 VUI）也逐渐被广泛应用。从用户的角度上来说，操作简捷是一个很重要的要素，它将在很大程度上影响用户的使用体验。由于可穿戴设备与生活更贴近，交互频率更高，因此更需要关注用户在日常使用中的便利性，而不是在操作这些设备上浪费太多时间。先进的交互技术不断涌现使可穿戴设备更加贴近用户的生活，最终实现一种以人为本的、自然互动的、适合身体的交互。

在可穿戴设备中，由于人们使用频率高，因此对人机交互提出了更高的要求，不仅要让用户更好地控制设备，还需要让设备更懂用户。人机交互的方式涉及多种不同的形式，主要的交互技术可简单分为以下六类。

（一）眼控交互技术

眼控又称视线追踪、眼动追踪，英译为 Eye control。

目前的眼动数学模型都是基于估算的，要完全精确和稳定地追踪人眼注视点变化在当前国际眼控技术领域还是世界性难题。以七鑫易维公司眼控技术为例，其主要特点是单目、弱红外，单眼即可操作，操作精确、适合长时间使用，但头动偏移的适应程度较小；另一家公司 Tobii 公司眼控技术的主要特点是双目、强红外。在一定范围内对头动的适应程度较好，但因为强红外光对眼睛有一定刺激，不适合长时间使用。

传统的人机交互技术主要依靠键盘、鼠标、触摸等。眼控技术比较直观，适合的控制对象是智能眼镜。眼控技术用在智能眼镜上，有很多前所未有的体验。比如，眼睛聚焦在某食品上时，眼镜立刻就显示出它的热量、糖含量等各种信息，方便人们决策是否食用该食品。又如，当人们在商城看到中意的衣服，通过连续眨眼，可以自动下单等。另外，遇到抖动也不怕了，因为眼睛和眼镜距离很近，基本上是一起在抖动。更广阔的应用场景还包括捕捉到眼球变化特征后用于控制智能手机、电脑、电视等。

（二）语音交互技术

语音交互可以说是可穿戴设备时代人机交互之间最直接的交互技术之一。新一代语音交互的崛起将语音与智能终端以及云端后台进行了恰到好处的整合，让人类的语音借助于数据化的方式与程序世界实现交流，并达到控制、理解用户意图的目的。前端使用语音技术，重点在后台集成了网页搜索、知识计算、资料库、问答推荐等各种技术，克服了过去语音技术单纯依赖前端命令的局限性。

语音交互具有以下的特点。

1. 高效性

语音是一种高效的交流媒体，包含着丰富的信息，同时语言是高度结构化的声音组合，是人们思想的表达，语言基本上是人思维的反应。例如，聆听他人说话同时产生更多想法；使用键盘输入的同时，对听到的语音进行思考。

2. 自然性

与其他交流手段相比，语音更加自然，并且其认知负荷比较低，不需要一直占据用户的注意力。

3. 灵活性

语音对物理空间的资源占用比较少，即使在照明不佳等不良条件下，也能正常使用，因此适合在不能有效利用视觉通道传递信息的场合中使用。

4. 动作与语音同时进行

人可以在进行肢体动作时同时讲话。因此，在操作计算机时，人可以一边跑步一边思考，但却很难在说话的同时进行思考。语音可单独使用，也可结合鼠标、输入笔等指点式设备进行交互，完成目前 WIMP（Window/Icon/Menu/Pointing Device，即窗口、图标、菜单和指点设备）界面中通常的操作任务。

5. 敏感性

人们对声音信号比较敏感，利用声音进行提示和报警是常用的方法，在信息随机呈现并要求操作员立即采取行动的任务中也非常合适。

6. 短暂性

语言信号一旦发出就不可再得到了，因此用户需要记住这些信息，要消耗用户大量的短时记忆资源，增加使用者的记忆负担。

7. 信息呈现慢

语音在信息呈现方面很慢，且语音信息难以回溯和编辑处理，还会干扰其他的认知任务。但是语音被证明在信息的前向处理上很有用。例如，在紧急环境下报警为盲人和行动不便者提供输入和输出的途径。

8.使用效率高

语音使用效率较高，语言传递信息比写字和打字速度快，但对于听众来说，听别人说话却比自己阅读要慢得多。与图形化用户界面相比，语音交互界面是串行的输出方式，速度相对较慢。

（三）体感交互技术

体感交互技术是指利用计算机图形学等技术识别人的肢体语言，并转化为计算机可理解的操作命令来操作设备，它是可穿戴设备趋势下带动起来的一种人机交互技术。其中，手势交互最具代表性，各类传感器对手部形态、位移等进行持续采集，每隔一段时间完成一次建模，形成一个模型信息的序列帧，再将这些信息序列转换为对应的指令，用来控制实现某些操作。图 3-1 所示的就是一典型的体感交互技术应用场景。随着各项技术的成熟和传感器的发展，手势识别已经进入可用性阶段，各类产品和解决方案也开始涌现。

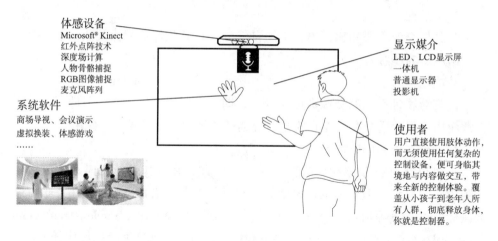

图 3-1 体感交互示意图

掌握应用体感交互技术后，人们可以很直接地使用肢体动作，与周边的装置或环境互动，而无须使用任何复杂的控制设备，便可身临其境地与内容做互动。其具有以下几方面的特点：①科技性较强，比传统的交互方式更加人性化；②具有趣味性、艺术性、科技性、互动性等多项功能；③体感互动能够更大程度地增强用户的参与积极性；④体感互动能够带给用户更强的操控体验，因其独特的优势在很多领域被使用，如房产售楼处、展厅展馆、娱乐场所、教育机构、医疗领域等。

在医学领域中，目前体感技术主要应用于医疗康复、医学影像学和心理学。以医疗康复领域为例，可以结合虚拟现实技术，针对运动障碍患者肢体运动不便，鼠标、键盘等传统输入设备不适用的特点，开发基于体感技术的运动功能康复训练模块等，为患者重返社会、提高生活质量创造条件。

（四）VR 或 AR 交互技术

1.VR 技术

VR 是 Virtual Reality 的简称，即虚拟现实技术，是利用电脑模拟产生一个三维空间的虚拟世界，提供使用者关于视觉、听觉、触觉等感官的模拟，让使用者如同身临其境一般，可以及时、没有限制地观察三维空间内的事物。VR 的实现主要包含形成三维图像、显示、用户（头、眼）跟踪、声音、触觉五个方面。

VR 技术具有以下特点。

（1）沉浸性。沉浸性是指利用计算机产生的三维立体图像，让人置身于一种虚拟环境中，就像在真实的客观世界中一样，能给人一种身临其境的感觉。

（2）交互性。在计算机生成的这种虚拟环境中，人们可以利用一些传感设备进行交互，感觉就像是在真实客观世界中一样。比如，当用户用手去抓取虚拟环境中的物体时，手就有握东西的感觉，而且可感觉到物体的重量。

（3）想象性。虚拟环境可使用户沉浸其中并且获取新的知识，提高感性和理性认识，从而使用户深化概念和萌发新的联想，因而可以说，虚拟现实可以启发人的创造性思维。

近年来，VR 技术日渐成熟，VR 游戏、VR 社交、VR 购物、VR 看房、VR 医学等方面都有了较大发展。以 VR 医学为例，可以建立虚拟的人体模型，借助于头戴显示器（Head Mount Display，简称 HMD）、感觉手套以及前述的眼控技术，学习了解人体内部各器官结构，对虚拟的人体进行手术、观测手术后的效果等，实现利用 VR 技术来训练新医生。

2.AR 技术

AR 是 Augmented Reality 的简称，即增强现实技术，是在虚拟现实的基础上发展起来的新技术，也被称为混合现实。它是通过计算机系统提供的信息增加用户对现实世界感知的技术，将虚拟的信息应用到真实世界，并将计算机生成的虚拟物体、场景或系统提示信息叠加到真实场景中，从而实现对现实的增强。AR 通常是以透过式头盔显示系统和注册（AR 系统中用户观察点和计算机生成的虚拟物体的定位）系统相结合的形式来实现的。

（五）骨传导交互技术

骨传导交互技术主要是一种针对声音的交互技术，将声音信号通过振动颅骨，不通过外耳和中耳而直接传输到内耳的一种技术。骨传导振动并不直接刺激听觉神经，但它激起的耳蜗内基底膜的振动却和空气传导声音的作用完全相同，只是灵敏度较低而已。

在正常情况下，声波通过空气传导、骨传导两条路径传入内耳，然后由内耳的内、外淋巴液产生振动，螺旋器完成感音过程，随后听觉神经产生神经冲动，传递给听觉中枢，大脑皮层综合分析后，最终"听到"声音。简单一点说，就是我们用双手捂住耳朵，自言自语，无论多么小的声音，我们都能听见自己说什么，这就是骨传导作用的结果。

骨传导技术通常由两部分构成，一般分为骨传导输入设备和骨传导输出设备。骨传导输入设备是指采用骨传导技术接收说话人说话时产生的骨振信号，并传递到远端或者录音设备。骨传导输出设备是指将传递来的音频电信号转换为骨振信号，并通过颅骨将振动传递到人内耳的设备。

目前在智能眼镜、智能耳机等方面，骨传导技术是比较普遍的交互技术，包括 Google 眼镜也是采用声音骨传导技术来构建设备与使用者之间的声音交互。

（六）脑波交互技术

脑波交互也可以理解为意识控制技术，这项技术在目前已经有了一定的探索，但还没有得到比较广泛的应用。可以说，脑波交互技术将会是可穿戴设备产业的终极交互方式，不仅构建了人与设备之间，还构建了人与人之间的一种新的沟通方式。未来，我们借助于脑波交互技术，人与人之间将会达成充分的"默契"。同样，人与设备之间也将构建出一种新的人机交互方式。

三、柔性电子技术

随着电子科学技术的不断发展，人们对健康的生活需求也不断提高，特别是对日常生活中电子器件的广泛应用有了更高的要求。在工业革命之前，人们都不敢想会有脱离手工劳动、进入电气时代的一天。然而，通过人类无限的创新思维，能够满足人们新需求的各类创新技术层出不穷，柔性可穿戴电子就是其中之一。相对于传统电子，柔性电子具有更大的灵活性，能够在一定程度上适应不同的工作环境，满足客户对于设备的形变要求；但是相应的技术要求同样制约了柔性电子的发展。一方面，柔性电子在不损坏本身电子性能的基础上的伸展性和弯曲性，对电路的制作材料提出了新的挑战和要求；另一方面，柔性电子的制备条件以及组成电路的各种电子器件的性能，相对于传统的电子器件来说也是其发展的一大难题。目前，柔性可穿戴电子的研究应用体现在人类生活的很多方面，如电子皮肤、可穿戴心脏除颤器、置于隐形眼镜中的柔性电路、柔性导电织物键盘、可穿戴式心电呼吸传感器、笔状可卷曲显示器、柔性压力监测鞋垫、薄膜晶体管和透明薄膜柔性门电路等。

　　基于柔性传感器构建的健康医疗监测系统越发成熟，出现了许多具有重要意义的产品与科研成果。麦卡尔平等人将数百条预先校准的硅纳米导线布设到塑料基底上，成功研发出了一种柔性"纳米电子鼻"，开创了可穿戴／可植入生物化学传感应用的新领域。不仅仅局限于嗅觉、视觉以及其他不同类型的可植入传感设备相继出现，这些传感器被植入人体内，协助人们增强感知或监测人体的关键生命体征。CardioMEMS 公司近期研发了一种无线植入式血流动力学监测系统，该系统能长效性地监测心衰患者的肺动脉压。最近的临床研究验证了该设备的安全性和有效性。结果表明，与对照组相比，被植入该设备的心衰患者的住院率显著降低。还有研究者研发了一种固定于食管的胶囊状设备，该设备能监测患者 48 小时内的 pH 水平，更好地诊断胃食管反流性疾病。柔性传感器皮肤，即嵌有密集分布传感器的大型柔性薄膜。随着研究不断深入，它取代了传统的单点测量，能实现大面积地全覆盖测量。而且，还能通过在传感器皮肤中添加冗余器件来克服传感器本身的不确定性和环境的影响。柔性传感器皮肤在机器人、健康医疗，以及飞行控制等方面都有着非常广阔的应用空间。罗杰斯等人研发的一种表皮电子系统用于测量电生理信号（心电图、肌电图等）、温度和应变。该系统能可逆地伸展 30% 而不发生任何损坏或剥离，满足了自然情况下各种运动场景的需求，其聚合物背衬能被溶解掉，只留下电路依靠范式力附着于皮肤。而后，他们将太阳能电池和无线器件集成进来以实现自我供电。该系统的一大问题是在遇水或剧烈运动时较易脱落，为此，该团队在近期又研发了一种新的表皮电子系统。该系统总厚度仅为 0.8 mm，且不需要聚合物背衬，能直接打印到皮肤上，而后利用市售的液体绷带作为黏合剂和密封剂。

　　2013 年，P.J.Soh 等人研发了一种应用于生物医学遥测的可穿戴纺织阵列系统，这种系统与多个传感器联合，可以实现持续有效地检测病人情况。通过医疗传感器，实现了居家患者与门诊监控人员对健康状况的信息交流。同年，J.Y.Cheng 等人设计了用于活动识别的敏感可穿戴式电容传感器。它由一个或多个导电织物垫集成在衣服上，可实现长时间的非侵入式监测，并在心率、呼吸率监测、手势识别、吞咽监控和步态分析等应用中具有显著效果。

第二节　人工智能医疗辅助诊疗系统

每年我国各类医疗机构诊疗总人次超过 70 亿次，且存在医疗资源分配不均、布局结构不合理等问题，医疗卫生行业面临巨大的服务需求压力。随着医疗信息化的快速发展，开始实行电子病历和健康档案，产生了大量的文档、表格、图像、语音等多媒体信息。利用人工智能技术辅助开展医疗过程，对数据进行整合分析，为提升医疗卫生服务能力，解决医疗资源紧缺带来了新契机。

实现医疗信息和健康数据的融合、开放共享，并利用人工智能对碎片化医学信息进行整理分析，对医疗诊断过程提供辅助，改善医疗健康服务，促进政府决策合理化，解决医疗卫生资源配置不均衡问题，是人工智能与医疗领域的最直接应用，也是医疗人工智能发展的重点。本节选取健康医疗信息人机交互、数据智能中的语义理解与医学影像分析作为切入点，简要阐述了人工智能在辅助诊疗问题上的发展方向与现状，讨论了智能诊疗技术发展与应用面临的问题与挑战，为相关部门提供了决策支持。

一、医疗信息语义理解与影像分析发展现状

目前，利用人工智能技术对疾病进行临床诊断的研究主要围绕两方面展开：一是对海量医学数据进行分析处理，通过推理、分析、对比、归纳、总结和论证，从大量数据中快速提取关键信息，对患者身体状态和患病情况得出认知结论；二是通过对文字、音频、图像、视频等多媒体形式的诊断数据进行分析与理解，挖掘和区分病情特征，进行诊断和评估。其中，医学信息的标准化表征和结构化整合是实现基于大数据智能手段进行辅助诊断的基础；而医学影像数据作为一种能够准确、直观反映病情表征状态的重要诊断依据，加之深度学习技术在图像特征提取方面的突破性进展，现已成为当前人工智能与辅助诊疗结合最紧密的领域之一。下面将从医疗信息语义理解与医学影像分析两方面的研究现状入手，对人工智能辅助诊疗的发展现状进行分析。

（一）医学知识图谱与医学术语标准构建

医疗健康信息化的推进积累了海量的医学数据。转化自然语言的原始数据表达方式，整合提炼不同来源的数据，形成标准化信息，建立结构统一的信息

化医学档案,不仅方便对医学数据进行存储、整理和查找,还有利于与人工智能技术相结合。

知识图谱作为一种应对互联网当中海量而零散信息的高效检索需求所设计的语义网络结构,对大规模数据及数据实体之间的关系具有很强的表达和管理能力。通过对海量的医学概念、实体、关系及事实进行整合,能够有效表示实体间的语义关系。将医疗机构、医药产品、诊疗病例、健康监测数据、基因数据、健康饮食数据、运动数据等相关数据与图谱进行链接并在时间维度上进行延展,是构建个性化、动态、多模态、可语义理解并用于人工智能辅助决策的健康医疗信息的基础。基于知识图谱既能够进行高效的信息检索、查询,也能够基于已有信息进行推理,挖掘隐含知识,开展科普查询、辅助诊疗、临床决策、药物研发、智能导医等相关应用的研究,提高医生及医院的工作效率,提供针对分级诊疗的智能辅助。

目前,通用知识图谱的应用已经十分广泛,如 Google Knowledge Graph、Yago、DBpedia、搜狗"知立方"等。大型知识图谱的构建是在融合"在线百科全书"等结构化、半结构化数据的基础上,利用实体抽取、实体链接、关系抽取、属性填充等技术,对不断产生的不同来源、不同格式的开放式非结构化信息进行抽取,并通过知识融合、知识验证实现对知识图谱的扩充和更新。

作为知识图谱重要的垂直应用领域,医学知识图谱的发展也早已引起国内外的关注。医学知识图谱构建在对医学知识进行全面整理的基础上,对关键医学知识和基本概念进行严格定义,形成权威、准确的医学本体描述规范,方便对不同学科、不同专业和不同来源的数据进行融合与验证,形成语义网络,为临床数据标引、医疗信息存储、检索和聚合提供便利。耶鲁大学通过整合神经科学知识库 SenseLab,构建了包含从微观分子层面到宏观行为层面的脑科学知识图谱,帮助人类更好地理解和表示神经科学领域海量信息之间的关联。由国际卫生术语标准制定组织(IHTSDO)维护的医学本体知识库 SNOMEDCT 包含了超过 31 万个具有独立编号的医学相关的本体,以及超过 136 万个本体间的相关关系,广泛应用于电子病历、基因数据库、检验结果报告和计算机辅助医嘱录入等多个领域。由美国国家医学图书馆(NLM)建设的一体化医学知识语言 UMLS 整合了 100 多部受控词表和分类体系,包含了超过 100 万个生物医学概念和超过 500 万个概念名称。UMLS 对不同词表在不同领域当中的应用进行联通,具有跨语言、跨领域和工具化的特点,在信息检索、自然语言处理、电子病历和健康数据标准方面得到了广泛应用。

我国对临床术语的探索起步较晚,目前还未形成一套完整的、广泛应用的术语标准。中国中医科学院中医药信息研究所研制的中医药学语言系统包含超过 12 万个概念，60 万个术语和 127 万个语义关系的大型语义网络，构建了中医药知识图谱。但该系统存在构建定位局限、内容不够完善等问题，尚未得到广泛应用。此外，国内医疗卫生领域的相关机构和个人发起成立了开放医疗与健康联盟（OMAHA），通过行业协作、开源开放的方式来实现健康信息技术的标准化。2017 年 5 月，OMAHA 启动了医学术语协作项目，致力于通过众包协作的方式构建中文医学术语标准。

（二）人工智能医学影像分析

传统基于机器学习的医学影像研究围绕医生指定的图像特征展开研究，这使得模型只能围绕指定特征进行判断，导致模型泛化能力弱，且难以对病情发展程度进行分类。而深度学习模型具备良好的图像特征提取能力，能够对人类难以分辨和容易忽略的特征进行准确提取和有效分析，从而获得更高的准确率。

基于人工智能的医学影像研究围绕电子计算机断层扫描（CT）、核磁共振（MRI）、X 射线、超声波、内窥镜和病理切片等多种类型的医学图像分析展开，对包括肺、乳腺、皮肤、脑部疾病和眼底病变等展开研究。对于部分疾病，人工智能诊断和分析的准确率已达到专业医生的水准。

视网膜"糖网"病变是糖尿病的一种典型症状。Google DeepMind Health 团队将深度学习模型应用到视网膜"糖网"病变分类问题当中，通过准确检测视网膜眼底图像的病变情况对糖尿病黄斑水肿程度进行分级，对测试者进行病情预警和诊断。研究团队利用 12.8 万张视网膜眼底图像对深度学习模型进行训练，在测试过程中取得了 97.5% 的灵敏性和 93.4% 的特异性，判断准确率与人类专业医生相当。

国内利用人工智能技术开展医学影像进行分析的研究也已收获成果。某眼科中心研发的人工智能诊断平台能够利用深度学习模型对先天性白内障进行检测，利用晶状体不透明面积、深浅和位置三大指标对患者的患病概率进行危险评估，并根据诊断结果辅助眼科医师进行治疗决策。通过实验对先天性白内障的诊断准确率达到 98.87%，三项指标（不透明面积、深浅和位置）的准确率分别为 93.98%、95.06% 和 95.12%。在辅助决策方面，为医师提供建议的准确率达到 97.56%。

目前，基于深度学习的医学影像分析主要是利用深度学习模型对图像特征的提取能力，完成病灶区域识别和病情病种分类。尽管这类技术能够取得较高的准确率，但其结果缺乏对判断依据的描述，难以与人类医生的思路相结合，难以投入实际应用。因此，医学影像分析需进一步结合注意力机制等技术，寻求得到符合人类思维逻辑的分析结果。

斯坦福大学提出的 CheXNet 深度卷积神经网络模型在利用胸部 X 线片对肺炎患者的患病情况进行判断的基础上，考虑了模型的可解释性。该模型利用 DenseNet 深度神经网络模型对图像特征进行分析，不仅在利用胸部 X 线片作为诊断依据的情况下，精度超过人类医生的平均水平，还通过计算模型每个像素点上的各类图像特征的权值之和，衡量图像各位置在分类决策中的重要性，解释决策过程，帮助人类医生对患者病情进行理解。卡耐基梅隆大学邢波教授组近期提出了一个多任务协同框架，通过引入协同注意力机制，来对异常区域进行准确定位和概括。不仅通过标签对图像内容进行描述，还利用层级长短期记忆（LSTM）模型生成长文本形式的医学影像分析报告，通过文字描述对分析结果进行描述和解释。

除了直接通过对医学影像图片进行特征提取的方式来进行病情预测与诊断外，还能够通过影像对人体结构进行三维建模，实现对内镜机器人等微型诊疗设备在人体内的定位和识别，提供更加丰富的医疗数据采集方式。采用无监督学习等方式对医学影像特征进行提取分析，减少对数据标注的依赖，方便医学影像分析过程的开展，也是当前医学影像研究的重要内容。此外，目前主要的医学影像研究仅围绕影像数据本身展开。利用海量医学知识，构建多模态数据采集分析与结构化知识推理相结合的智能诊疗模型，将成为医学影像分析的未来发展方向之一。

二、我国人工智能辅助诊疗发展存在的难点与挑战

（一）医疗信息化程度问题

人工智能技术以数据驱动为主体，构建内容齐全、结构统一的医学健康大数据能够为人工智能在医疗诊疗领域的研究提供有力支持，也有助于智能诊疗技术的应用与推广。

近年来，我国在全面提升医疗信息化水平方面做出了巨大努力。自 2010 年以来，国家财政多次拨款，加大各地医疗信息化建设力度，推进国家、省级、区域三级卫生信息平台建设。目前，我国的区域医疗信息化覆盖率较高，计算机基础设施基本实现广泛覆盖，省、市级医院已基本实现全面信息化管理。但应对人工智能辅助诊疗的新形势，尚存在许多问题：一方面，不同地区、不同机构间的医疗信息化发展程度存在较大差异，利用信息化手段解决医

疗卫生问题的技能与思想尚未得到有效普及；另一方面，各机构之间的医疗信息化平台缺乏协同性，不同平台、不同版本之间缺乏标准化信息交换接口，机构之间信息交流不畅，缺乏对医疗数据的统一管理与长期存储。此外，医疗信息的产生过程和质量的控制也制约着人工智能相关技术的应用深度，构建共享、开放、规模化、高质量的面向专业疾病的智能辅助分析决策、新药研发、公共卫生决策的统一医疗健康大数据是重要而长期的工作任务。建立国家级的健康医疗大数据云平台，开放数据市场，制定医院服务中数据还给患者的方式方法，服务流程标准及收费规范，以个体的应用以及交易带动健康医疗数据市场化的发展，从而开辟新的数据和信息整合、知识发现及服务市场。

（二）医疗工作者参与度问题

无论是构建规范统一的医学信息系统和内容准确完备的知识图谱，还是设计实现针对特定疾病的辅助诊疗系统，都需要获取权威的医学知识和丰富的临床经验，经验丰富的医生与医学专家的参与和指导至关重要。但在现阶段，我国存在人口众多，人均优质医疗卫生资源匮乏的问题，一些医生与专家虽期待人工智能能够为诊疗方式带来变革，但往往忙于临床诊疗，难以投入大量精力参与到相关研究工作当中。因此，需要在跨领域协作组织和激励机制上进行改善，成立相应的创新中心，部署新颖的科技计划，实施有效的"产学研"一体化策略，推动该领域快速健康发展。

（三）人工智能技术与医疗设备结合问题

相比于医疗器械强国，我国医疗器械研发技术的创新能力依然不足，核心技术开发能力不强，原创核心技术较少，低端产品较多，关键零部件依赖进口，高端产品依然以仿制和改进为主。缺乏高端医疗设备的开发能力与自主知识产权，使得人工智能技术难以实现在国产高端医疗设备上的关联与部署，这使得构建信息采集、分析处理与整合存储的一体化信息化医疗系统难度进一步增大。医疗器械自主研发与生产能力不足导致高端医疗器械与设备依赖进口，价格昂贵，难以在基层医疗机构实现全面部署，也是当前医疗人工智能系统的推广和普及所面临的困难，并制约着我国医疗产业的升级转型。因此，要有针对性地制定企业在该领域的创新发展策略，鼓励企业跨国并购该领域的优秀国外传统医疗器械制造企业，相应的医疗器械与人工智能相结合的产品在税收、审批、补助以及等级医院在国产人工智能设备采购上给予相关的政策倾斜，助力我国在前沿市场上发力成为新一轮产业的领导者。

三、人工智能辅助诊疗的发展建议

（一）构建开放共享的健康医疗信息环境

人工智能辅助诊疗以大数据智能作为基础，需要解决医疗健康数据碎片化的问题，实现从数据到知识，从知识到智能的跨越，打穿数据孤岛，建立链接个人和医疗机构的跨领域医疗知识中心，形成开放式、互联互通的医疗信息共享机制。

首先，我国应着手建立一套完备的中文医学本体知识库，对目前主要的医学本体内容制定统一的描述规范，建立完善的分类编码描述方式，对内容进行管理，定期进行修改和补充。

其次，应整合不同来源、不同类型的医疗数据，依照统一标准，开展针对不同医学学科、医疗领域、医疗机构和具体应用的医学知识图谱构建工作，完善数字化中文医学体系，推动信息化医学语义网络的构建，并在此基础上开发医学概念查询、文献检索等工具，为医疗工作者提供权威、准确的医学信息查询渠道。

最后，应构建开放共享的健康医疗大数据云平台。一方面，建议对各级医疗机构、各种健康信息数据源、公共医疗健康服务机构的信息进行统一管理，实现对个体健康档案、生物样本、基因序列、医疗保健、行为方式，甚至生活环境等数据的高度整合；另一方面，在现有医疗信息化平台的基础上进行标准化改良，统一数据格式和描述规范，实现不同机构、不同来源信息存储与表达的规范化。利用标准化信息接口串联各机构数据，优化健康医疗信息管理结构，实现健康医疗信息系统的实时、同步更新，实现各级、各机构间的健康医疗信息共享网络。

（二）建立人机结合的新型医疗发展体系

利用人工智能参与诊疗过程，不是让人工智能取代医生，而是应当构建人机协同的新型医疗诊疗体系，将生物智能与人工智能相结合。在利用认知模型实现人工智能系统知识更新的同时，提升人类对医学领域的认知水平。

在医疗设备方面，应加强国产高端医疗器械的研发力度，推动智能化医疗器械和智能可穿戴式设备的研发，实现医疗器械与信息化医疗数据管理平台的数据对接，方便人工智能系统的部署。

在医疗人员方面，应当建立医学信息化人才培养体系，加强医疗工作者利用人工智能辅助医疗流程的思维方式与能力，改变传统的工作流程与习惯。同时，应当鼓励医疗工作者参与人工智能与医疗结合的相关研究，将人工智能作为研究医学、了解医学的新手段，促进医学理论的更新与发展。最后，还应当将人工智能应用到医疗卫生教育与培训过程中，改进传统教育与培训模式，缩短高水平医务人员的培训周期。

（三）推动相关制度的制定与完善

智能诊疗系统要想投入实际应用，需要依照相关规定和标准进行开发、生产和审批。较之发达国家，我国尚未构建医疗信息产业的一些基础行业标准，也未针对人工智能辅助诊疗系统的开发和应用制定适宜的行业监管制度。应当尽快制定与技术进展相匹配的医疗信息与人工智能系统的行业标准，为相关系统和设备投入市场化运营提供制度与监管上的支持。

第四章　智能可穿戴医疗设备在临床中的应用

第一节　智能心电监测仪

心电监测仪携带方便、操作简单，可对个人心脏进行随时随地监护和及时检测，为心脏疾病的早期检测和特殊人群进行预防提供了有效的检测手段，为医生提供了与病人心脏相关的有效信息。

一、心电监测仪的发展历程

1903 年，威廉·埃因霍文应用弦线电流计，第一次在感光片上成功地记录了体表心电图，1906 年，首次在临床上利用心电监测仪对心脏病患者进行抢救，当第一张从患者身上记录下的心电图公布时，在当时的医学界引起了轰动。从此，人们将这台重约 300 kg，需要五个人远距离共同操作的巨大仪器称为心电图机。心电监测仪从发明至今已经经历了一个多世纪的不断变革，它以无可争议的重要性帮助医师诊断不同类型的心脏病，特别是心律失常和心肌梗死。心电监测仪的临床运用也不断促进现代医学的发展，使心脏病的诊断从凭感觉和听诊器的时代进入了用机器和技术获得客观信息的时代，从而使人们对生理和病理状态下的心脏的结构变化和功能变异的探索不断深化，最近几年来，对于心脏病的研究已经进入细胞与分子的水平。心电监测仪已经是临床诊疗过程中必不可少的仪器，在现代医学中具有举足轻重的地位。

随着科学技术的不断进步，心电监测仪器也在不停地变革，功能也逐渐细分，发展出诸如临床心电图、动态心电图、心电监护及心电分析、远程心电图、高频心电图机等繁多种类。

心电图机品种繁多，分类也各不相同，根据不同方式可以进行如下分类。

（1）按元件类型进行分类，可分为电子管式、晶体管与电子管混合式、晶体管式、晶体管与集成电路混合式。

（2）按显示、记录方式进行分类，可分为示波管显示方法、光线记录式、静电式、直接记录式（热笔式、墨水式、喷水式、括刀式）、打印机打印方式和热阵式。

（3）按信号处理方式进行分类，可分为模拟信号处理方式及数字信号处理方式。

（4）按结构及功能进行分类，可分为单道式、多道同步式、交流型、交直流两用型、普通直接接地式心电图机、"浮地"式心电图机、带微处理功能的心电图机、遥测心电图仪、胎儿心电图机、希氏束心电图机等，以及近几年来的新型机种，如立体心电图仪、高频心电图仪、心电多域信息自动诊断仪、微机心电图仪等。

（5）按记录器与其驱动电路连接方法进行分类，可分为第一代"环路"反馈式、第二代"速率"反馈式、第三代"位置"反馈式、较为新颖的第四代热阵式和带微处理机可打印或描记心电波形及数据的心电图机。

（6）按记录器本身结构进行分类，可分为动铁式、动圈式、外磁式及内磁式。

心电图作为临床诊断中重要的科学依据，所记录的图形，必须真实反映被监测者心心电活动的电流、电压的变化情况。为了保证达到记录高质量、高准确性的心电图的目标，心电监测仪先后经历了动圈式、位置反馈式到目前采用的热阵式的技术时代，如今心电仪的精确度和可靠性等技术指标都得到了大幅度提高。

心电图已应用于各个层次的医疗机构的临床和科研中，用于诊断临床中的各类疾病。心电仪的非创伤性和多功能化使得心电图不局限于心脏疾患的范围，也可用于临床电解质监测、非心脏疾病的鉴别诊断等。随着人们生活节奏的加快和生活方式的改变，心血管疾病的发病率不断上升，心电图也在今后相当长的时间内更显重要。心电仪正向着多通道、数字智能型、网络共享型等方向发展。

（一）新型的记录方式

记录方式由先进的高分辨率热点阵式输出系统替代热笔式。热点阵式记录探头是利用先进的元件技术，在陶瓷基体上高密度集成了大量发热元件及其控制电路所制成的一种高科技部件。其频率响应大为提高，记录的心电波形不再失真，可以记录文字信息及获得更多信息，从而提高了诊断准确率。

（二）多导同步

记录可同步整体观察和测量多导同一心动周期的波形，提高了各种参数测量的准确性，可用于期前收缩的定位，心律失常的分型，预激综合征的分型、定位，宽 QRS 波心动过速的鉴别诊断。

（三）临床信息系统的参与及管理

由于心电图机采用数字技术及通信接口，可以作为一种信息系统的终端，进行原始心电信号的采集与处理，并与中心处理系统联网通信，使心电信号可以进行集中处理和管理，还可以充分利用所采集到的信息。

（四）运用数字化技术

运用先进的高精度数字信号处理技术可以使心电信号处理的速度及能力明显提高，灵敏度高，抗干扰能力强，同时也彻底解决了心电信号放大失真与描记受诸多外界因素影响等问题。

当今心电监测仪在发展趋势上开始向微型便携、精确、多附加功能方向发展。虽然智能心电仪的检测原理与医院使用的心电图机检测原理一样，但其具有携带方便、操作简单、及时检测以及自适应调整 ECG 显示幅度等优点，如图 4-1 所示。随着互联网技术与心电监测技术集合，可将监测结果上传，并提供分析结果和及时医疗干预措施。

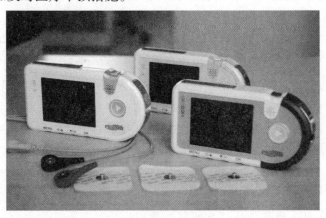

图 4-1　便携式心电监测仪

人们可利用随身携带的心电监测仪及时进行自我监测，智能心电仪会自动分析诊断出心律失常种类，将心电波形、心率及诊断结果清晰地显示在屏幕上，同时收集的日常检测结果可辅助医生做前期诊断，准确可靠。当感觉身体或心脏不适时，人们便可随时进行监测，及时发现病情，从而达到早期预防和早期诊治的效果。

二、智能心电监测仪及应用

随着人们生活水平的提高和生活节奏的加快，心血管疾病的发病率迅速上升，现已成为威胁人类身体健康的主要因素之一。而心电监测仪则是诊治此类疾病的主要依据，具有诊断可靠，使用简便、无创、无痛的优点，在现代医学中，心电监测仪变得越来越重要。常规心电图是病人在静卧情况下由心电图仪记录的心电活动，历时仅为几秒到 1 分钟，只能获取少量有关心脏状态的信息，所以在有限时间内即使发生心律失常，被发现的概率也是很低的。因此，有必要通过相应的监护装置对患者进行长时间的实时监护，记录患者的心电数据。心脏病的发生具有突发性的特点，患者不可能长时间地静卧在医院，但又需要实时得到医护人员的监护，所以研发相应的便携式心电监护产品就显得更加重要。

自我健康管理和随时可得的专业医疗建议是智能心电监测仪在如今和未来的重要发展趋势。通过蓝牙、无线等技术与手机 App 相连，并通过互联网技术、云计算等如今的"互联网 +"技术，智能心电监测仪在心血管疾病预防、日常监测、数据采集、用药随访、发病急救和医学干预方面得到了长足的进步。

心脏疾病发病大多在院外，且突发性和隐匿性较强，智能心电监测仪体积小、重量轻，便于随时随地监测快速自查。

当患者感到有心慌、心悸症状时，可立即使用智能心电监测仪采集、记录异常的心电信息，数据会通过手机 App 自动存储到手机和云端，到院就诊时可及时为诊断医师提供发病时的心电数据，有利于心血管疾病的早期诊断，术后及用药效果评估，便于医师调整最佳治疗方案。

通过使用智能心电监测仪可以进行日常自我监测，关注波形变化，及时发现心脏病突发征兆，提前做出预防措施。同时提供科学的心血管健康自我管理方案，也可得到专业医疗建议和回复，使得疾病的医疗干预和风险管理效率极大提高，可以大大降低高风险患者突发心血管疾病的致死概率。

随着人们健康意识的不断提升和心电监护设备的轻量化，医生可随时随地地跟踪并监测到心血管疾病患者的生理特征和变化趋势，并将及时采集到的数据进行整理，对于心血管疾病的医学研究有着重要的数据支撑作用。随着数据的收集越来越精确和庞大，未来人类对于心血管疾病的治疗、预防将会获得巨大的进步。

三、心电仪的机遇与挑战

目前，国内外的个人心电仪设备都是只能提供一次性的心电图检查和分析诊断功能，无法方便有效地为潜在人群提供既能随时进行心电图检测又能长期提供心脏健康管理和病情预警的功能，使用者的历史心电图数据、专家诊断结果和心脏健康预警功能无法集成并保留在使用者身边，这不利于慢性病长期性监测和对使用者总体健康发展趋势的管理。另外，使用者作为非心电专业人士，主要依赖具有专用程序的个人电脑，操作复杂，且容易贻误诊断治疗时机。有些移动终端仅作为数据和信息传输的工具，使用者无法对心脏疾病进行长期的健康综合监测，不符合慢性病的预防控制原则，因此导致家用心电仪设备对心脏健康监测没有实质性的帮助，长期以来无法在实际应用中推广。智能心电仪的研发使移动医疗推进了医疗健康的发展，是智能移动平台在个人医疗健康中应用的成功探索。

第二节　智能血压计

高血压是以体循环动脉压升高为主要临床表现的心血管综合征，在未用抗高血压药的情况下，非同日 3 次测量，收缩压大于等于 140 mmHg 和（或）舒张压大于等于 90 mmHg，可诊断为高血压。高血压是最常见的慢性病之一，也是心脑血管病最主要的危险因素之一，会引起脑卒中、心肌梗死、心力衰竭及慢性肾脏病等主要并发症，容易致残、致死。血压计可以帮助人们测量血压，定期了解血压变化，从而加强对高血压病的防患，保持身体健康。

一、血压计的发展历程

1628 年，英国科学家威廉·哈维注意到，当动脉被割破时，血液就像被压力驱动那样喷涌而出。通过触摸脉搏的跳动，会感觉到血压。18 世纪初，英国人哈尔斯用一根长达 2.745 米（9 英尺）的玻璃管与铜管连接，并把铜管插入马的腿动脉内，血液在垂直的玻璃管内上升到 2.516 米（8 英尺 3 英寸）的高度，即测出了马的血压。此后，法国人普塞利提出，为了方便观察测量血压时血液在玻璃管内的高度，事先在玻璃管内装入水银。于是，在此基础上，测量血压的方法又出现了一些变化。

1835 年，尤利乌斯·埃里松发明了一个血压计，它把脉搏的搏动传递给一个狭窄的水银柱。当脉搏搏动时，水银会相应地上下跳动。这是医生第一次能在不切开动脉的情况下测量脉搏和血压。但由于它使用不便，制作粗陋，并且读数不准确，因此其他的科学家对它进行了改进。

1860年，法国科学家艾蒂安·朱尔·马雷研制成了一个当时最好的血压计。它将脉搏的搏动放大，并将搏动的轨迹记录在卷筒纸上。这个血压计也能随身携带。马雷用这个血压计来研究心脏的异常跳动。

1896年，意大利科学家希皮奥内·里瓦·罗奇发明了不损伤血管的血压测定器，即如今医生所使用的血压计。这种血压计的结构主要包括一个用以充气的橡皮球、可以被充气的橡皮囊臂带，以及装有水银的玻璃管三部分。在测量血压时，将橡皮囊臂带围绕人的大臂，用橡皮球充气或放气，用以阻断或恢复血液的流动，观察水银的脉动和高度，在刻度表上读出血压数。

1905年，俄国人尼古拉·特洛特科夫再一次改进了血压测定法，即除了血压计之外，还需要借助听诊器。首先，医生将听诊器置于橡皮囊臂带下面的动脉处，用以监听脉搏。其次，挤捏橡皮球给橡皮囊臂带充气，直至不能听到脉搏。最后，使橡皮囊臂带放气，则听诊器所听到的第一个脉搏声的水银柱高度，及其后脉搏声突然减弱时的水银柱高度，分别为动脉收缩压和舒张压。这种方法一直沿用至今。

现在血压计有电子血压计、水银血压计（压力计）、弹簧表式血压计（压力计）。电子血压计有臂式、腕式之分，其技术经历了"有气芯"的第一代（最原始的臂式与腕式）、"无气芯"的第二代（臂式使用）和第三代（腕式使用）的发展。水银血压计（压力计）和弹簧表式血压计（压力计）用于听诊法测量血压，必须配合听诊器，由医生或护士判断，得出收缩压、舒张压的读数。

二、智能血压计及应用

智能血压计主要是利用多种通信手段，将电子血压计的测量数据通过智慧化处理上传到云端，让智能血压计的使用者及医护人员能够在任何时间、任何地点及时监测到使用者的测量数据，使用者及医护人员可通过微信、App、大众健康管理平台等云端查看连续、动态、持续、即时的测量数据。

血压指数是很多中老年人很关注的问题，特别是一些患有高血压的老人，对于血压问题更是关注，时刻关注血压指数变化。及时测量血压，不但有利于调整身体，而且能及时避免高血压并发症对身体的伤害。智能血压计可持续性地对个人的血压进行监控，在云端保存连续的历史数据，为使用者建立永久的健康档案，可以对使用者健康及疾病状况进行分析、统计、报告及提供最佳健康及疾病诊断方案，及时了解和跟踪使用者的健康状况和进行疾病监控，实现健康与疾病智慧医疗的管理新模式。智慧化处理是指将人体健康数据采集并分析处理，通过多种通信途径利用互联网手段达到人机健康数据与管理平台的互联互通，平台通过数据分析、管理、医护服务达到与被测量者的互动，及时对高血压病人及并发疾病进行连续动态监测。目前，市面上主要有以下几种类型的智能血压计。

（1）蓝牙血压计。在血压计中内置蓝牙模块，通过蓝牙将测量数据传送到手机，然后手机再上传到云端。这种血压计很多，典型的代表如木木、九安 iHealth 和乐心。这种方式的优点如下：①无线传输，不需要接线；②不依赖于外部网络，直接上传到手机。这种方式的缺点是必须依赖于手机。在测量血压时，要同时操作血压计和手机，很不方便。在使用前，要先做蓝牙匹配，对老人来说，比较麻烦。

（2）USB 血压计。这种方式与蓝牙类似。先用 USB 线将血压计和手机连接，测量数据先上传到手机，再传到云端。典型的代表如福满多。小米和九安合作推出的血压计也是使用 USB 连接，而且目前只匹配小米手机。这种方式的优点是接线简单；缺点是必须依赖手机，用户需要同时操作手机和血压计，比较麻烦。

（3）GPRS 血压计。这种方法通过内置 GRPS 和 3G 模块，利用无所不在的公共移动通信网络，将数据直接上传到云端。这种血压计的代表如倍益。这种方法的优点是方便，日常使用跟传统血压计一样，无须考虑手机，且数据随时可得。

（4）WiFi 血压计。这是最新式的血压计，直接使用 WiFi 将数据上传到云端。这种方式兼具上面几种方式的优点：操作方便，不需要依赖手机，同时还不需要任何费用。它的缺点就是家里必须有 WiFi。

iHealth 智能血压计没有了生硬难懂的血压参数，在测试过程中，它可以反映出使用者的情绪变化、跟踪血液的压力变化，收缩压、舒张压、心率、测量时间、平均值、脉搏等，通过图表形式简单生动地表现出来，并会提出改善建议，如图 4-2 所示。测量结果一目了然，简单易懂。同时，当使用者测量结束后，测量结果会通过网络自动同步到云端，无论家人在哪里，只要打开手机 App，就可以实时了解使用者的健康状况。还能设置提醒家人测量血压的时间，并在线医嘱。

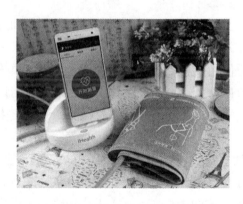

图 4-2　小米智能血压计 iHealth

乐心医疗在 2014 年发布了首款微信血压仪,是首批接入微信的智能硬件品牌之一。2016 年 4 月,乐心医疗在广州"2016 年新品品鉴会"上公布了 i8 智能血压计,该产品引入了语音对讲功能,有助于实现老年患者和医生、儿女的直接交流,如图 4-3 所示。这款设备采用超越常规血压计的单通道技术,全新研发的 Power Filter 技术,实现加压与脉搏检测线性双通道分流,可自动分辨加压与脉搏信号,并只捕获脉搏信号,结合 FFT 滤波算法,做到医疗级精准测量,采用内置一体化自主专利气泵,相比传统血压计,测得更快、更安静。

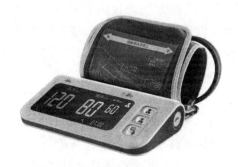

图 4-3　乐心 i8 智能血压计

长期的血压数据有助于医生的跟进和分析,但手写记录却易忘、易丢失。乐心 i8 支持本地 20 组数据储存,每次测量结果都会自动上传到乐心云端,基于移动慢病管理系统,为每位用户建立完善、便于查询的健康数据库,由专业团队为个人定制一周血压分析报告及饮食建议。当患者在家中测量血压后,每次数据都会通过 WiFi 及时上传至云端,并实时同步到家属的手机上,同时还能邀请其他家庭成员一起参与患者的健康管理,实现家人共享。

三、智能血压计的机遇与挑战

在进口替代及升级换代的过程中，中国的智能血压计代工行业也有望在全球占据更多的市场份额。中国的智能电子血压计代工行业增势强劲，跨国企业依托技术优势向农村加速渗透，而集聚在中低端市场的国内企业则努力向高盈利领域突破。"跨国企业垄断高端，国内中小企占据低端"的平衡格局将有望被颠覆。

第三节 智能血糖分析仪

血糖仪又名血糖计，是一种测量血糖水平的电子仪器。血糖仪是每个糖尿病患者都必备的医疗装备，它对于糖尿病这种常见的慢性疾病的诊断和治疗极为重要。通过血糖仪监测血糖，我们才能了解血糖的情况，合理改善饮食，及时调整治疗方案。

一、血糖仪的发展历程

第一代血糖仪：水洗式血糖仪。水洗式血糖仪的工作原理类似于 pH 试纸；将患者一滴血滴在该试纸上，1 分钟之后洗掉血迹，拿比色卡进行对照比色，读出数值。这种血糖仪存在一个明显的缺陷就是在反应后需排除血样，一方面干扰比色，另一方面因红细胞渗透到基底而使反应物流失。虽然之后出现了改良版本，在纸片上涂上一层乙基纤维素或者在反应酶上加上一层防水层，解决了部分问题，但是当结果颜色介于两种之间时，很难准确度数，因此误差较大。

第二代血糖仪：擦血式血糖仪。第二代擦血式血糖仪与第一代水洗式血糖仪的区别在于，患者不需要冲洗血滴，直接擦去试纸上的红细胞就可以读数了。相较于第一代血糖仪，虽然第二代血糖仪体积变小而且比较方便病人使用，但是仍然需要采集 10 ~ 15 μL 的血样，并需要大约 1 分钟反应时间才能得到结果。德国罗氏公司于 1983 年推出了他们的第一台血糖仪 Reflolux。反应时间为 2 分钟，测量结果非常准确，在当时受到广泛推崇。

第三代血糖仪：比色法血糖仪。比色法血糖仪与第二代血糖仪相比，操作更加简单且不需要擦掉血液，直接使用比色法即可。由于操作方便以及结果准确，第三代比色法血糖仪很快被市场所接受，并最终占有市场大部分份额。随着产品的不断更新以及价格的合理，自我血糖检测仪器的市场也逐渐开始在世界各地迅速发展起来。

第四代血糖仪：电化学法血糖仪。这类血糖仪也就是现在大多数患者在家使用的血糖仪。电化学法血糖仪通过检测反应过程中产生的电流信号来反映血糖值。相比前几代血糖仪，电化学法血糖仪采血量更少，数值也更精准。但是这一代血糖仪依然需要受测者忍受扎针的痛苦。为了监测血糖，患者需要每天进行数次指尖采血。以 1 型糖尿病为例，一位糖尿病患者每天需要进行少则 3 次、多则 7 次的指尖采血。但手指采血带来的痛苦和不便使很多患者无法长期坚持监测血糖、及时了解自己的血糖情况，导致无法根据血糖数据进行治疗及饮食调整，更有严重者会错过疾病治疗，引起严重的糖尿病并发症。

二、智能血糖分析仪及应用

得益于互联网技术的高速发展而衍生的智慧医疗开始渗透至人们生活的方方面面，给医护及病患的疾病管理带来了极大的好处，智能血糖仪之所以称为智能，是因为与传统血糖检测仪相比，它能够高效、准确地收集用户的血糖测量数据，并进行大数据分析。对于传统血糖仪测完后的数据，用户需要手动纸笔记录再给医生看，而智能血糖仪的血糖数据能自动存储并具有数据传输功能，能够实时将血糖数据提供给患者、家人、医护人员，并根据用户的血糖监测情况生成控糖分析报告，让患者、医护人员和家人更加清楚自己的血糖控制情况。

家用便携式血糖仪发展至今，经历了数次的更新换代，目前市面上普遍存在的主要是以采取毛细血管指尖血作为监测依据的第四代血糖仪。糖尿病是个漫长而又复杂的慢性病种，患者需要长期进行血糖仪监测、饮食、运动、用药、教育五个方面的自我管理及学习，而传统的血糖仪仅仅满足血糖监测的需求，无法兼顾到糖尿病患者的其他个性化需求，造成了糖尿病患者在饮食、运动、用药、教育方面的巨大脱节，导致许多患者即使监测完血糖，也不知道自己的血糖控制是否达标，或者还要做什么才能维持良好的血糖水平，离开了医生及医院后，就更加手足无措，进而影响病情的良好控制，严重者可能会引发并发症，加重患者心理压力及家庭经济负担。作为新时代产物的互联网公司，凭借灵敏的嗅觉和日新月异的强大创造力，不断开拓互联网医疗这块沃土，如今的智能血糖仪被赋予了更多可能性。例如，掌控糖尿病平台出品的安糖智能血糖仪，作为一个居家远程血糖监测工具，它内置数据传输模块、配套专业的血糖管理咨询服务。患者在家中测血糖后，血糖数据实时上传至掌控糖尿病云平台，血糖仪所绑定的医生及患者家属都能接收到患者当下的血糖数据；当患者出现血糖异常时，家属及医生可及时关注，在必要时候干预处理，避免糖尿病不良风险的发生；它还能根据患者的血糖监测数据，以表格视图的形式自动生成每月控糖报告，并提供专业医生的个性化控糖建议，为糖尿病患者提供清晰明了的控糖进度及目标；同时，配备专业的健康管理师免费为患者提供控糖咨询和售后服务，当患者有问题需要咨询时，通过血糖仪内置的一键呼叫功能即可与健康管理师进行电话交流，如图 4-4 所示。不仅如此，安糖智能血糖仪还能与掌控糖尿病 App、微信进行绑定，患者可通过 App 和微信随时记录血糖血压等健康数据、查看血糖记录，学习饮食、用药、运动各方面的知识，同时还能与全国糖友进行控糖心得交流，使患者在糖尿病管理的过程中不再封闭、枯燥，让患者在控糖中收获知识、丰富经验，控糖更加从容。

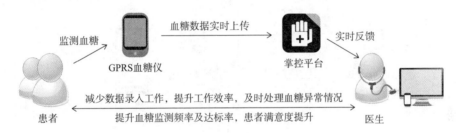

图 4-4　安糖智能血糖仪的应用流程

为了解决医院内血糖管理的问题，市场上很多走在前列的血糖仪制造商针对性地开发了新的血糖监测系统（智能血糖仪和配套的患者管理系统），包括国外的强生、雅培等品牌，以及国内的三诺等。医院在使用新的血糖系统后，护士通过扫描患者条码确认患者身份，为患者测完血糖后，通过手动记录、血糖仪连接设备等方式将血糖数据导入患者管理系统。

真正能够帮助到医院实现院内血糖信息化管理的智能血糖仪需要符合以下几个要求：第一，血糖测试准确率要符合国家标准，能够通过医院大生化比对，这是最起码的要求；第二，血糖仪和血糖管理系统功能设计要符合临床使用的现实需求，简单易操作；第三，血糖管理系统要能够有效帮助医院进行患者血糖管理。只有这样才能够称为智能血糖仪，才能够真正地帮助医院实现血糖信息化管理，提升科室管理血糖的能力。

　　在医院范围内开展住院患者血糖智能化管理，可实现患者信息智能识别、血糖监测数据便捷智能化采集存储、科室内及多科室同步、异常提醒、异常处理一站式管理。血糖仪连接医院 HIS 系统后即可智能识别患者病房、病床信息，护士为患者监测血糖之后，数据能够自动记录传输至配套的患者管理系统中，不需要纸笔记录，完全免除了医护人员手工录入的工作量，也降低了人为错误的发生概率。患者主管医生通过系统可以实时查看患者血糖异常及变化规律和趋势，对异常患者及时地进行干预指导，避免不良风险的发生。除了管理患者住院期间的血糖外，医生还可通过系统实时获取到患者离院后的居家血糖数据，将患者住院、门诊、居家血糖进行一体化、全程管理，如图 4-5 所示。

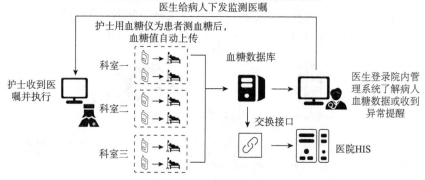

　　掌控院内血糖管理系统，是利用计算技术实现医院内血糖信息化管理的系统。院内各科室医护人员可以利用该系统为住院糖尿病患者实现及时、准确的血糖监测、血糖异常干预，并通过院内糖尿病专科医生来进行规范的血糖管理。

图 4-5　医院血糖智能化管理

　　传统的血糖监测时代已经过去，互联网医疗下衍生的智能血糖仪开启了一个以患者血糖监测为基础的智能血糖管理时代。目前，各大血糖仪厂商、互联网企业等都在如火如荼地推出血糖管理解决方案，许多三甲医院已经引进并开始使用智能血糖仪进行患者医院内、居家血糖管理。

三、无创血糖仪

　　血糖检测是糖尿病管理非常重要的一环，几乎每一位糖尿病患者都会定期使用血糖检测仪对血糖进行自我监测，虽然血糖仪已经经历了无数次改进，但目前侵入性的有创血糖仪仍然占领了整个血糖检测市场。

　　由于惧怕疼痛以及由此引发的心理恐惧，有创的测量方式直接导致极大一部分糖尿病患者在心理层面抵抗血糖检测，而长期不进行血糖检测无疑会使糖尿病并发症的发病概率增高、发病时间提前。于是，发明微创甚至无创血糖仪就变成很多科学家追求的目标。

在人类身体的很多种体液中都可以发现葡萄糖，除血液外，还有间质液、泪液、玻璃体液、尿液和汗液等。目前，测量这些体液里的葡萄糖浓度的技术也有很多种。人们希望能找到一种方法可以通过随时测量这些体液葡萄糖的浓度，分析测算出准确的血糖的浓度。然而由于体液与血液的糖浓度之间关系比较复杂，同时需要准确地反映血糖浓度，因此还有很大的技术屏障。

（一）微创型血糖仪：Dexcom G4 PLATINUM

Dexcom 公司推出的 Dexcom G4 PLATINUM 是一款微创连续监测血糖仪，如图 4-6 所示。它由传感器（包埋于皮肤之下）、转换器（固定于传感器之上发射无线信号）和接收器（接收并显示血糖变化信息）三部分组成。

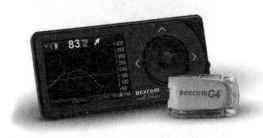

图 4-6　Dexcom G4 PLATINUM

Dexcom G4 PLATINUM 的检测原理跟血糖试纸类似，利用浅表皮肤组织液的葡萄糖浓度与血液葡萄糖浓度之间有稳定的关系，植入皮下的微型葡萄糖氧化酶电极传感器与组织液中葡萄糖接触发生反应，这种化学信号通过电极转化为可监测的电信号，电信号经过特定的算法处理之后，便成了接收器上的血糖值。

Dexcom G4 PLATINUM 已获得 FDA 和 CE 的批准，可监测的血糖范围为 2.22 ～ 22.2 mmol/L，适用人群为 2 岁以上的糖尿病患者，售价大概在 2 000 美元以上。FDA 指出，使用 Dexcom G4 PLATINUM 血糖仪，每 12 小时至少要校对一次；当 Dexcom G4 PLATINUM 警告血糖过高或者过低时，必须使用血糖仪对指血进行检测，才可以做后续的处理；Dexcom G4 PLATINUM 不能作为胰岛素用量的参考指标；Dexcom G4 PLATINUM 的准确度会受到饮食和运动的影响。

（二）学习型无创血糖仪：TensorTip CoG

以色列公司 CNOGA 推出了一款介于有创和无创之间的血糖仪 TensorTip CoG 学习型的无创血糖仪，如图 4-7 所示。

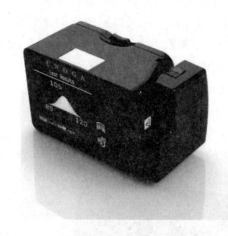

图 4-7　TensorTip CoG

生活中所有的色彩都是由红、绿、蓝三种原色混合而成。人体表现的颜色也是有其内在规律的，只要能找到其中的规律，就可以通过大规模的数据运算来分析血糖的变化。TensorTip CoG 血糖仪就是利用了这个原理，当 TensorTip CoG 中的二极管发出的光通过指尖时，其中的一些光会被吸收，光信号就发生了改变，传感器只接收波长为 600 ～ 1 150 nm 的光。用一个类似于专业数码相机的摄像头传感器实时检测光信号的变化，信号被传递到一个处理器，处理器将信号数据转化成红、蓝、绿三色的组合色光。使用专利算法和处理器收集的大量数据（有 680 亿多个颜色组合），再结合"学习"到的光信号与血糖之间的相关性，最终计算出血糖的浓度。

TensorTip CoG 在启用非侵入性血糖检测之前，需要有一个持续一周的"学习"的阶段。TensorTip CoG 会建立光信号与血糖之间的关系，至少需要用传统血糖仪采集 130 次侵入性血糖数据，再使用 TensorTip CoG 采集 65 次非侵入性光信号数据。只有这一学习过程完成之后，才能开始非侵入性血糖检测。

虽然具有划时代的意义，但 TensorTip CoG 也存在很多明显的缺陷，目前它只通过了 CE 的批准，可检测的血糖范围为 3.89 ～ 24.4 mmol/L，并且只能用于 18 岁以上的 2 型糖尿病患者，在欧洲售价 2 000 美元左右。在使用 TensorTip CoG 时，需保持手指干净清洁且不能有创伤；在医学诊疗过程中不能单独使用 TensorTip CoG 作为诊断和治疗糖尿病的唯一指标；使用前有一个较长的有创"学习"阶段。

（三）糖无忌：GlucoTrack

Integrity applications 公司的 GlucoTrack 无创血糖仪在 2014 年获得了 CE 认证，它还有一个响亮的中国名字"糖无忌"。GlucoTrack 由一个带触控屏幕的主机和一枚个人耳夹组成，如图 4-8 所示。在检测时，只需将耳夹夹于耳垂，等待约 1 分钟，就可以知道血糖结果。这款设备的检测的原理是通过测量超声波、电磁，以及热量的变化来计算血糖浓度。

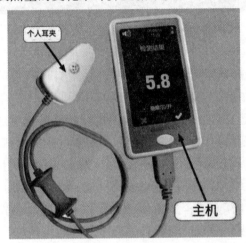

图 4-8　GlucoTrack

GlucoTrack 通过记录超声波和电磁在耳垂里传播受阻的情况和耳垂热量的变化情况，综合分析三组数据，估算出血糖值。

GlucoTrack 也获得了 CE 批准，可检测的血糖范围为 4.17 ~ 27.8 mmol/L，只能用于 18 岁以上的糖尿病患者，售价在 2 000 美元左右。GlucoTrack 可供 3 人使用，每 6 个月校准一次，不能作为检测和治疗糖尿病的唯一依据。

（四）无创血糖仪的新希望

一家位于利兹大学的研究团队宣布，他们开发出了一款新型的无创血糖检测设备。这项检测设备目前还没有命名，研发团队也没有对外公布技术细节以及临床数据。研发团队已经将该项技术授权给了 Glucosense，从 Glucosense 官方网站介绍来看，这款无创血糖仪使用了新型激光传感器，该型号传感器是利兹大学约瑟教授潜心研究多年的成果，如图 4-9 所示。

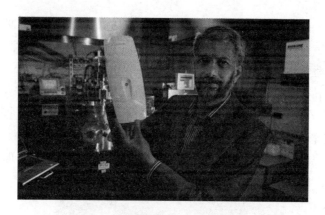

图 4-9　Glucosense 的无创血糖仪

当使用者的皮肤与传感器玻璃接触时，手指引起的激光反射光的变化，反映了血液中血糖的浓度，整个测量过程仅需 30 秒。从官方公布的原型机来看，这款设备目前体积还比较大，难以划入便携设备范畴。不过，Glucosense 称正在研发可穿戴式血糖监测仪，以满足糖尿病患者的实时监测需求。

当然，业界最吸引眼球的还要数 Google 隐形眼镜，如图 4-10 所示。这项 Google 的黑科技是联合制药巨头诺华公司一起研发的。除了知道是通过测量眼泪的葡萄糖含量来计算血糖含量之外，目前并未见其他细节报道。但是，据目前的研究表明，唾液、汗液、泪液和尿液中的葡萄糖浓度与血糖浓度并没有明确的关系，这也是这么多年来一直没有检测这些体液的血糖仪出现的原因。

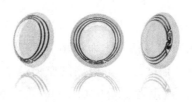

图 4-10　Google 隐形眼镜

虽然无数科学家和研究机构都在追求无创血糖仪，但受到医学技术和传感技术等技术屏障的限制，目前人们做出的尝试还有很多这样那样的缺陷。一般情况下，健康人空腹血糖浓度为 3.61 ～ 6.11 mmol/L。1 型糖尿病患者可能出现非常低的葡萄糖水平，甚至低于 2 mmol/L，同时 1 型糖尿病患者的血糖波动也较快。表 4-1 是上述前三种血糖仪公布的数据。

表4-1　三种血糖仪的比较

名　称	公　司	测量范围	适用人群	认　证
Dexcom G4 PLATINUM	Dexcom	2.22～22.2mmol/L	大于等于 2 岁	CE、FDA
TensorTip CoG	CNOGA	3.89～24.4mmol/L	18 岁以上的 2 型糖尿病患者	CE
GlucoTrack	Integrity applications	4.17～27.8mmol/L	大于等于 18 岁	CE

根据前文的介绍不难看出，Dexcom G4P PLATINUM 属于微创血糖仪；TensorTip CoG 属于前期有创，后期无创；GlucoTrack 属于无创血糖仪。从有创到无创是一个逐渐远离血液的过程，随着检测方法的复杂度增高，检测的精度开始降低，同时检测血糖值的范围和传统有创血糖仪相比，也存在很大缺陷。从表4-1还可以看出，TensorTip CoG 和 GlucoTrack 对低血糖基本没有检测意义。

四、智能血糖分析仪的机遇与挑战

对于糖尿病患者而言，血糖浓度的剧烈波动往往才是对患者健康和生命危害最大的。微创和无创血糖仪对于血糖波动的速度和幅度的检测是无创血糖仪所要面临的最大问题。由于微创和无创血糖仪都是间接推算出血糖浓度，从检测到获得最终结果都具有一定的滞后性，有些血糖仪滞后 5 分钟，有些甚至滞后 20 分钟。因此，这类血糖仪并不能及时反映血糖的浓度。仅就距离血液最近的 Dexcom G4 PLATINUM 而言，当血糖的波动幅度达到每分钟 0.11～0.16 mmol/L 时，检测的结果就很难保证准确性了。

例如，信噪比（葡萄糖信号和其他物质信号的比例）、传感器的灵敏度、是否可以连续监测、信号处理和数据分析技术等因素都是导致微创和无创血糖仪很难做到精确测量血糖浓度的原因。但究其根本，还是因为人体血糖本身浓度比较低，目前也没有发现仅葡萄糖具备的单一特质。因此，目前的主要研究方向还是集中在提高传感器灵敏度、消除背景信号的影响，以及多因子联合检测等。

仅从目前这几款比较设备来看，它们只能作为一种血糖异常的预警和参考测量设备。实际上，我们离无创血糖仪还有很遥远的距离。所以，对于广大的糖尿病患者而言，家中还是需要准备一台传统的有创的血糖仪。

第四节　智能听诊器

听诊器（stethoscope）是内科、外科、妇科和儿科医师最常用的诊断用具之一。它操作简单，无害，易于携带，可广泛应用于呼吸道、心血管、肠道消化道等多个领域的初步诊断及监控。听诊器，自问世两百余年来，深得医生喜爱，成为医生的标志。作为医生的耳朵，听诊器是临床初步诊断中"望触扣听"的"听"的必需工具，如图 4-11 所示。

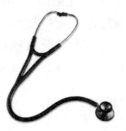

图 4-11　听诊器

一、传统听诊器的发展历程

早在古希腊时期，希波克拉底就提出应用直接听诊法检查病人，即医生将自己的耳朵直接贴于病人的胸膛探听胸腔内各脏器的活动情况。这种方法尽管有诸多缺点。例如，当遇到不太讲究卫生的病人时，医生非常不情愿检查病人；当遇到女性尤其是年轻女病人时，这样的检查对医患双方来讲都是十分尴尬的事；这种方式用在肥胖病人身上，效果不是很明显。但由于条件所限，两千多年来它一直被作为一种有效的检查手段沿用。

之后，法国医生拉埃内克开始使用各种材料不断尝试，经过多年实验，设计制造了世界上第一个木质听诊器。1819 年，他出版了一本书名很长的书——《论间接听诊法及主要运用这种新手段探索心肺疾病》，从此"间接听诊法"横空出世。书中详细介绍了听诊器设计原理，而且此书连同听诊器一起出售。从那时起，听诊器逐渐成为每个医生必备的诊断工具。

人们不断地对听诊器进行升级改造。1828 年，听诊器的胸件变成漏斗形，耳件变小。其声学结构更有助于提供质量更高的听诊音。

1843 年，双耳听诊器出现。

1851 年，听诊器胸件上安装了有弹性的薄膜。

1855 年，双耳听诊器出现了可弯曲的管子。

1894 年，带硬质震动膜的听诊器出现，称为"扩音听诊器"，也就是目前传统听诊器的原型。

21 世纪初，3M 公司推出了首款电子听诊器 littmann，能将声音通过电子放大并加以存储，为医疗教学和科研提供了便利。这标志着听诊器进入了电子数字化时代。

二、智能听诊器及应用

智能听诊器的问世大大地填补了远程医疗中远程诊断工具的空缺，并赋予患者更多的医疗参与感和主动权，让患者可以在家问诊、听诊并第一时间得到医生的帮助和建议。在互联网和智能硬件的配合下，医院和医生对于患者的服务时间及空间都得到极大的拓展，使诊前报警、诊后随访能力都得到了加强。同时也将患者听诊音信息作为电子数据，具有可存储性，为今后的医学新技术研发提供了更丰富的数据支撑。

2014 年，萝卜科技的首款萝卜医生电子智能听诊器面市，通过嵌入听诊音智能识别算法帮助医生和患者更快、更准确地判定听诊音，取消了人耳与听头的物理连接，采用蓝牙无线音频传输，加强了产品操作性。萝卜医生智能听诊器还首次利用智能手机为患者提供标准化听诊引导，配合智能算法，并将远程医生服务接入产品，做到了让人在家智能远程听诊看医生，如图 4-12 所示。

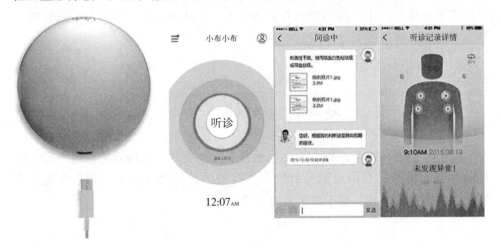

图 4-12 萝卜医生电子智能听诊器

随着听诊器从传统形式进入智能化、互联网化时代，其从一个医生的诊断工具延展成了患者的远程医疗工具，从医院拓展到了患者家里成为患者的自诊断武器。

智能听诊器可以说是远程医疗、智能医疗的润滑剂，能让远程医疗更贴近传统的医患面对面，让远程医疗、智能医疗的作用能真正落地。

三、智能听诊器的机遇与挑战

受制于远程医疗仍然处于起步阶段，并且在整个医疗中所占比例依然非常有限，智能听诊器对于目前医生所用的传统听诊器不具备明显的替代必要性，因此智能听诊器在整个传统医疗行业中的医院端的切入布局和大范围推广依然面临一些困难。

对于患者端的切入，虽然有包括儿童呼吸道疾病高频发病人群体和慢性呼吸道疾病（特别对于哮喘患者）等相对较刚需群体并且人数庞大，但作为 C 端智能产品面向普通患者而言，面临着低频使用的先天缺陷，并且产品太新且教育成本较高。因此，智能听诊器虽然客观上能直接解决 C 端患者用户一些刚性需求，但整个社会对此类产品不了解甚至不知道，仍然需要很长的时间来教育市场、教育用户。

可以预见的是，远程医疗、智能医疗将会在越来越多的场景下发挥作用。而智能听诊器作为其中不可缺少的一个环节将会有广阔的发展空间。在这一过程中，需要厂家对医院和医生的持续教育，需要医疗行业对普通用户的持续教育；需要卫计委等监管机构对远程医疗、远程诊断规范动作的持续规范和引导；需要更多新技术、新功能的开发和引入。智能听诊器将会对整个远程医疗行业中起到非常好的促进作用。

第五节　远程胎心监护

胎心监护是保障孕产妇和未出生胎儿安全，实现母子健康的重要手段。在怀孕期间和生产过程中对胎儿的胎心进行监护，可以及时发现胎儿在腹内缺氧、压迫等危重症状，便于医生采取对策。

一、胎心监护的发展历程

1650 年，法国人马塞尔找出胎儿在子宫内的胎心音。1818 年，马约尔用人耳直接贴到腹部听到胎心音。胎心监护的发展经历了从人工计数到电子监护的发展历程，具体过程如下。

（一）人工听数胎心音监护

1821 年，人类采用木制钟式听诊器监听胎心音，对胎心音有了进一步的认识，为之后的胎心监护发展奠定了基础。1822 年，克加赫德克发表论文，主要表述了用听诊器判断妊娠及观察胎儿胎心异常，使胎心音听诊在欧美遍及开来。听诊胎心率（Fetal Heart Rate，简称 FHR）成为产科临床非常重要依据，发挥了重要作用。但是单纯靠人工间断听诊，无法得到长时间持续不断的动态指标及细小变化。同时由于听诊时间不定，或医生听诊计数有误，会造成人为的错误。在子宫宫缩时，肌层声阻抗增强，也听不到胎心音，人工听数胎心音监护法受到了新的挑战，其作用不能满足现代优生的要求。

（二）胎心率电子仪器监护

1906 年，格里梅尔首先通过腹壁记录到胎儿心电，1923 年，舍费尔用胎心音电子装置对孕妇进行连续不间断的胎心音观察。1957 年，爱德华表述了胎心率变化与宫缩之间的关系，开创了以腹壁引诱胎儿心电法监测胎心率的方法。1964 年，超声多普勒（Doppler）效应被用于临床妇产科，在胎心率检测方面取得了成功，这为胎儿监护仪的使用普及提供了技术条件。1965 年，爱德华胎儿头皮电极成功的应用成为直接胎儿心电监护（内监护）的先驱者，该方法为胎心率监护的研究创造了科学理论条件。1971 年 11 月和 1972 年 3 月召开了两次关于胎儿监护仪规格化及用语统一化的国际会议，从此大量通用胎心监护仪在发达国家医疗市场普及。进入 20 世纪七八十年代，因集成电路及计算机技术的发展，检查胎心信号的技术、自动分析仪器的自动控制更加精确，并且形成了一套完整的临床应用理论，电子胎心率监护逐渐代替了传统的听诊方法。电子仪器胎心监护主要有四种类型方法：腹壁心电法、胎心音法、超声多普勒（Doppler）法和直接心电法，其主要不同在于获取胎心信号的技术方法不同，每种方法各有优缺点，现在国内外使用最为普遍的是超声多普勒胎儿监护仪。发达国家有研究通过纤维光束进行胎心率监测，以求得连续准确记录的胎心率图，并同时监测胎儿的 PCO_2 及血 pH 等。但我国国内尚未实现。

自胎心监护仪问世以来，在临床产科工作中得到了较高评价。围产医学工作者大都认为，胎心电子监护仪具有其巨大的优点：①操作方便，使用简单，效果明显；②可在整个产程中连续不间断进行监护，对掌握产程变化及其进展有重要的作用；③正常胎儿监护图形是胎儿状况良好的表现，结合实际临床及其他检查结果，能减少不必要的干预；④轻微胎儿低氧便可出现异常图形，可早期发现胎儿缺氧，预防胎儿酸中毒；⑤通过无刺激试验（NST）能了解胎儿储备能力。通过宫缩（OCT 或 CST）了解胎儿对一过性负荷的反应，决定分娩方式。因此，胎心监护成为现代产科诊断与处理的重要依据。

二、远程胎心监护及应用

远程胎心监护系统主要由监测硬件、智能手机 App 和医生系统（信息分析中心）组成。监测硬件是系附式 CWFM1 微胎心监护仪，采用 9 晶片医用多普勒超声探头设计，信号范围为宽波束，超声频率为 1MHz，配有蓝牙，可传输数字信号至智能手机 App，胎动信息在智能手机 App 界面进行点击采集，通过移动互联网实现数据上传和结果反馈。

在孕期，孕妇最关心的就是胎儿的发育情况，胎心监护将胎儿心率的曲线和宫缩压力的波形图记录下来提供给临床进行分析，正确评估胎儿在宫内的情况以及胎儿的发育情况。胎心监护主要是记录胎儿心率受交感神经和副交感神经调节，通过信号记录胎心变化所形成的曲线，可以准确掌握胎动、宫缩时胎儿心率的反应，以评估宫内胎儿有无出现缺氧的情况。正常妊娠应该从孕晚期开始每周都做一次胎心监护，如孕妇有并发症，应该从怀孕第 28 周左右开始做胎心监护。

通过远程胎心监护方式，智能手机下载安装远程胎心监护 App 软件后，根据手机号码完成与胎心监护仪的配对绑定，胎心监测完后可实时上传至医院服务器信息分析中心，医护人员可受理监护数据，并进行判读、打印，以及与孕妇进行互动交流。

孕妇可以在家中使用远程胎心监护应用终端，监护仪可对她及其胎儿进行监护，如孕妇感到有不适或胎动、胎心不正常时，通过网络实时将监护信息传到监测中心，并能及时得到医生的合理意见。在边远的地区，孕妇只需租用一个监护中心的终端监护设备，随时都可得到监测中心的指导服务。这样不仅减少了大医院患者拥堵、看病难的问题，还能节省时间并及时得到胎心监护及处理指导；同时还提高了对孕妇及胎儿情况的监护效果，大大减少了孕产妇及围产儿死亡率及发病率，对保障围产期保健质量有良好效果。根据临床分析，高危孕妇，如妊娠期糖尿病、妊娠期肝内胆汁淤积症、胎儿生长受限、妊娠高血压综合征、脐带绕颈等症状的孕妇,应用远程监护得到的胎心异常的概率大大高于在医院中监护发现的异常概率。这样使胎儿宫内缺氧情况能得到及时判断及处理,使胎儿死于宫内、新生儿窒息的发生概率明显降低。

三、远程胎心监护的机遇与挑战

随着智能手机、移动通信技术的发展以及区域妇幼信息系统的使用,将互联网与远程监护相结合,连续、完整的远程胎心监测,系统的个人档案管理为医护人员提供了全方位的医疗服务平台,将及时、有针对性和可视化的结果反馈给孕妇,给人以全新的就诊体验,是目前国内学者关注的热点。目前市面上多数家庭版胎心仪不仅能听取胎心音,还有相应移动 App 平台进行互动,能满足对母胎健康远程监护的需求。远程便携式超声探头使用多普勒胎心率监测技术采集信号,信息通过无线蓝牙技术传输至智能手机 App 平台,可视化的移动 App 既可以经监测数据通过无线互联网或移动互联网传输至中央监护信息中心,也可以接受医生系统反馈回来的指导信息。

远程胎心监护在提高高危妊娠系统管理质量方面得到公认。过去,利用有限电话网络实现的远程监护因便捷性和信息反馈不够等主要原因未得到普及应用。现在,基于移动互联网的远程胎心监护悄然兴起。随着移动医疗服务系统的使用,在就医便捷性、公平性及公开性等方面带来了全新的就医体验,通过智能手机获取保健知识、检测结果的渠道已经成熟,且需求越来越大,远程胎心监护可以使医疗保健机构更加科学、合理地进行孕期保健管理,给孕妇以时间和空间上的便捷,相信在不久的将来,基于互联网的移动远程胎心监护会迅速普及应用。随着区域孕产期保健服务系统的建设和应用,与远程胎心中央监护系统对接,将孕妇的保健个人信息与监护数据对接,更及时、全面地掌握母胎健康状况,同时通过区域信息平台及时协助基层医疗机构判读监测结果,可以提高优质医疗资源获取、增加孕期保健服务可及性,从而保障母胎健康。

在具体实施过程中,远程胎心监护系统仅对胎心率做了单项连续监测,未与宫缩压力探头做联合监护,对宫内胎儿健康状况反映能力有限。同时,胎心监护图判读的一致性不高,主要受判读标准、人为因素、胎心监护仪器以及胎儿状态等影响,加之监测结果假阳性率较高,美国国家健康与人类发展研究所(NICHD)虽然在 2008 年统一了胎心监护判定标准,但很少对远程胎心监护与院内有线监护效果进行一致性评价研究,所以还有许多问题需要进一步解决。

第三篇 人工智能
与医院信息系统整合

第五章 患者智能服务体系的探索

第一节 患者智能服务体系的建立

一、概述

患者是医院服务的对象，医院除了要为患者提供高质量的临床诊疗服务外，还应该把围绕临床诊疗的其他业务环节，如挂号、缴费、预约、排队等也纳入提供优质高效服务的范围，让患者不仅身体恢复健康，还能有良好的就医体验。患者智能服务系统就是借助企业客户关系管理的思路，通过信息化手段为患者搭建全面的公共服务平台，实现对患者诊前、诊中和诊后的全程精细化和人性化服务，解决患者"看病难"的问题，提高患者的满意度和忠诚度，从而提高医院的核心竞争力。

特别是在我国面临医疗资源总量不足，分级就诊机制不全，人们普遍感觉"看病难"的情况下，通过建立患者智能服务系统，利用信息化手段提高患者就诊体验就显得非常有必要。

目前，我国在患者服务方面还面临诸多问题。

（一）服务模式不够到位

医院缺乏"以患者为中心"的服务理念，没有建立统一的服务中心，往往是以医院内部的组织架构来建立服务体系，如挂号归门诊部负责，拿化验单归检验科负责，打印费用清单归收费处负责，让患者无所适从，疲于奔命。

（二）服务流程不够优化

普遍采用先收费后展开诊疗流程，由于就诊流程烦琐，挂号、就诊、化验、检查、治疗、取药等多个就诊环节需要反复排队。据文献调查显示，一个流程下来，患者平均在门诊停留 2 ~ 3 小时，而医生的直接诊疗时间只有几分钟，其他时间均消耗在非医疗时间上。"三长一短"的问题（即挂号、候诊、排队检查时间长，就诊时间短）普遍存在。

（三）服务手段不够先进

服务方式还是停留在手工和半手工服务方式上，缺乏统一的服务系统为患者提供精确和智能的服务。一些新的技术手段，如互联网、物联网、移动互联和微信等尚未在医院得到普遍应用。病人在诊疗的各个环节中信息得不到充分共享、信息系统间数据得不到紧密融合，导致了医疗工作效率低下，延长了病人的诊治时间，加重了"看病难"现象。

二、建设目标

（一）统一的服务中心

树立"以患者为中心"的服务理念，将医院为患者提供的各种非临床诊疗服务，如导诊、挂号、住院登记、检查或检验登记、检查或检验报告提取、费用确认、各种预约服务、咨询、投诉和建议服务等进行整合，建立统一的服务中心，包括统一的服务窗口、统一的门户网站和统一的呼叫中心，为患者提供"一站式"服务。这样患者无须到各种窗口去办理相关业务，只要到任一服务窗口就能办理所需的相关业务，减少了排队次数和等待时间。当然这里所指的统一服务中心不是指只有一个统一的服务窗口，而是指医院可以有很多服务窗口，但每个服务窗口都能提供患者所需的非临床诊疗的各种服务。

（二）优化的服务流程

1. 提供前移式服务

前移式服务就是改变过去那种当患者到窗口提出需要才提供服务的做法，而是通过信息化手段预先感知患者下一步的服务需求，从而提前为患者提供服务或服务准备。例如，在门诊医生对病人的处理意见为住院时，系统就能预先感知到患者的住院需求，从而提前为其安排床位或提供床位预约；当门诊医生为患者开立处方后，门诊药房就能预先感知到患者的取药需求，可以提前为其摆好药。

2. 提供精确式服务

通过精确到时间点的预约、排班及事前的提醒等服务，患者能够掌控自己的诊疗过程。在医疗资源总体不足、分级就诊机制不全，患者普遍都到大医院就诊的情况下，完全做到不用排队、实时就诊是不现实的。其实，我国患者就诊的绝对时间并不长，甚至比一些发达国家还短，那为什么人们还觉得看病很难呢？关键在于诊疗过程无序，盲目等待而不能实现精确的诊疗过程安排。如果能够实现对诊疗过程相对精确的安排，即使同样的等待时间甚至更长，也会极大提高患者的就诊体验，提高就诊满意度。

3. 提供整合式服务

深刻分析各个服务环节的本质内容，透过现象看本质，尽量把服务融入业务环节中，提供整合式服务。例如，传统挂号的服务本质是注册、收取挂号费、统计医生的工作量和导诊，现在通过一卡通与先诊疗后结算模式（或预交金缴费模式），将挂号环节整合到门诊医生工作站中，通过医生的刷卡动作即可实现挂号的主要功能，并且更准确，这样完全可以取消挂号环节。再如，收费是医嘱执行的结果，同样通过一卡通与先诊疗后收费模式（或预交金缴费模式），将划价与收费确认融入检查登记或报告系统中，即可取消划价收费这一环节。

（三）智能的服务系统

利用先进的信息技术可以为患者提供随时随地的服务。信息技术的不断进步使通信方式有了长足发展，计算机、智能手机、互联网、移动通信已相当普及，特别是物联网、移动互联、云计算等新兴技术的出现为建立完善的患者服务系统提供了非常好的技术手段。将电话、短信、微信、微博、语音、因特网和智能手机等融入医院的服务中，把原先要在窗口实现的服务功能尽量通过服务平台来提供。智能手机会成为患者就诊的门户，除了诊疗的核心环节，如医生诊疗、必要检查、手术和治疗外，其他业务都在智能手机上完成。例如，通常患者要住院，必须到窗口办理住院登记手续、安排床位等，现在信息平台不但可以预先感知患者的住院需求，而且能够直接为患者办理住院登记手续、安排床位，并通过电话、短信或微信等远程确认与通知，这样患者无须到住院登记处办理手续，便可直接到临床科室住院。

建立完善的各类知识库，为患者提供智能的预约、排班与提醒等服务。例如，建立检验或检查项目注意事项与地址知识库，当医生开立检查或检验医嘱后，系统就可以及时通知患者要注意的事项和检查地址等；再如，通过建立各个检查项目的先后顺序与检查时间知识库，在医生为患者开立多个检查医嘱后，系统就可以智能地为其安排最优的检查顺序与时间。

第二节　患者智能服务体系的主要内容

根据上述系统建设目标，医院智能服务系统的主要内容是"以患者为中心"，利用各种先进的服务手段，结合各种预约排程系统和知识库系统，合理分配医疗资源，优化诊疗流程，为患者提供全程人性化关怀服务，提升患者就诊体验。根据患者的就诊顺序分类，医院患者智能服务系统的主要内容可分为诊前系统、诊中系统和诊后系统。

一、诊前系统

诊前系统主要是为患者在来医院就诊前，提供多渠道的信息查询、预约挂号服务及相关人性化的提醒提示服务。

诊前系统一般为患者提供三类服务：①为患者提供多途径的医院信息、专家信息、挂号信息等查询服务；②提供多途径的预约挂号，包括电话、网络、短信、微信、移动应用、院内自助服务系统等方式的预约，并且可分时段预约（即预约的候诊时间可以精确到分），从而最大限度地减少病人的等候时间；③在就诊前一天或预约发生变化时，以短信、电话的方式及时提醒患者。

诊前系统可以扭转以往患者就诊随意性大、无序就医的状况，使医疗活动更加有序，尤其是精确到时间点的"全预约"就诊模式。"全预约"就诊模式就是除急诊外，所有到医院就诊的患者都必须通过预约才能就诊，而且尽可能预约到准确的时间点，这样能够使医院的医疗资源得到更合理的分配。这在发达国家和地区已经相当普及了，我国的厦门大学附属第一医院等也率先在全国实行了这种模式。随着患者就诊习惯的逐步改变，相信在不久的将来，"全预约"就诊模式在我国也将得到广泛普及。

二、诊中系统

患者按照预约的时间段来医院后，通过刷卡或读卡确认正式进入诊中服务环节。诊中系统主要是为了保障患者在医院就诊过程中各项诊疗活动的顺利进行和尽量减少患者的非医疗服务时间，为患者提供诊疗环节向导式的提醒提示和各类辅助检查、检验及床位等医疗资源的统一预约安排服务。

（一）向导式提醒提示

提醒提示系统主要为患者在诊疗过程中提供向导式的导诊服务。通常，提醒提示系统主要在患者就诊过程中提供以下服务。

1. 排队候诊信息提示

患者可以通过手机短信、微信或手机应用平台设定提前提示的候检人数，当患者前面第 N 位病人检查时，手机短信或应用平台会自动提示患者，减轻患者等候的焦急情绪。

2.医嘱执行过程提醒

当医生开立药品、检查、检验、治疗等医嘱后，患者马上面临在什么地方检查、需要注意什么、费用是否足够等问题，此时系统可以给予更明晰的指引，方便患者寻找科室。例如，可通过微信或短信提醒"此项检查XX元，您的就诊卡内余额不足，请充值XX元""此项检查需要到门诊大厅患者服务中心预约""此项检查需要空腹""此项化验在三楼南区""此项化验在六楼北区"等。

3.检查、检验结果通知

患者可以定制检验、检查结果提示，当检验、检查报告审核后，手机短信、微信或应用平台会自动提示患者，便于患者及时了解自己的报告结果，缩短患者的诊治时间。患者也可以通过网络查询或检查、检验自助服务系统打印胶片和报告。如果检查、检验结果达到危急值，则系统会自动通过电话或短信方式通知主管医生，以便及时对患者进行处理，为危重、紧急患者赢得宝贵的抢救时间。

（二）智能的辅诊预约

全院统一的辅诊预约主要为全院患者提供各类检查、化验的统一预约排程，患者仅需一次排队就能办理好所有检查、检验项目的预约，检查、检验信息录入，划价收费，分诊取号等。辅诊预约系统结合知识库系统和预约模型，实现预约智能化，可以自动判断各种检查之间的禁忌，以最优路径合理安排检查、检验的顺序和时间段，最大限度地缩短患者检查、检验的等待时间。同时，为最大限度实现患者的分布式管理，预约系统将部分功能延伸至门诊医生站、住院医生站、住院护士站、医技科室、临床支持中心（接送行动不便的患者去做检查）等需要使用该系统的科室，所有预约信息和操作由预约系统统一进行管理。在预约日期到达的前一天，通过电话、手机短信、微信和移动应用平台等方式，告知患者注意事项、检查地点、检查等待的时间段等，方便患者按时来院等候检查。

三、诊后系统

诊后系统是指患者结束就诊后，为了完善医院服务，通过多种渠道为患者提供健康服务及医院与患者之间相互交流的平台。

诊后系统主要包括五个方面的内容。

（一）疾病随访

以电子病历为基础，建立患者随访档案库，一般病人通过系统自动批量随访，特殊病人人工调阅电子病历后个别随访并形成记录，随访可以设定多个条件来确定随访对象。当然，医生、护士可以通过短信、微信、电子邮件等，发送随访询问信息给病人；如果病人有健康咨询和随访情况汇报，也可使用相同的方式反馈给医护人员。

（二）人性化的关怀服务

通过多种渠道为患者推送人文关怀信息，主要包括复诊提醒、节日问候、生日问候等；患者也可定制相关健康信息，如健康小贴士、服药提醒等。

（三）健康活动服务

系统通过手机短信、网络、院内触摸屏等多种途径，向患者进行健康教育，并邀请患者积极参与医院举办的病友联谊会或健康讲座等活动。

（四）个人健康管理服务

个人健康管理是根据个人生活习惯、个人病史、个人健康体检等方面的数据分析提供健康教育、健康评估、健康促进、健康追踪、健康督导和导医陪诊等专业化健康管理服务。

（五）远程慢病管理

利用互联网、云计算、移动医疗、物联网等技术，远程监测慢性病患者的各种健康信息，使患者及时得到专业医生的健康指导。

四、服务窗口系统

服务窗口系统的功能定位是为患者提供现场服务，将医院为患者提供的各种非临床诊疗服务，如导诊、注册、住院登记、检查或检验登记、检查或检验报告提取、费用确认、各种预约服务、咨询、投诉和建议服务等进行整合，为患者提供"一站式"服务，这样患者无须到各种窗口去办理相关业务，只要到任一服务窗口就能办理所需的相关业务。服务窗口系统的主要功能如下。

（一）注册缴费

为患者办理医院内部就诊卡或其他卡（如社保卡），与院内系统的对接服务及门诊或住院预交金账户充值、费用确认等。

（二）导诊咨询

主要为对医院诊疗流程、环境不熟悉的患者提供导诊服务及医保政策、药物使用等咨询服务。

（三）预约服务

提供挂号、检查或检验、床位等医疗资源的预约、计价、分诊等服务，实现医疗资源的合理分配。

（四）审批服务

主要提供疾病诊断证明、毒麻药、超量药物处方等业务的审批工作。

（五）便民服务

免费为病人提供担架车、轮椅、开水、茶杯，发放卫生与健康报纸；照顾老弱、离休干部、重症病人、军人及产妇等患者优先诊疗和配药；为指定患者寄发检验结果、胶片、检查报告单等。

（六）检验单报告人工打印和释疑

为患者提供检验报告单的人工打印和释疑服务。

（七）投诉建议

为患者提供投诉建议服务。

五、门户网站系统

在信息时代的今天，医院网站不但是医院对外宣传的窗口，而且是医疗服务体系的一种延伸。因此，医院门户网站系统的定位由原来的单纯性网上宣传转变为服务型的平台，为患者提供多样的查询服务及医院与患者之间的沟通平台，其主要功能如下。

（一）就医指南

网站除了提供医院地理位置、门诊或住院就医须知等详细说明外，还利用360°全景摄影技术将医院重点部门的全景图片通过医院地图串联起来，为患者提供虚拟导诊，方便患者在网上了解医院情况，提前找到需要去的科室和相关地点，避免就诊当天的忙乱，缩短整个就诊时间。

（二）挂号预约服务

提供医院副高级职称以上医学专家甚至普通医生的挂号预约服务，使医疗资源分配更加合理，患者的就诊更加有序。

（三）检验或检查结果查询

患者无须到医院，通过网站就能查询到自己的检验或检查结果。

（四）费用查询

为患者提供药品、服务等价格查询和医疗费用明细查询。

（五）网上咨询

通过论坛的形式，为患者提供寻医问药等咨询服务，促进医患之间沟通交流。

（六）科普知识

为用户提供丰富多彩的医学保健常识，增强用户的自我保健意识。

（七）电子支付

医院可根据患者的各种信息需求，建立网上支付模式，如网上购药品、网上预交金充值、网上缴费等，使医院加快服务传递速度，为患者节约就医全过程的时间和费用。

（八）院长或医院信箱

医院管理者可利用网络在线收集患者意见建议，不但可以增强医患之间联系，而且有利于医院加强医德医风建设，提高医疗服务能力。

（九）站内搜索

可以让用户快速搜索到自己感兴趣的内容，通过对搜索关键词的统计、分析，也可以了解用户更关注哪些内容，以便医院对网站栏目做出调整，更好地服务用户。

六、呼叫中心系统

呼叫中心是以电话作为主要手段，结合传真、电子邮件、网络等接入方式，快速、正确、友好地完成大规模信息分配和业务处理的客户服务中心。目前，呼叫中心已在银行、电信等诸多行业得到了广泛的应用，由于其具有信息统一、灵活高效、便于操作和管理的特点，应用越来越广泛。对于医疗行业而言，医患关系长久以来一直受到人们的关注，呼叫中心的引入为医患沟通创建了一个良好的平台，既提高了医院的服务质量，又能有效缓解医患矛盾，并能形成良性循环，促进了医院内部管理体制的完善。

呼叫中心系统的功能定位主要是针对信息化程度比较低的人群（如老年人）及在规范化服务无法满足的情况下，提供个性化服务。医院呼叫中心系统主要为患者提供以下服务。

（一）信息查询

为患者提供医院介绍、医院地址、乘车指南、医院开诊时间、就诊指南、专家介绍、专家坐诊时间等信息查询。

（二）预约服务

根据患者提供的病情信息，有针对性地为患者介绍医院具有相关特色的专科和相应治疗特长的专家。同时，还提供检查、检验、床位等医疗资源预约服务。

（三）咨询服务

为患者提供医保政策、药物使用及其他相关的医学咨询服务。

（四）患者回访

可以对新出院的患者用电话及时跟踪回访，进行服务满意度调查，促进医疗服务水平的提高，体现医院的人文关怀和人性化管理。

（五）提醒服务

系统根据预先设置的条件及时间，拨叫患者提供的电话号码，提醒患者进行体检、孩子预防针注射、疾病复查、参加医院举办的健康讲座或联谊会等。

（六）投诉处理

投诉处理包括完整的投诉受理、分发、处理、批示、跟踪、催办、回复流程，以及有关统计分析，使患者的每一个投诉都能得到妥善的处理。

七、移动终端系统

近年来，随着移动通信技术的发展与智能终端的普及，各类终端（主要以智能手机为主）应用平台在改善患者就医体验、提高服务效率及效益方面的用途越来越广。在未来的患者智能服务系统中，人工窗口的功能将越来越弱化，而平台式服务功能将越来越强化。目前，手机终端主要有两方面的应用：短信平台和智能手机应用平台。

（一）短信平台

短信作为患者服务的一种平台，在本章的前面部分已经进行了阐述，在这里我们再稍做总结。通常，短信平台主要为患者提供以下服务。

1. 预约服务

患者可以通过发送手机短信到医院的短信平台进行挂号、检查、检验、住院床位等预约服务。

2. 检验或检查结果发送

短信平台除了提供向导式的导诊信息提示外，对于有些就诊和体检项目，需要一段时间后才能有结果。采用短信方式发送此信息，可以大大节省患者的时间。例如，当收到"您的乙肝检验结果为阴性，祝您身体健康！[*** 医院]"的信息时，患者就无须再到医院领取化验结果了。

3. 就诊或复诊提醒

预约就诊或复诊的日期到时，提前一天通过发送短信，告知患者预约的时间、诊室和医生；同时，当专家门诊计划有变化时，也可通过短信及时告诉患者。

4. 预防接种提醒

提供儿童接种短信提醒，确保儿童及时接种。

5. 医院活动与健康提示

将专家坐诊、优惠活动、健康常识与讲座、季节性疾病提醒、病友联谊活动通知及公益活动，以短信的形式有针对性地面向各类潜在患者进行投放。从众多的潜在患者中挖掘出更多的机会患者，通过电话、短信、网络、邮件多方式便捷通道为患者提供咨询预约服务，让更多患者前来就诊，全面提升医院业务量，增加医院收入。

6. 满意度调查

可以对新出院的患者用短信及时跟踪回访，进行问卷调查，提高患者的服务满意度，体现出医院的人文关怀和人性化管理，最终赢得患者，提升医院的服务质量。

（二）智能手机应用平台

根据中国互联网络信息中心（CNNIC）最新统计报告显示，手机已成为第一上网终端。随着各种手机应用平台的深入应用，手机移动应用掀起了未来就医体验的风暴。因此，医院可以很方便地将原来手机短信平台的功能移植到手机应用平台上。

八、自助服务系统

为了优化诊疗流程，有效减少患者的排队时间，增设服务窗口是一种有效的手段。但是，受场地、人员配置等因素限制，一般大医院的布局已经固定，较难再增设窗口。因此，集成各种功能的自助服务终端就成为服务窗口的有效补充。实际上，将具备各种功能的自助服务终端排列在一起，就形成了无形的"患者服务中心"。通常，自助服务系统主要提供以下服务。

（一）自助发卡和充值

患者在首次就医时，可在自助终端机通过居民身份证识别，在充入一定的预交金后即可办理就诊卡；有就诊卡的患者和住院患者可以直接在自助终端上充值。

（二）自助挂号

患者在文字和语音提示下，通过触摸屏或按键逐步完成号别、科室、医生选择及付费等操作。系统自动打印出挂号单和票据，同时将挂号信息发送至医院排队叫号系统。通过自助挂号获得挂号单后，患者可直接在相应诊室的候诊大厅中静候语音和显示屏提示。

（三）自助导航模块

对医院环境不熟悉的患者可以通过触摸屏查询，帮助其确定地理方位及各科室的具体位置。

（四）自助预约模块

为患者提供挂号、检查、化验、病床等医疗资源的预约服务。

（五）自助领取检查报告与胶片

传统的检查流程是登记→检查→打印胶片→书写报告→审核报告→打印报告→整理归档→窗口发放胶片和报告。在上述流程中，从"打印报告"到"窗口发放胶片和报告"完全靠人工传递，由于人力资源和客观条件原因，大约需要 30 分钟以上。现在可以借助医院现有的 PACS 系统平台，建立自助取胶片和报告系统，报告流程就可以简化为登记→检查→书写报告→审核报告→自助打印胶片与报告，这样报告一旦审核完成，系统就自动通过短信或语音告知患者，实现实时自动取胶片和诊断报告。相关文献调查显示，打印一张 14 英寸 × 17 英寸（1 英寸 ≈ 2.54 厘米）的胶片需 80 秒左右的时间，连续打印多幅图像胶片时，第二张开始仅需 40 秒 / 张，整个自助取胶片和诊断报告过程仅用不到 3 分钟时间，比窗口发送的模式缩短了 30 分钟。而且系统是 24 小时连续工作，随时可取胶片和诊断报告，对那些无法在胶片发放窗口的上班时间取胶片和报告的患者来说极为方便。同时，还有效克服了人工发报告和整理胶片可能出现的差错。

（六）自助领取检验单

患者可通过自助服务终端刷卡提取患者主索引及未打印的检验结果信息，自动打印输出检验结果报告单。

（七）自助查询

自助查询的数据有以下几个方面。

（1）查询区域卫生信息平台。患者可通过任何一家医院的自助服务终端登录区域卫生综合信息系统获取自身有关检查、检验、处方信息等的信息。

（2）作为医院信息的公示平台，对于医院状况进行全面的介绍，如医院概况、各医疗科室、特色专科、专家信息、医疗技术及医疗设备等情况的介绍。

（3）提供医学信息的窗口，起到帮助咨询、加强健康教育的作用，如医学常识、健康教育、康复知识、用药常识、化验检查项目等内容介绍。

（4）收费标准查询。例如，药品名称、规格、价格、厂家，医院和自费药品等信息；检查、检验项目的收费价格和相应的收费执行规定信息。

（5）患者医疗收费信息的查询及当前预交金账户总余额查询。主要分为门诊和住院两部分，系统通过患者的 ID 号识别患者身份来查询患者此次就医的明细费用和当前预交金账户总余额。

（八）门诊自助结算模块

患者就诊结束后，可通过门诊自助结算模块将就诊卡内的余额退出。如果患者需要，自助结算后系统会自动打印发票和医疗费用清单。

（九）医疗服务质量自助评价

门急诊自助评价系统一般由"科室评价""个人评价"及"意见建议"三部分构成，意见建议部分是提供给患者进一步反映情况的窗口。

科室评价指标一般由服务态度、服务质量、服务作风、工作流程及环境卫生等部分构成；个人评价指标一般由服务态度、操作规范、诊疗水平、诚信廉洁、沟通能力及仪容仪表等部分构成。通过对患者服务的全过程进行追踪和分析，建立服务分析评价体系，不断优化服务流程，改进服务质量。

九、评价分析系统

评价分析系统主要有两个功能：患者满意度调查和患者服务决策分析。

（一）患者满意度调查

一方面，通过电话、短信、网站、自助服务终端等对患者满意度进行调查，可以调查患者对医院的医疗水平、医疗环境、医生、护士、相关工作人员服务态度等方面的满意度；另一方面，患者也可以通过多种渠道对医院、医护人员的服务态度、服务质量等进行投诉举报和批评建议，使医院不断改进服务质量。

（二）患者服务决策分析

患者服务系统在积累大量患者档案数据的基础上，建立了患者服务系统数据仓库，并借助于数据挖掘工具，依据目标患者和市场，建立了多维的医疗智能分析模型，进行数值决策分析，以指导医院实施"个性化"和"主动性"的服务。主要分为以下几个方面。

1. 分类管理

通过对患者、患者群的特点和构成做更深入的了解，针对患者的病案、年龄、性别、习惯、爱好甚至收入情况来分类管理，并制定不同的营销策略和针对性地提供个性化服务，使患者的终身价值达到最大化。

2. 多重分析

通过对患者就诊频率、就诊专科、家族史、诊断结果等的多重分析，形成各种疾病或潜在疾病的患者群，以及关注自身健康的患者群，患者服务管理中心对各个患者群给予应有的关注。

3. 单项分析

例如，通过分析曾在医院住院治疗的病人最近一次与医院接触的时间距离，判断患者对医院的忠诚度。若长期未与医院接触，患者服务管理中心应与患者联系，了解原因，留住患者。

通过以上患者分析系统的建立与应用，不但能提高服务质量，而且会不断发现新的医疗需求，并针对这些需求开展差异化服务，如康复医疗服务、心理咨询服务等，既有利于医院的发展，又有利于患者的健康。

第六章　移动医疗平台的构建

第一节　移动医疗平台建设的定位与规范化

移动医疗这个新生事物自出现以来，已有 10 年之久，其中与医疗相关的各种参数尚未形成标准，也没有被广泛接受的定义，然而其推动医疗改革的潜力却已经得到了普遍认可，医疗服务将变得方便快捷、质优价廉。移动医疗能推动医疗卫生领域主要部门的改革，尤其是基础医疗管理和老年医疗管理。此外，移动医疗还能大大提高患者的医疗体验，引导他们进行全新的自我医疗。

一、移动医疗的定位

移动医疗的定义并没有统一，世界卫生组织的定义为"移动医疗属于电子医疗领域，是指通过移动通信技术，如移动电话和个人数字助理（PDA），提供医疗服务和信息"。可以说，美国是移动医疗的聚集地，关于移动医疗的定义因组织不同而略有不同。美国国家卫生研究院的定义是"移动医疗是指使用移动和无线设备，改善健康状况、医疗卫生服务和健康研究"；美国国家卫生研究院基金会的定义是"移动医疗是指通过移动通信设备提供健康服务"；移动医疗联盟的定义是"移动医疗表示基于移动型或移动增强型的医疗解决方案，发达国家或发展中国家无所不在的移动设备提供了改善健康状况的机会，通过信息和通信技术为全球最边远的地方提供创新的医疗卫生服务"；美国宽带计划的定义是"移动医疗是指在移动网络和设备支持下的电子化医疗服务。注重通用工具在医疗的应用，如智能手机和短消息服务的应用，推动消费者和医生积极参加"；西部无线健康的定义是"移动医疗是通过诸如手机的移动通信设备提供的医疗服务，应用范围从健康提醒信息到大规模暴发预警"。

目前，国内许多人都把移动医疗与"互联网＋医疗"混为一谈。移动互联网已将移动通信和互联网二者结合起来，成为一体，移动互联网终端基本上涵盖了手机端、互联网、PC 端三者的常用功能。移动互联网第一次把互联网放到人们的手中，实现了 24 小时随身在线的生活。人们通过移动互联网可以随时随地随身查找资讯、处理工作、保持沟通、进行娱乐，甚至衣食住行等与生活密切相关的活动都可以在互联网上完成。随着移动通信技术的发展，移动医疗所覆盖的项目会不断增加，内容会不断丰富、质量会不断提高。主要体现在各种手机 App 更专业、功能更强大。这时所用的关键技术与中国人提出的"互联网 +"所用的关键技术（移动互联网技术、云计算技术、大数据技术和物联网技术）也许没有大的差别。然而，"互联网 +"在带来信息新技术的同时，也使跨界创新理念进入医疗领域，与医疗做深度的融合，形成了"互联网 + 医疗"的格局。"互联网 + 医疗"将使传统的医疗领域呈现出崭新的面貌，传统医学移动医疗的特点与移动通信、互联网、社交网络、超级计算、大数据、传感器、基因组学以及成像技术和信息系统的超级融合，经历破坏性的创新，形成了新医学。"互联网 + 医疗"体现为以下三方面：①"互联网 + 医疗"作为政府顶层设计的国家战略进入医疗领域，由国家主导推行，实现医疗卫生领域的跨界创新，是我国医药卫生体制改革和医疗服务业态创新的重大举措；②"互联网 + 医疗"推动基于互联网的医疗卫生技术和应用探索与推广，创建在线医疗卫生新模式，实现对现有医疗卫生模式的重构、创新和发展，构建以患者为中心的、便民普惠的中国特色医疗卫生体系；③"互联网 + 医疗"是医疗卫生领域的连接时代、数据时代和共享时代。促使资源配置更合理、医疗质量更保证、医疗过程更便捷、医疗服务更高效，以及医疗费用更适宜，将对促进我国医疗卫生事业发展、提高人民健康水平发挥重大作用。"互联网 +"给医疗领域带来了跨界融合、协同创新、开放共享、流程重构、精准对接的创造力，突破了传统医疗在资源、可及、均等、智能、知识等方面的局限，给医疗带来了全新的发展。

二、移动医疗的特点

（一）开拓有线网络的功能

移动医疗除了具有医疗信息系统的功能外，极大地开拓了有线网络医疗系统的功能及其应用，使医院服务窗口前移，医疗服务走出医院，覆盖区域、全国甚至世界的大部分地区。例如，孟加拉农村地区 90% 的新生儿是在医院或者诊所外面出生的。一个能针对何时分娩和需要助产士向诊所提供预警的移动出生告知系统启用后，结果显示，现在已经有 89% 的新生儿分娩是在有专业医疗人士在场的情况下进行的。此外，孟加拉的新生儿死亡数量占到了 5 岁以下人口死亡数量的一半以上。为了提高患者的意识，医生们发起了一个"医用手机"的行动方案，它能提供相关信息，包括如何照顾孕妇、婴幼儿问题的早期症状预警，以及制订全家性计划的好处等。在日本那些远离大城市的人烟稀少的小岛和山区，为了提高医疗服务的可及性，一项新的方案向农村居民提供一种 3G 无线上网的设备，用于记录和传送血压、体重，以及电子计步器上的步行距离。医生监控每名患者的数据并能够向每个人提供医疗建议。最终，患者显著提高了对于主动式医疗和血压管理重要性的认识。

（二）极大延伸了医疗服务

移动医疗将医疗服务延伸到病床、家庭、办公地、社区、旅途，让医务人员能够除了专门安排的工作外，可以充分利用"碎片化"时间与患者进行沟通、指导、解答、宣讲、提醒、回访、讨论、安排诊疗的时间等，患者和保健人群可以享受到随时随地甚至无所不在的医疗健康服务。

（三）通过移动终端提供便捷服务

移动医疗通过移动互联网等当代先进通信技术和平台，如微信、手机视频、App 等提供服务。我国是世界上第一大手机用户国，且广大农村的普及率比较高。这不单是终端设备制造商的市场，也是各种电子网络平台的终端客户和市场。各种医疗 App 的天地广阔。微信是世界上用户最多、功能最强大的平台，通过微信点对点或"朋友圈""病友圈""医生圈""某某群"等可以有效解决交流和沟通、随访、部分会诊等问题。2015 年 1 月，微信率先以用户社交平台大数据为依据，在朋友圈里探索精准广告投放，这让大数据应用的新场景华丽地呈现出来。2015 年，在国内融资的大数据创业公司总融资金额超过50 亿元，覆盖数据资源、数据技术、行业应用等方面。在移动健康领域，在努力创新发展的时候，也越来越多地沉淀数据。这些网络巨头青睐投资互联网医疗，意味着医学大数据也在越来越多地沉淀并发挥作用。2015 年 9 月，在国务院印发《关于促进大数据发展行动纲要的通知》中明确提出，数据已成为国家基础性战略资源。大数据正对全球生产、流通、分配、消费活动，以及经济运行机制、社会生活方式和国家治理能力等产生日益重要的影响。一个智能手环可以记录下你的血压、心率、运动、睡眠等数据；一个自助挂号平台可以保留你的个人信息、疾病种类、用药历史、家族史等数据；一个人的基因组测下来的数据超过几个 T。通过这些数据，可以分析出一个人在心理、生理上的特征，由此衍生出的价值无法衡量。进入数据时代后，能够生产更多数据，更好地挖掘分析这些数据或将成为企业价值最重要的评判依据之一。

（四）可推动各种公共信息平台的建立

移动医疗可以推动各种医学、医疗、公共卫生、药学等公共信息平台的建立和运行。例如，医学影像信息共享平台、检验报告共享平台、电子病历共享平台、健康档案共享平台、第三方服务平台专线、慢性病专病管理信息平台、急救信息平台、药品和医用耗材等电子商务平台、区域医疗卫生服务平台、公共卫生信息平台等可以解决数据集中和共享问题。医学大数据能更好地研究疾病转归的规律，提出更好的预防和解决的方案，对传染病提出预警。但是，移动应用和数据平台的安全保护机制比较脆弱，存在数据泄漏的风险；后台提供咨询的人员资质和服务能力良莠不齐，所提供的建议是否科学让人担忧。这需要政府企业和医院联手，从用户需求出发，通过建设标准化的行业体系来切实保障用户权益。国家卫计委提出了"4631-2工程"（其中"4"代表4级卫生信息平台，分别是国家级人口健康管理平台、省级人口健康信息平台、地方级人口健康区域信息平台及区县级人口健康区域信息平台；"6"代表6项业务应用，分别是公共卫生、医疗服务、医疗保障、药品管理、计划生育、综合管理；"3"代表3个基础数据库，分别是电子健康档案数据库、电子病历数据库和全员人口个案数据库；"1"代表1个融合网络，即人口健康统一网络；最后一个"2"是人口健康信息标准体系和信息安全防护体系），对全国卫生信息化进行顶层设计，旨在依托中西医协同公共卫生信息系统、基层医疗卫生管理信息系统和医疗健康公共服务系统，打造全方位、立体化的国家卫生计生资源体系。目前，已有14个省份建立了卫生信息平台，107个市建立了市级平台，30个省份的药品管理招标平台已经互联互通。人口信息数据库已覆盖全国14多亿人口。

信息化建设为移动健康及服务创新打下了良好基础，将提高基层医疗卫生服务能力，增加人们对基层卫生服务机构的信任度，帮助基层医疗卫生机构和基层医生与居民建立契约式的服务关系，探索建立具有中国特色的家庭医生服务模式。基层医疗卫生机构的服务能力不断提升，将有助于引导优质医疗资源下沉，强化基本医疗卫生服务和公共卫生服务政策在基层有效落地。在政府积极推进卫生信息化建设的同时，社会力量也在探索相关的服务模式。例如，2015年9月，微医集团提出了以家庭为单位为用户提供三级医疗服务、精准健康管理、医疗费用保障的"微医ACO"（责任医疗组织）计划。目前，已联合了数千家重点医院、20多万名专家等医疗资源。

（五）随时随地可共享

移动医疗可实现随时随地可见的数字传输和共享，医生根据权限或授权可以查阅医疗信息和资料，以及患者的资料或个人健康档案。患者和保健人群可以查询各种诊疗结果、医学知识、关注的信息。医学大数据技术以及各种医学公共平台可以解决数据集中和共享的问题，也就解决了医院之间检查结果互认的问题。患者也不必重复检查（复查除外），不必带着X线片等检查结果到处跑，不必为保存病历资料或找不到病历而烦恼。

（六）有效配置资源

移动医疗通过共享信息、即时通信、灵活调度、精确定位等技术可显著提高医疗资源和时间的有效配置与合理使用，解决医疗资源总量不足，高质量医疗资源尤其缺乏，以及布局不合理等问题。支持医务人员携带专业设备或自己的手机、平板电脑等终端设备，不受时间地点的限制而处理相关医疗业务，是使医生多点执业的良好途径。非常适合各种会诊，包括科室与科室之间、医院与医院之间、远程会诊等，也非常适用于远程治疗和远程监护。

（七）全流程信息化管理

移动医疗通过医学传感器、手机与服务平台，采集、记录治疗和康复过程的各种数据，建立起完整的个人健康档案，可以实现全流程的信息化管理，有利于包括个人健康档案、电子病历和居民健康档案的完善和管理。所采集的数据为医学健康大数据平台提供了数据来源，以便进行医学数据的精细化管理和大数据分析。

三、移动医疗的法律监管与规范

（一）移动医疗法律关系界定

与传统的医疗法律关系相比较，移动医疗法律关系更加新颖。移动医疗法律关系要素中不仅包含了传统医疗法律关系中的要素，如主体中的医疗服务机构、患者、医生等，因其科技和商业属性，还包含有移动运营商、应用程序开发商、医药电商等新主体，而且法律关系的内容也更加丰富，在包含的法律纠纷类型中，除了医疗纠纷之外，还有侵权纠纷、合同纠纷、隐私权纠纷等。因此，如何界定移动医疗法律关系，从而在政策上进行监管也相当重要。

1. 移动医疗法律关系主体和客体

移动医疗参与主体众多，根据其提供的医疗服务类型及功能定位，移动医疗的主体主要有以下几种。

（1）移动运营商。在整个移动医疗产业中，移动运营商至关重要，因为它是移动医疗系统的枢纽，连接着移动医疗的各个环节、各种技术和设备。通过移动运营商，可以实现信息的收集，实现各医疗主体之间的相互通联。例如，患者可以通过医疗设备或移动终端将采集到的信息传输给医生，而医生可以通过移动运营商向患者发出指令或者医嘱。这样的双向沟通能够满足交互式的信息需求。我国现有的电信运营商比较有优势的是中国移动、中国联通和中国网通，凭借它们优势的客户资源和移动网络覆盖率可以高效便捷地实现移动医疗的推广。

（2）信息平台系统提供商。信息平台系统提供商提供的信息平台系统可以实现数据的采集、传输和共享，方便医院、医生或患者等的求医问药，简化医疗流程。信息平台系统既是提供商提供的信息平台系统也是很多移动医疗的业务系统，通过信息平台系统可以实现数据处理，也可以实现数据标准化，实现信息发布、专家预约、电子挂号、用药管理、位置监控等移动医疗服务功能。信息平台系统提供商为其他主体，如医疗机构、移动运营商、移动医疗应用程序开发商等，提供信息平台支持，为其他主体各项工作的展开提供方便。在信息平台系统提供商提供服务的过程中，则会与各主体发生各种各样的联系，甚至有时与其他主体相互重叠，被其他主体所包含。例如，信息平台系统提供商可以是移动运营商、移动医疗应用程序开发商，也可以是医疗机构等主体。信息平台系统的开发和利用对移动医疗至关重要，是移动医疗应用程序和医疗服务信息的重要功能载体。

（3）医疗设备制造商。与传统的医疗设备相比，移动医疗设备经历了漫长的过程。通过将移动医疗设备与移动终端相连接，可以将采集到的人体信息传输给医疗信息系统平台，从而为医生或医疗机构的诊断治疗提供可靠的依据。相对于普通的医疗设备，移动医疗设备需要更高的技术要求和智能化，医疗设备制造商则需要投入大量的人力、物力才能够满足移动医疗的要求。

（4）移动医疗应用程序开发商。移动医疗需要各式各样的应用程序满足了移动医疗不同的功能需求。移动医疗市场空间广阔，越来越多的软件应用程序开发主体投入移动医疗应用程序的开发当中，成为移动医疗应用程序开发商。开发一个移动医疗应用程序不仅需要掌握一定的技术，还要熟悉一些医疗知识，甚至需要招募一些医疗专业的人才，只有将技术与经验融合在一起，才能开发出真正适合的移动医疗应用产品。作为移动医疗中的一个主体，移动医疗应用程序开发商不仅需要遵循互联网领域的规则，还需要遵守医疗市场的规则。

（5）医疗服务机构。医疗服务机构既可以是移动医疗服务的提供者，也可以是移动医疗服务的需求者，在移动医疗产业中可能具有多重角色。一方面，医疗服务结构需要移动医疗系统实现资源的共享，简化医疗服务流程，提高医疗服务的效率；另一方面，医疗服务通过移动医疗系统或移动医疗产品向患者提供医疗服务，实现医疗服务功能。医疗服务机构在医疗服务过程中需要承担特定的责任，在移动医疗多角色参与的情况下，医疗服务的责任也发生着变化，这种变化则需要在特定的情况下合理、准确地界定医疗服务机构的责任及其程度。

（6）医护工作者。医生和护士在移动医疗中也占据着相当重要的角色。在移动医疗中，医生和护士借助或使用移动医疗系统和设备为患者提供服务，从而提高了医疗服务的准确性和效率。例如，医生通过移动医疗系统或设备，可以无须与患者直接面对面就可以帮助患者进行诊疗，为患者提供最佳的治疗方案，免去患者来回奔波之苦；护士通过移动终端扫描患者腕带与药袋或输液袋上的条形码信息，由信息系统自动与医生输入计算机系统的医嘱进行核对、签名，系统对不匹配的信息进行提示，确保了给药的准确性。医生和护士在移动医疗诊治过程中不可避免地会产生差错，移动医疗系统或设备在运作过程中也难免出现问题。如何厘清产品设备与人的责任是移动医疗发展中急需解决的一大问题。

（7）患者，即移动医疗的消费者。在整个移动医疗生态体系中，患者满意程度的高低是衡量移动医疗生态系统是否能够良性运转的标志。医疗服务的宗旨是以患者为中心，移动医疗是一种新型医疗服务模式，其终极目标是为患者服务，提供社会化的健康医疗服务。患者通过移动医疗系统或设备接受医疗服务，无形中认可了移动医疗服务中某些行业既定的规则，也甘愿承担由于科学技术进步所带来的特定风险。医疗服务的风险始终与医疗技术的进步相伴而生，但是如何最大程度降低风险，保护弱者的合法权益则是一个需要认真对待的问题。

（8）其他参与主体。移动医疗的服务功能不单单局限于诊疗功能。在科学技术发展与社会需求不断提高的背景下，移动医疗的功能不断扩大延伸。移动医疗可以为公共卫生部门的疾病预防和传染病防控提供服务，可以为医疗保险机构对其客户（患者）提供精细化的管理、控制保险支出，还可以为医药销售商提供在线电子营销服务。总之，在移动互联网技术不断发展的情况下，移动医疗的服务功能将不断增多，参与主体也将变得越来越广泛。在参与主体不断增多的情况下，产生的医疗服务纠纷或者其他民事纠纷类型和数量也将不断增多。不同的纠纷类型需要根据不同的具体问题进行具体分析，并区别对待。

移动医疗法律关系的客体属于复杂客体，同样也涉及物、行为、知识产权、人身权益。移动医疗法律关系客体中的物主要是指移动医疗产品中的硬件设备，这些硬件设备是否完全属于《医疗器械监督管理条例》规定的"医疗器械"则存在很大的争议。移动医疗法律关系客体中的行为主要为给付行为和侵权行为，因涉及主体众多且相互之间会通过各种民事合同发生各种各样的联系，因此会在平等的民事主体之间发生各种对等的给付行为。移动医疗的侵权行为主要是在提供医疗服务过程中发生大的侵权行为，包括提供移动医疗服务的主体实施的单独侵权行为和两个或者两个以上移动医疗主体实施的共同侵权行为。移动医疗属于高新技术结合的产物，包含了移动通信和电子信息等方面的先进技术，作为权利客体的知识产权，其在移动医疗产业里也表现得十分突出。在知识产权方面，与传统医疗相比较，移动医疗具有更多的类型，如移动医疗应用程序中以著作权形式表现出来的计算机软件著作权、以发明专利形式表现出来的专利权、以产品外观形状表现出来的外观设计专利等。作为移动医疗法律关系客体的知识产权，其不仅体现了移动医疗的技术优势，还成为移动医疗产业投资获利的关键。

人身权益是移动医疗法律关系客体的最重要内容。其中的生命健康权和身体权与移动医疗关系尤为紧密。医疗活动直接作用于人的身体，对人的身心会产生各种影响。例如，好的医疗活动会使人的身心得到恢复或者增强；坏的医疗活动，则会对人的身体和心灵产生负面影响，使人的生理心理机能受损，严重的甚至会留下后遗症。与传统医疗相比较，移动医疗给患者（或者使用者）带来的风险并不比传统医疗小，因为移动医疗就诊模式可能影响疾病判断的准确性，增加诊断治疗的风险。生命健康权等人身权益涉及人的切身利益，在移动医疗运行的过程中，由于其高风险性等特点，移动医疗可能会对人的生命健康权造成不可挽回的损害。例如，某些患者通过"问诊"软件进行寻医问药，得到的结果可能使病情非但没有好转，可能还会加重，甚至造成误诊，耽误治疗；通过医疗电商购买到假的或者劣质的医疗药物或器械，造成经济损失或人身损害，等等。移动医疗误诊误判等错误行为给人的生命健康带来的威胁不容小视。

2. 移动医疗法律关系的内容

移动医疗法律关系的内容则是指移动医疗法律关系主体在移动医疗服务活动中的权利和义务，以及如何行使权利、履行义务。移动医疗法律关系主体众多，在移动医疗服务过程中扮演着不同的角色，提供不同的医疗服务内容。加之，移动医疗法律关系的客体属于复杂客体，包含物、行为、知识产权、人身权益等客体，在移动医疗服务活动的过程中，主体实施的活动会对客体产生各种不同影响，产生不同的法律关系，因而也会因此形成不同的法律关系内容。移动医疗民事法律关系内容是研究的侧重点；移动医疗行政法律关系内容则次之，而且包含了移动医疗行政法律监管形成的内容；移动医疗刑事法律关系内容由刑事法律规范调整形成，属于刑事司法的范畴。通过这些法律内容可以大致了解移动医疗法律关系的梗概。移动医疗民事法律关系的内容包括合同、侵权、产品质量、消费者权益保护等方面内容；行政法律关系的内容主要是移动医疗的法律监管。移动医疗民事法律关系和行政法律关系这两个方面的内容是移动医疗监管领域绕不开的问题。

民事权利义务在日常生活中最为常见，并且运用得也较为普遍。移动医疗民事权利义务主要表现在移动医疗主体在移动医疗服务活动中享有哪些权利、履行哪些义务。相对于患者，主要的移动医疗主体，如移动运营商、信息平台系统提供商、医疗设备制造商、移动医疗应用程序开发商、医疗服务机构、医护工作者等，在提供相应的产品或者服务并保证安全的基础上，享有获得等价报酬的权利。同时，移动医疗主体应保证其产品或者服务的质量，在提供产品或者服务的过程中不得侵害患者的权益。对于在提供医疗产品或者服务过程中出现的违约行为，作为与患者相对应的移动医疗主体，应承担相应的违约责任；对于侵害患者权益的行为，各医疗主体应根据其在侵权行为中的过错程度独自或者连带承担侵权责任。移动医疗行政法律关系的内容因行政法律规范的调整而形成，主要包含行政许可、行政监管、行政处罚等内容。哪些主体可以成为移动医疗主体，需要行政许可法的许可及确认；对移动医疗采取什么样的监管政策和措施，需要国家政策和法律规范予以明确；对违反国家政策和法律法规的移动医疗主体及其行为如何处罚，则由具体的行政法律法规加以规定。

（二）对我国的移动医疗法律监管的建议

美国移动医疗的监管体系为我国移动医疗的监管提供了丰富的经验，在"美国食品药品化妆品法案（FDCA）"中提出，要对产品进行上市前和上市后的监管，从而能够建立起以产品风险为依据的医疗器械分类和管理制度，也为移动医疗设备的监管奠定了一定的基础。自美国食品药品监督管理局根据分级系统对医疗设备进行监管以来，美国将医疗设备划分为三个级别。其中，最严格的是第三级风险设备，需要向美国食品药品监督管理局提供相关的临床数据，并且需要获得美国食品药品监督管理局的许可才能获准入市。

需要说明的是，为了适应移动医疗的发展，目前美国移动医疗的监管已经发生了两个方面的转变：①实行分类监管与加强对重点移动医疗设备或者软件的监管。比如，将移动医疗应用软件划分为临床类软件、健康类软件和医疗类软件，对于前两类风险较低的医疗应用软件，美国食品药品监督管理局采取的态度是不予监管或者减少监管，加强对医疗类特别是具有诊断功能的医疗应用软件的监管，抓重点领域的软件进行监管，既利于监管机构进行切实有效的监管行为，又减少了软件开发商的压力，同时缓解了双方的矛盾。②扩大美国食品药品监督管理局的自由裁量权，对一些移动医疗设备监管进行豁免或者不列入监管范围。比如，对提供个人健康记录的信息系统实行监管豁免，对作为卫生保健教育的信息系统不列入监管。风险程度较低的医疗应用软件可以降低监管的标准，对于确实没有必要进行监管的应用软件应适当地转变监管模式，如进行备案制注重事后监管。综上所述，美国对移动医疗监管措施的转变不是为了逃避监管责任，也不是为了市场发展进行妥协，而是在顺应潮流的基础上进行必要的创新和发展，适应移动医疗行业的发展，从而有效解决执法与监管资源不足、社会创新受限的问题，促进行业的发展和完善。

通过对美国移动医疗监管体系的分析，结合我国移动医疗发展的现状与实际，明确了我国需要进一步完善移动医疗监管体系，从而推动移动医疗产业的健康发展。移动医疗在给人们的生活带来方便的同时，也容易造成误诊、误治和延误病情等问题，并且维权过程非常艰难，这也是必须加强移动医疗监管的重要原因。我国的移动医疗产业处于发展初期，监管不宜太过严苛，但也不能放纵发展。可以借鉴美国的先进经验，从以下几个方面入手。

1. 完善相关法律法规

一方面，可以借鉴美国监管法律法规的做法，明确监管移动医疗的主体机构，以此增加监管具体的执行能力。从目前的情况来看，可以国家食品药品监督管理局为中心，成立移动医疗软件管理办公室作为管理移动医疗事务的唯一机构，该机构的设立可以保证、落实移动医疗应用条例的实施。

另一方面，需要通过法律法规的完善来改变患者无处维权的现状。在美国出现这种问题的情况较少，美国的医生可以拥有独立执业和多点执业的权利，因此医疗行为的责任主体可以明确为医生个人，每位医生会对其处方和诊疗负担责任，同时他们还会购买医疗纠纷的保险。目前，我国也正在放开对医生自由执业的限制，也就可以仿照美国的做法，明确医生是医疗行为的责任主体，并通过推行医疗纠纷保险来保障医生的权益。

2. 明确移动医疗法律监管机构和权限

《移动医疗应用管理条例》应当明确规定，软件管理办公室为移动医疗监管的唯一机构，可以运用其医疗器械及药品等的监管经验对移动医疗进行专业化监管，内设移动医疗监管部门，培养专业的行政和行业监管人才。移动医疗应用管理办公室在对健康风险较低的移动医疗软件监管过程中享有自由裁量权。比如，某个移动医疗软件已经在健康风险评估中被确定为低风险，则移动医疗应用管理办公室则应通过实际情况来考虑会不会对其进行入市审批，但是如果某个移动医疗软件存在较高的健康风险，国家食品药品监督管理局应当制定明确、具体的监管指导方案，可以仿照美国 FDCA 的模式，按照造成危害的程度对移动应用进行分类，并根据该程度的轻重确定监管措施，具体安排可以仿照美国。

3. 明确法律监管程序

移动医疗应用管理办公室的案件受理范围如下：第一，抽查管理移动医疗软件中出现的案件；第二，由有关单位以及上级部门移送的案件；第三，举报人有充分证据的案件。移动医疗管理机关在案件受理之后，应将案件的详细情况记录到《案件受理登记表》中，通过一定的调查后，如果需要立案审查的，应由经办人填写《立案申请书》并递交给上级领导批示，得到立案批准后移交到监管办公室。移动医疗管理机关在接到举报人举报后，必须在1周之内对案件是否立案做出决定。对得到立案批准的案件，应先成立专案小组，小组成员人数应超过三人，且必须为单数。同时可以建立回避制度，但是案件承办人在回避之前仍应继续其调查工作。经过一段时间的调查后，案件承办人应出具相应的书面报告。该报告必须将案件的由来、详细案情、违法事实以及处理意见等内容包含进去，对于需要进行特别严重的行政处罚的案件，应由管理部门办公会议共同审议。移动医疗应用管理办公室成员在接到案件《行政处罚意见书》后必须在10个工作日内做出决定，并由案件承办人将《行政处罚决定通知书》转交给被罚个人或被罚单位。若案件当事人拒绝接受《行政处罚决定通知书》的，案件承办人应根据实际情况填写拒绝理由和时间，并让见证人在《行政处罚决定通知书送达回执》盖章签字，如果承办人无法直接将《行政处罚决定通知书》送到被罚个人或被罚单位的，可以选择采用邮寄的形式，而送达日期则以案件当事人签收日期为准。

4. 移动医疗法律监管的措施

从时间上来分，移动医疗的监管可以分为事前监管、事中监管和事后监管。在移动医疗应用上线之前要对移动医疗应用做好审查工作，此项审查工作由于涉及工信部的部分职能，因此在当前转变政府职能和行政审批的大背景之下，可以由移动医疗应用平台全权处理移动医疗应用的上线审查工作。在移动医疗应用上线运行过程中，移动医疗应用管理机关需要做好抽查工作，这种抽查应当是不定时、不定量的，如果发现移动医疗应用运行有不合法之处，应当采取行政强制或处罚措施。如果在线上做出行政处罚并做出整改的决定，事后应当监督其整改并及时公布整改情况；如果在线下做出处理的决定，则应当监督其线下完成情况，并将行政处理结果进行公示。结合美国的具体经验，具体的监管措施可以采取以下形式。

第一，根据需要设立相应的行政许可，并逐步完善行政许可的范围和条件。现阶段，我国已经根据医药电商发展情况设立了《互联网药品交易服务资格证书》，对医药电商实行行政许可市场准入制度。

第二，建立行业主体或人员准入、退出机制和相应的行政处罚措施。移动医疗的主体众多，参差不齐，有必要对相关人员实施准入制度。如果其违反法律法规，可强制其退出市场；对于造成一定后果的，可以给予一定的行政处罚或做出禁止从业的决定。

第三，建立移动医疗主体备案查询制度。将相关移动医疗主体、经营范围或者移动医疗产品公布在相应的官方网站上，供公众查询知悉。

5. 建立移动医疗分级监管模式

与美国的做法一样，我国制定了《医疗器械监督管理条例》，对医疗领域中的医疗器械实行分类分级管理，并根据我国的具体实际，根据市场主体不同，建立相应移动医疗准入机制。医疗器械实行注册后，根据医疗器械的风险评估等级进行分级分类管理。美国相关医疗法案已经将移动医疗类软件进行分类，明确了临床医疗类软件、健康类软件和医疗类软件之间的区别，并且对一部分移动医疗软件进行了分类管理。美国食品药品监督管理局关注焦点的重心是那些可以对特定的病人进行诊断的移动医疗软件，前两类软件将不受美国食品药品监督管理局的监管。与"硬件"医疗器械监管类似，移动医疗产品可以采取分类分级监管的模式。根据移动医疗产品风险评估的结果，将移动医疗产品分成不同的风险等级，采取不同级别的监管方式。就目前我国的国情以及监管资源有限的情况来看，将所有的移动医疗产品纳入监管范围是不切实际的，像美国这样科学技术、监管制度和社会资源发达的国家也并没有将移动医疗软件或者产品全部纳入监管的范畴。因此，在移动医疗监管的实际运作过程中，我国可以赋予监管机构一定的自由裁量权，允许监管机构根据移动医疗软件或者产品的风险等级，将风险等级小、造成危害小的软件或者产品不纳入监管的范畴。

第二节　移动医疗的市场趋势

一、市场发展趋势状况

移动宽带、云计算及物联网等技术快速向医疗领域延伸，推动了移动医疗市场的快速发展。移动查房、移动护理、药品管理及分发、条码患者标志带、网络呼叫等应用已成为率先进入中国医院的移动医疗应用。移动医疗发展现已进入快速启动阶段，年增长超过 20%，未来几年将步入更高的成长期。

二、移动医疗的市场规模

移动医疗产业在中国的发展速度并不快，在 2014 年之前，市场规模一直增长缓慢，进入 2014 年后，中国移动互联网发展进程加快，人们的健康保健意识逐渐加强，同时，移动医疗产业开始受到资本重视，可穿戴设备、移动医疗应用逐渐开始在中国的手机网民间流传，移动医疗市场得到快速发展。

中国的移动医疗用户数保持着持续上涨的趋势。移动医疗用户随着移动互联网用户的增长而增长，在经历了几年的稳定增长期后，移动医疗市场将逐步迈入成熟期，解决了传统医疗行业的众多痛点，并在各个年龄段用户中普及，用户增长将会达到一个高峰。

三、移动医疗市场发展特点分析

（一）移动医疗用户在发达城市集中

移动医疗市场作为近年来互联网产业链中兴起时间不久的市场之一，在用户分布上极不均匀。90% 的移动医疗用户集中在一线城市，在二、三线城市的认知度并不高。这也是大部分互联网相关行业存在的问题，二、三线城市移动互联网用户的比重相对要低，且经济发达程度低，信息传播速度慢。但医疗行业作为和人们生活息息相关的刚需行业，一旦走向成熟，在二、三线城市的普及率将会飞速提升。

（二）移动医疗用户以男性为主

移动医疗用户主要以男性为主，占比 75%，女性仅占比 25%。这是因为中国手机网民的性别比例是以男性为主，智能硬件以及大部分运动健康监测设备也都是男性在买单，但随着当今中国女性的健康意识正在逐渐加强，女性健康或将是移动医疗领域的一个重要细分市场。

（三）移动医疗用户整体满意度较高

据调查数据可知，超过 50% 的用户对移动医疗都比较满意，17.7% 的用户非常满意移动医疗给生活和就医带来的便捷，移动医疗用户对于产品的整体满意度较高，但仍有 12.8% 的用户对移动医疗不满，原因是移动医疗产品在发展初期存在的种种问题，移动医疗在中国的发展并不成熟。

四、移动医疗的商业模式

移动医疗行业是专业知识较强的慢热型行业，在认识到应用价值并使用这些设备之前需要一段时间，而且这个行业需要不断创新和重新定义，新的商业模式才能不断涌现。除了智慧医疗 App 外，医疗 O2O 代表着移动医疗基本理念和确定的商业模式。未来医疗 O2O 会逐渐朝着大健康的方向发展，不仅是指药品制造这个环节，还囊括了物流、药品应用、金融支付、教育培训开发等医疗健康领域的整个产业链。移动互联网医疗技术与产品为大健康产业发展提供了有效的支撑，也注入了活力，国内的医疗健康市场上出现了 2 000 多款医疗健康类 App，主要的功能是收集血糖、血氧、血压，以及心电等数据。但是，市场上的这些移动医疗 App 普遍存在的一个弱点就是缺乏精准化的大数据分析，因此不能为临床诊断和治疗提供有价值的参考，还尚处于起步发展阶段。

当前服务中存在着硬件投入不足、低端重复建设、运行与服务成本过高、人员配置不够合理与培训不到位、系统设施和架构不够完备等问题，此外，还存在着缺少产品技术与差异化的服务模式创新、专业化高端人才、服务的规范化和标准、监管体系的建立等问题。

针对上述问题，应制定相应的对策内容。需要按照区域化和服务对象，设计线管的体系、结构和服务内容，按照市场化的理念随着服务需求的不断增加，扩大服务区域范围。移动医疗服务是一种相对特殊、个性化的服务，不同医院、不同单位对该服务需求不同。借助模块标准化措施设计，不仅可降低运作成本，缩短开发周期，还可提高设备制造水平，逐步用硬件设施的投入和技术水平提升来减少市场运作与服务成本。

（一）数据精确化决定方向

发展方向第一是数据精确化。用户可以使用高精度设备或应用来测量人体的各种指标数据，但目前这些测量的数据比较粗糙，可能会丢失很多信息，对于医生没有太大的临床价值。第二就是产品形态和结构的多样化，要有黏性，留住使用者，并且通过这些用户创造商业价值。家庭智能终端和服务型机器人等带有复合功能的娱乐与精准，适用与方便型产品是未来市场的新宠，使用者可以将这类硬件或软件收集的数据上传至网络，与家人、朋友共同分享好的社交化方式，同时也具有自我分享、自娱自乐的基本功能与体现方式。

（二）数据密度决定价值

在未来，移动医疗设备一定依托于大数据，单纯的硬件设备和建立在设备上的模式化数据分析不能解决问题，又增加了成本。移动医疗硬件的价值不再由硬件成本本身来决定，而是由每天产生的数据量和数据的流动性能力以及通过数据的对比分析得出价值来决定。硬件只扮演一个数据采集工具或一个数据源。硬件＋数据传输＋数据分析＋数据反馈形成了一个完整的服务平台，从整个平台来讲，它的价值与数据源的数量成正比关系。用户不再看重设备的计算能力，更重视设备的外观、轻薄程度和数据采集对正常生活的无妨碍性，这些决定了数据采集的密度。只有足够的数据密度，才能让设备体现出价值。而对于厂商来说，要从根本抛弃硬件时代的盈利模式。硬件销售将不再是盈利的唯一来源，如何让用户认可服务、持续提供数据，并根据用户数据给出个性化的改善建议吸引用户持续付费才是持续利益的源泉。

用全新的分析方式去看数据，不再对单一数据进行解读，而是对连续数据的波动性规律来进行分析并寻找异常。比如，进行慢性病监护，在开始的阶段必须和医生密切合作，由设备提供信息，对慢病管理、病后康复也是如此，不在于精度达到医疗级，但一致性和稳定性要有一定要求，作为一个参考，再结合传统数据的积累进行智能分析。在连续数据的分析模型下，分析的基础不再是单点的体征值而是体征的变化规律，对精度的需求就没有那么强烈。这样在硬件设计的过程中就可以平衡采集精度和成本之间的关系了。通过可穿戴移动医疗设备结合大数据的分析模型，就有机会在形成病症之前发现体征节律的异常并及时介入调整，避免疾病的形成，这才是采集与数据应用的本质和目的要求。

（三）服务模式决定竞争优势

当前移动医疗还面临着各种挑战：第一，国内很多医生长期的工作习惯不容易改变和颠覆，没有在心理上接受移动医疗。第二，由于专业门槛高，医生行业压力大，医疗资源分布不均，行业限制多，导致能够发展起来的移动医疗领域的医生少之又少，专业的移动医疗领域人才成为急需。第三，行业监管风险有待于进一步加强。医疗一直是国家重点监管行业，进入医疗尤其是新兴的领域的政策风险和监管风险较大。需要政策上确定医生和机构网站、App 是否有行医资格。第四，现有的模式有待于进一步创新。目前的移动医疗给医院带来的影响和改变主要集中在挂号和支付流程改善上，这些功能的确能够帮助患者缩减了诊疗中很多的时间和烦琐的流程，但并没有抓住医生的实际需求，也没有真正提升医生愿意使用的动力，难以进入良性循环。最后，还需要与医保等相关政策改革的协同一致。目前，移动医疗还尚未纳入医保，需要使用者自己付费，保险公司的参与力度较小。移动医疗不是简单的技术创新就可以实现，关键在于创建让用户满意的商业模式。因为，只有用户满意了，才会自动付费使用，而这恰恰是国内面临的一个比技术更关键的难题。目前，产品和服务很大程度上并非由个人买单，第三方买单必然涉及金融和支付工具的使用。

在新的模式里，硬件和服务都要具备快速迭代的能力，硬件将更舒适、更方便、更小型化、更无感化，同时集成更多的传感器，数据来源将越来越丰富，而数据分析服务将利用更多种类的数据来交叉分析，无须用户干预而通过数据智能化学习就能把人一天重要的生理活动描绘出来，通过数据把行为量化，也可以让平台提供优化用户生活规律的个性化方法。当用户接受并依赖它时，持续为服务付费将成为收入的主流。

五、移动医疗市场发展趋势

在大数据、移动设备的普及，资本和政策的双重支持下，移动医疗建设的发展主要表现在以下方面。

（一）人工智能与大数据，助力医疗发展

针对未来大数据分析，如何在疾病监控、辅助决策、健康管理等领域发挥重要的作用，是目前移动医疗关注的重点。日前，百度医疗大脑的发布已逐步实现了这一技术。百度医疗大脑是采取模拟医生问诊的形式，通过与用户多次交流，分析症状，结合海量的医疗数据及专业文献数据，提出问题，反复验证，并最终给出诊断建议的智能医疗产品。

（二）NB-IoT+物联网芯片＝移动医疗设备商用

传统的移动医疗设备普遍基于 WiFi、蓝牙等通信手段，存在不能独立使用、功耗较高、隐私泄露等问题，难以促成用户形成良好的使用习惯。随着新一代 NB-IoT/eMTC 通信技术的出现，克服了传统通信技术的缺点，成为移动医疗设备的标配。全球电信运营商们和芯片巨头在改善、布局通信技术的同时，也推动了移动医疗设备的商用，尤其以运动、心律、睡眠等检测为主的各

类医疗设备发展较快，为迎合市场，满足用户需求，高通、华为等芯片厂商也纷纷推出可以支持 NB-IoT/eMTC 等通信技术的物联网芯片，助力移动医疗设备的商用。

（三）政策扶持，智能养老产业开始发力

随着人口老龄化的加剧，我国从 2013 年开始，持续发布关于扶持养老产业发展的政策，从 2015 年开始，政策由扶持老人转向扶持产业、扶持市场。虽然目前我国智能养老产业还面临着盈利模式不清晰、养老项目融资难等问题，但是随着时间的推移，新一代老年人口的教育水平、生活消费水平都有所改变，从长期发展来看，政策扶持智能养老产业撬动的很可能是数以万亿计的银发市场。

（四）医药电商竞争，用户体验是关键

随着医药电商三证的取消，更多的企业加盟医药电商，但由于药品是特殊商品，消费者的消费习惯与消费场景影响着医药电商的发展。纵观国内医药电商的领军企业，均在保障用户体验方面不断努力。例如，京东医药城通过自身物流平台优势保障了药品的送达效率；健客网则成立品控部门严抓服务质量；康爱多建立线下体验馆提升用户体验等。由此可见，医药电商与传统电商运营模式无二，只有在保持住用户黏性、壮大用户基础上，才能保证营收。

（五）医疗电子元件厂商成长空间大

随着医疗设备在人们日常保健中应用比例的提高，医疗电子产品的安全性、可靠性、智能性等人性化需求成为未来产品设计的关注重点，因此智能装置传感器等医疗健康配件成为近年来硬件商、开发商积极抢占的市场。

第三节　移动医疗的全球化发展

移动医疗作为一种现象，正以庞大数量及新兴举措在全球快速扩张。可以说，推进移动医疗进步的关键技术是手机，无论人们身处何地，手机都能迅速联通他们。虽然这未必是直观的事实，但手机在所有发展中国家的使用频率超过其他任何现代技术。此外，手机网络在许多低收入和中等收入国家的普及率也超过其他社会基础设施，如道路和电力。

随着手机用户数量的增加，全世界都对移动医疗寄予厚望，移动网络在市场上的普及、更加成熟化的发展、更快的数据传输速度，再加上性价比更高的手机设备，所有这些都正在改变人们获取、传播、管理医疗服务和信息的方式。

除了手机使用的爆发性增长外，个人使用互联网的比例在全球范围内也持续增加。到 2017 年年底，全球使用互联网的人数已接近 40 亿。其中，中国互联网上网人数 7.72 亿人，居全球第一。

基于手机的移动医疗在全球比比皆是，涵盖信息获取程序、健康监测和潜在疾病警示。手机技术正通过远程分类、医疗建议、健康监测的方式为人们提供更好的医疗卫生渠道。在全球范围内，手机为艾滋病毒携带者、艾滋病患者或搜索疾病防治信息的人提供了很大的帮助。手机也向孕妇和新生儿的母亲提供照顾孩子的信息和渠道。手机及其运行的应用程序已经全球化了。

显然，人们对移动医疗的需求正在增加，特别是在发展中国家。同美国等发达国家一样，除传染病高发之外，这些国家也面临着慢性病不断增长的趋势。这些慢性疾病包括高血压、肥胖症、心脏病、糖尿病等。传染病和慢性疾病叠加在一起被称为"双重负担"。双重负担给尚不发达的医疗系统带来了前所未有的挑战，体现在基础设施有限、医院资源不足、医护人员匮乏等方面。然而，移动医疗的支持者认为，移动医疗可以克服诸多医疗、服务上的障碍，满足人们在"双重负担"下的公众卫生和临床护理需求。

一、全球移动医疗：挑战与建议

如何在全球范围内实施移动医疗并没有统一适用的解决方法，部分原因是因为不同地域面临的挑战各异。即使手机的普及率飞速增长，也仍有相对落后的地区因资源的匮乏以及经济的落后阻碍了移动医疗的发展。由此看来，移动医疗的全球化发展面临着巨大的挑战。

不同国家间的经济、组织、技术的差距极大地阻碍了移动医疗的发展。移动医疗的实施很复杂，因为许多组织机构在开始决定使用该技术时并没有明确的目标和侧重点。在开始时，他们也许把重点放在移动数据采集上，可一旦数据采集完毕，就很快转向用移动设备来支持其工作流程，而数据搜集的移动技术可能并不适合后续的工作。

一些挑战似乎是世界性难题。比如，参加世界卫生组织 2011 年调查的国家一致认为，"竞争医疗系统的优先权"是使用移动医疗的最大障碍之一。调查还发现，进一步了解移动医疗软件的相关信息是首先要解决的问题。具体而言，就是需要了解应用程序的影响和成本效益评估方面的信息。世界卫生组织调查发现，世界医疗体系的压力与日俱增，面临多重健康挑战，如长期流失劳动力、预算有限等问题。为了得到优先考虑，移动医疗项目要求进行评估；也就是说，为评估做出的努力是值得的，它将产生预期的长远效果。决策者要求可靠的证明，但研究表明，人们不会定期对移动医疗的成果进行评价，只有12%的国家反映说他们做过评价。

（一）文件效力问题

移动医疗的评价总是集中在可行性研究上，而非估量长期成果和成本效益等因素对评价的影响。这种评价方法产生的信息量有限，因此很难判断人力财力的投资是否划算，尤其是长期投资是否有价值。

移动医疗存在益处，但鲜有信息表明其在临床和经济上的作用，而这些作用对于移动医疗的未来至关重要。此外，为了使移动医疗维持对其他类似产品的竞争力，就必须估算其每年的成本，伤残调整生命年（DALYs）除外。这是估计健康干预作用的普遍方法。

（二）安全或隐私问题

移动应用程序在传播和储存数据中风险较大，可能会引起或影响安全和隐私问题。患者数据在多数手机和电话软件平台上都可以获取，因而除了基本的密码保护外，很难防止外人访问。把不同的移动医疗工具联系起来放入现存的数据库也同样具有挑战性。移动医疗项目通常由不同的数据系统运行，这些系统的开发时间或资金来源各异，这意味着不同平台由不同机构（如政府、私人或捐款资助机构）掌管。尽管已经提出了解决这些问题的公开标准，但仍然是有待进一步完善的工作。

（三）缺少全球标准

大家普遍认为移动医疗需要采用全球标准和互用技术，完美地使用公开的计算机结构系统。的确，使用标准化信息和交流技术会提高效率、降低成本，这需要全球通力合作，制定全球最优的实践方法以便于系统和应用程序之间的数据移动效率更高。

世界卫生组织分析指出主要的障碍如下：①缺少有关移动医疗应用程序和公共健康成果方面的知识；②移动交流成本高；③基础设施不发达，如移动网络不稳定；④缺少国家或地区的政策支持。

系统碎片化常常是发达国家面临的问题：医疗设施庞大、思想保守、不善于变通。在美国，碎片化是访问、成本和质量问题的主要原因。而在英国，高度集权、自上而下的方法没能建立一个全国范围的医疗信息网络。因此，有人呼吁缩小医疗信息技术的范围。

二、全球移动医疗的实践性研究

数据丹恩组织发起了一个国家编码的项目，旨在促进当地软件开发人员创建编程解决方案来应对当地信息技术的挑战。国家编码是与非营利组织结构国际和医疗保健科技公司 Dimagi 联合开发的。该公司鼓励筹资方或运营商分配 50% 以上的项目资金给当地程序员，这主要有两方面的原因：①当地人能开发更有效的解决方案，因为他们了解存在的问题；②同时建立永久的信息和通信技术能力，不会受到外部软件开发商的影响。其他研究人员同意发展本地的技术力量，以便实现移动医疗，促进当地小型企业拥有更多的经济机遇，甚至能推动移动医疗的可持续发展。

ROSA 联盟是一群开发商创建的开放源代码，基于标准的非专利移动数据采集工具，能满足大家的共同需要。开放源代码的研发有利于实现更大规模的发展，涉及不同国家的不同系统。在所有成员中，既有小公司，也有谷歌这样的巨头企业，以及华盛顿大学与卑尔根大学。该集团的开发者们分散在各个国家工作，如印度、孟加拉国、肯尼亚、巴基斯坦、坦桑尼亚和乌干达。ROSA 的成功在于利用设计方法来捕捉或记录，并通过移动设备传输数据。目前的 ROSA 包括 JavaROSA，是一个移动数据采集的开放源平台，用途广泛，包括疾病监测和收集电子医疗记录的数据。使用 JavaROSA 平台的项目可以在大多数运用 Java 环境的手机中操作。即使这些手机通常在低收入地区使用普遍，但是 Java 的兼容性并不普遍，而且费用较高。

综上所述，移动医疗将医疗技术与医疗资源合理配置，既为患者带来了快捷、高品质的医疗服务体验，也为医务工作者简化了工作流程，提高了工作效率，传统的医疗模式正在被改变。移动医疗很好地解决了患者就医难、就医时间长的困难，患者通过移动设备随时随地预约看病时间、选择就诊医生、查询各种结果报告等，患者就诊的满意度也自然得到提升。同时，移动医疗相对缩短了医务人员的工作时间，减轻了医务人员的工作强度，提高了工作效率，为构建和谐医患关系提供保障。

随着我国移动互联网技术的不断发展和移动用户的快速增加，移动医疗领域的发展也非常显著。但我国的移动医疗在商业模式和行业应用方面还需要一个长期发展和完善的过程，还需要更多政府部门的大力支持和配合，还需要更多的企业共同合作，共同参与科研，从而给互联网医疗新模式一个更广阔的发展空间。

第四篇　人工智能与未来医疗

第七章 医疗生态系统的构建

第一节 医疗可穿戴设备生态系统支持

医疗信息化就如一场正在发生的化学反应，传感器和物联网技术、移动互联网、云存储和大数据分析等先进技术正在不断实现新的突破，并进行集成创新、相互深度的融合，而可穿戴设备就是这场化学反应后产生物质的最佳载体。医疗可穿戴设备的性能及市场要想得到极大的发展，离不开周边相关软、硬件系统的强有力的支撑，这强有力的周边环境的支撑构成了医疗可穿戴设备的生态圈。下边将详细介绍此生态系统。

一、物联网技术

在我国全面实现医疗卫生改革、促进医疗信息化的大浪潮下，物联网技术在医疗信息化领域具有很大的应用前景。目前，我国物联网技术逐渐趋于成熟，广泛应用于医疗信息化领域，改变了我国传统的医疗方式，显著提高了医疗工作的效率和质量。物联网技术在医疗信息化中的应用主要表现在以下几方面。

（一）移动查房

目前，我国的许多医院在查房的时候仍采用传统的形式进行，这种方式往往效率较低。将信息数据传输通过无线网络技术结合物联网技术，并且多数以移动终端的形式将电子病历提供给医生使用，这是移动查房技术的主要实现方式。只要是在无线网络覆盖范围区域内，医生查房可通过这些移动终端随时随地查询病患信息以及录入医嘱，移动查房这种便捷性在一定程度上可以提高医护人员日常的工作效率。

（二）电子病历

电子病历是物联网技术主要应用之一，主要用于实现临床文件的数字化。移动电子病历具备临床的移动性和安全性，它可以提高医务人员的效率，医务人员可以通过基于物联网技术的平板电脑、PDA 等检验检查结果、输入和提取病历，以及查看影像图像等。

（三）医疗物品管理

医疗药品和医疗器械的数量巨大，种类繁多，管理难度极大，是医疗管理过程中的主要难题之一。将物联网技术应用于医疗物品管理过程中，可以实现互联网对医疗物品的自动识别、定位、监控和管理等过程，提高医疗物品管理的效率和质量。物联网技术在医疗物品管理过程中的应用主要有以下两个方面：其一，将物联网技术应用于医疗物品防伪过程中，在医疗物品的包装上粘贴智能的附加标签，通过物联网技术可以实现对医疗物品信息的自动识别、医疗物品流通环节的自动监控，有效防止假冒伪劣的医疗物品进入医疗系统；其二，将物联网技术应用于医疗物品协调管理工作中，通过物联网技术可以建立一个医疗物品信息网络系统，实现资源的共享，有利于医疗物品的协调管理。

（四）医疗信息共享

通过在物联网中应用 RFID 感知技术，建立电子医疗健康档案用于监测远程医疗病情等，可以避免医生重复检查、医生重复询问病史和病人不必要的奔波，方便一些家庭中无人照料、行动不便等特殊病人，从而减少医生护士人员的工作强度并且降低患者费用。

目前，物联网技术广泛应用于医疗信息化过程中，发挥了重要的作用，为我国医疗卫生事业的进步做出了巨大的贡献。但目前我国医疗信息化中的物联网技术并不完全成熟，仍存在许多问题，有待进一步完善和改进。其一，没有建立完善的医疗信息化物联网标准体系，没有对医疗信息化中的物联网技术结构和内容进行规范管理；其二，远程监控和移动护理需要建立在完善的电子病历系统上，但目前我国电子病历系统水平参差不齐，给物联网技术在医疗信息化中的应用带来了困难；其三，没有建立完善的隐私保护体系，网络技术为我们的生活带来了极大的便利，但同时也产生了一系列的安全隐私问题。患者的医疗隐私保护体系与物联网技术在医疗信息中的有机结合尚待完成。但迫切的需求以及广阔的应用前景是这项技术发展的最大动力，随着研究的逐步加深和技术的不断成熟，物联网在实际应用中面临的问题也会得到有效的解决。在提高工作效率、努力开拓市场的同时，如何使流通中的管理更科学、监控更完善、信息更及时是我国医疗事业在未来竞争中取得优势的一个重要保证。

总之，物联网技术在医疗信息化的进程中发挥了举足轻重的作用，能够帮助医院实现对人的智能化医疗和对物的智能化管理工作，支持医院内部医疗、设备、药品、人员及管理各方面信息的数字化采集、处理、存储、传输、共享等，实现物资管理可视化、医疗信息数字化、医疗过程数字化、医疗流程科学化、服务沟通人性化，能够满足医疗健康信息、医疗设备与用品、公共卫生安全的智能化管理与监控等方面的需求，从而解决医疗平台支撑薄弱、医疗服务水平整体较低、医疗安全生产隐患等问题。实现万物互联的物联网技术可助推可穿戴医疗设备的更新换代及应用范围的扩大。

二、移动互联网

移动互联网医疗服务是基于移动互联网技术平台，面向用户提供医疗信息和医疗服务；互联网技术在医学领域应用很早，基本同步于互联网的发展，但其内容最初仅限于建立网站，提供各种医学知识、文献查询等简单功能，后来发展到提供门诊预约、专家咨询、导诊等诊前服务，并逐步覆盖至诊疗中、诊疗后。移动互联网+医疗服务模式具有社交化、连贯性、情境性、预防性和精准性，是现代医疗行业与移动互联网行业的交叉融合。国内从事移动医疗的应用主要有以下几类。

（一）综合服务类型

例如，全国就医指导与健康咨询平台——挂号网与广东省中医院联合，推出了"微医院、微医生、微支付"的移动医疗App"微医"，通过手机应用终端，将广东省中医院打造成全国首家移动互联网医院。"微医"提供的在线智能医疗服务项目有预约挂号、预约支付、取报告单、就诊提醒等"一站式"移动医疗便捷服务。而新疆医科大学第一附属医院和新疆维吾尔自治区人民医院建成的首个新疆移动医疗监测系统建立起了强大的监测服务体系，能实时监测患者的生理参数，为患者提供及时权威的就诊指导服务，必要时发出预警求救信号。

（二）医患信息交流类型

通过建立疾病数据库和整合医生资源，为用户提供移动的自诊或在线问诊服务、医疗健康咨询服务。例如，"春雨医生"网站通过建立数据库和整合优秀医疗资源，邀请来自五个重点城市的三甲医院的主任医师在网上实名坐诊，提供高质量私人医生服务并收取相关费用。又如，定位于以患者为核心的院外医疗服务的"好大夫在线"网站致力于打造以患者为核心的医患沟通平台，采用病情优先制，黏附在"好大夫在线"网站这个平台上，运行7年来，患者和医生日益增多。目前，已有3 200多家公立医院和少数民营医院的32万名医生在"好大夫在线"网站在线注册，其中有 7 万名活跃医生开通了个人网站，提供在线咨询、转诊、预约加号等在线服务。

（三）信息化服务类型

服务于专业医疗人员的网站，如丁香园的用药助手，主要为医务人员提供常用医学计算工具，为查询药品说明书、查看用药指南提供方便；而杏树林网站推出了"医学文献""医口袋""病历夹"等 App 为医务人员服务，倡导通过手机应用，采取移动时代的查房新方式，致力打造医生手机里的病例室。通过医学文献向医务人员介绍当前的新产品，可以据此来为药企产品提供个性化的推荐，向药企收费。

只有医院信息系统发展到一定程度，移动应用才会真正发挥效能。目前，我国医院全面信息化有待提高，医疗机构的基础医疗信息系统的建设必须跟上时代发展的步伐。移动互联网的发展给医疗信息化建设带来了新的契机与活力。丰富的应用形式拓展了医疗模式与手段，为人们的医疗保健服务提供了更多的选择空间，一些应用从一定程度上降低了医疗费用，受到了群众的欢迎与好评。但是，诊疗行为与其他行业的简单沟通交流及线上支付行为不一样，医生需要望、触、叩、听，可穿戴医疗设备的出现打通了移动医疗中医患交流的最后一米。移动互联网支撑的移动医疗也为可穿戴医疗设备提供了良好的应用空间，促进了可穿戴医疗设备的发展。

三、云存储技术

随着计算机信息技术的迅猛发展，产生的数据量越来越大，海量数据中蕴藏了大量有价值的信息，这些信息为制定决策规划提供了科学的理论依据。计算机信息技术广泛应用于医疗领域，实现了对医院信息数据的分析和积累，对制定医院管理策略奠定了坚实的基础，为实现医院可持续发展目标提供了充分的保障。

云存储（Cloud Storage）是近几年提出的一种存储模式，它通过集群应用、网络技术及分布式文件系统等功能，将网络中大量不同类型的存储设备整合起来，向用户提供了统一的数据存储和业务访问接口。云存储作为云计算服务的一种，即"存储即服务"（Storage as a Service，SaaS），是云计算中较为活跃并且发展迅速的一个分支。由于云存储的技术可行性与传统的数据存储相比更廉价，而且也正在变得更加安全，因此云存储已经成为代表网络化存储领域的发展趋势，也为海量数据提供了可扩展的、安全可靠的存储解决方案。

云存储技术和理念改变了传统的存储资源应用模式,对于医院信息化建设中所出现的存储资源不足、管理不便等问题,云存储都提出了很好的解决方案。云存储对于医疗信息化的价值在于以下几点。

(1)更安全、可靠的数据存储中心。数据存储在云端,通过集群技术、分布式文件系统和网格计算等技术,多个存储设备之间不仅可以进行协同工作,还可以对外提供更强大、更优质、更安全的数据访问服务。专业团队进行信息管理,通过 CDN 内容分发系统、数据加密技术保证云存储中的数据不会被未授权的用户所访问,各种数据备份和容灾技术保证云存储中的数据不会丢失,提供了可靠、安全的数据存储中心。同时,严格的权限管理策略可以帮助用户与指定的人共享数据,用户不必担心数据丢失、病毒入侵等问题。

(2)更简易、灵活的用户终端。对于医生、护理人员和其他医疗支持者来说,通过云计算技术可以实时分享区域中医院的病人资料,不论其在哪儿。用户只要有一台可以上网的电脑,有一个浏览器,就可以在浏览器中直接编辑存储在云端的文档。医务人员可以从互联网激活的设备上去获取这些信息,而不需要安装任何软件。病人的电子医疗记录或检验信息都存储在中央服务器中,可以全球索取,资源可以由一个医院群分享,这将形成各医院患者信息大联合的景象,提供一个无缝、集成计算及协作平台,解决信息"孤岛"的问题。

(3)更广泛的数据与应用共享。在云存储的网络应用模式中,数据保存在云端,所有符合权限的电子设备只要连接互联网,就可以同时、多人、不同地点地访问和使用同一份数据。避免重复创建数据,可以更合理地对已有数据进行管理、应用和共享,提高数据的有效使用率。

(4)更高的性价比。作为分布式计算技术,云存储具有比集中式系统更好的性能价格比,所提供的资源比各个医疗机构自己所能提供和管理的资源更廉价。医疗数据资源存放在云端,由云存储服务提供商帮助管理这些数据资源,并提供医疗机构所需的应用软件,从而节省了大量的花销。

尽管云存储在信息存储与共享方面具有多种优势,然而,在医院信息化建设中应用云存储技术,还存在以下困难与挑战。

第一,存储接口的标准化。目前,由于各云存储缺乏统一的 API 标准接口,应用程序还不能从一个云存储平台无缝迁移到另一个云存储平台,导致云应用程序的开发和集成困难,在改换云服务提供商的时候,可能还需要重新编写应用。这些已经成为云存储发展必须解决的问题。

第二,数据安全性。用户在考虑使用云存储方案时,首先关心的是其数据的隐私保护和安全性,尤其是像军队、医疗等对安全性敏感的行业。医疗数据都有其机密性，但这些机构把数据存储到云计算服务商的设备后，具有数据优先访问权的并不是相应的医疗机构，而是云计算服务商，不能排除医疗数据被泄露出去的可能性。在云计算服务平台中，用户的数据处于共享环境下，也不能保证做到万无一失。

第三，网络带宽不足。云计算服务是基于 Internet 的，所有的应用数据需基于远程网络传输，数据传输量激增，对带宽提出了很高的要求。此外，数据的长途传输也会引起人们对延迟的担忧，再加上互联网的稳定性问题，为云计算服务的开展带来了一定阴影。医院需要提供足够的网络宽带与公有云服务相连接。此外，网络传输的可靠性问题也为云存储的普及带来一定障碍。

云存储技术为可穿戴医疗设备对人体持续监测产生的海量数据提供了稳定、可靠的存储空间，同时也为个人电子健康档案的形成及查阅提供了极大的方便。随着医疗的深入发展，云存储将发挥更大、更加实际的作用。

四、大数据技术

医学大数据广泛涉及人类健康相关的各个领域，如临床医疗、公共卫生、医药研发、医疗市场、健康管理、气候与环境、精神与心理学、人类遗传学、社会人口学等。基于大数据应用，未来的看病模式很可能不再是现在这样与医生"一对一"。可以畅想的是，医疗大数据带给人们的将不仅仅是更优的诊断与治疗计划，还有更优的生活方式。通过医疗大数据的挖掘和筛选，还能前移到发现何种生活方式可能是更有利的，从而给政府、医保政策制定者、医院，以及大众更好的生活方式指导。

大数据医疗平台提供的服务主要包括以下几个方面：一是为医务人员服务，包括临床辅助决策、单病种大宗病例统计分析、治疗方法与疗效比较、最小有效治疗研究、精准诊疗与个性化治疗、不良反应与差错分析提醒等；二是为患者服务，包括全生命周期的健康档案、自我健康管理、健康预测与预警等；三是为管理者服务，包括精细化管理决策支持、数据服务与数据经济、感染暴发监控、疾病与疫情监测等；四是为研究人员服务，包括科研服务、用药分析与药物研发等。

大数据医疗平台对医疗工作具体支撑表现在以下几方面。

（一）临床辅助决策

常规应用，如医嘱处方安全用药提醒、简单的诊疗方案提示等。目前，一些大医院广泛采用的临床路径管理系统也是一种典型的临床辅助决策应用，其可以使医疗活动能够按照循证医学的规律，做到按规范治疗。此外，针对医学影像类的非结构化大数据，可以采用同类影像搜索比较、病灶特征分析等方法辅助诊断。

（二）诊疗方案有效性支持

对同一病人来说，医疗服务提供方不同，医疗护理方法和效果不同，成本上也存在着很大的差异。通过基于疗效的比较效果研究（Comparative Effectiveness Research，简称 CER），全面分析病人特征数据和疗效数据，然后比较多种干预措施的有效性，可以找到针对特定病人的最佳治疗途径，并减少医疗费用。采集分析的数据样本越大，那么比较效果可能会越好。

（三）自我健康管理

通过可穿戴医疗设备对个人健康状态进行连续监测，医务人员对健康信息进行集成整合，为在线远程诊断和治疗提供数据证据，对个人健康状况进行有效分析和干预。例如，用户可以将自己的血压、呼吸、血糖、体温等健康信息存储在签约医院的医疗云上，由医院的医疗专家进行监控分析，从而提出健康管理建议。

（四）疾病危险因素分析和预警

研究疾病风险模型，设计疾病风险评估算法，利用该算法计算个体患病的相对风险；利用采集的健康大数据危险因素数据，对健康危险因素进行比对关联分析；针对不同区域、人群，评估和遴选健康相关危险因素及制作健康监测评估图谱和知识库；通过全基因组测序数据分析，可明确个体的患病风险。

（五）医院感染暴发监测

医院感染（Hospital-Acquired Infection，简称 HAI）严重危害人类健康，一旦暴发流行，如果没有采取积极有效的控制措施，将给患者和医院带来巨大的损失和痛苦。减少医院感染暴发危害性的核心是"早防范、早发现、早控制"。通过对医院感染数据的全面分析，能做到在医院层级有效地前瞻预警，增强干预措施的时效性，从而显著地提高医院感染管理防控效能，维护患者健康。

（六）数据服务与数据经济

用户的医疗健康数据既包括在医疗机构的诊疗过程数据，又包括在社区的电子健康档案数据、自我检测的健康管理数据。医院建设的医疗服务云平台为用户提供了医疗与健康云数据存储、管理、监控、分析与自主利用等服务，让这些数据产生了经济价值。

可穿戴医疗设备采集到的海量数据可通过大数据技术挖掘出其间的关系，

从而产生极大的价值。物联网、移动互联网、云存储、大数据医疗平台分别为医疗可穿戴设备提供了设备间的通信、应用服务平台、连续数据采集的海量存储及个人健康档案的数据分析的支撑平台，也构建了可穿戴医疗设备未来可持续发展的生态系统，此生态圈内的相关技术进步形成了一个良性的循环。

第二节　基于传感器医疗应用的发展方向

当前的趋势显示，未来的医疗传感将会汇集众多领域——卫生、技术、时尚、服装和生活方式。随着健康消费的持续增长，人们希望他们的医疗设备更为美观，特别是非处方的监控设备。许多身体健康的人想通过使用方便的、非侵入式的、时尚的设备持续地追踪他们的健康状况。这一逐渐庞大的人群包括那些积极主动管理自身健康的人，以及那些担心媒体中最新报道的医疗恐慌的"疑病症"（或健康焦虑症）群体。患者慢慢开始了解在医疗健康领域中新兴的传感技术以及服务。将来，他们可能会需要针对他们处方的医疗疗法相类似的功能。这也将会达到患者和医疗专业人士之间的动态再平衡。许多人认为，这是一个有积极意义的改善，因为在个人的决策过程中，这会对他们的健康产生更为积极的作用。人们接受的教育越来越好，因而会质疑对他们进行保健服务的人员，并对他们提出更多的需求。患者会有更多的选择，并且会在与他们健康相关的问题的决策过程中发挥更为积极的作用。

最近几年来，随着个性化医疗朝着成为医疗实践标准的方向发展，个性化医疗的使用将会加速发展。"组学"技术的使用将会推动个性化医疗的发展，在这项技术中，基因组信息将用来确定针对一个人更为有效的治疗方案。这将使我们不再使用以人口为中心的统计信息（通过这种方式我们可以看到治疗的平均效果），而是朝着对症治疗并且根据个人的生物数据不断改善治疗方式的方向发展。这种方法通常被称为治疗诊断学，主要锁定在靶向药物治疗和伴随诊断测试上，从而改善个性化医疗的水平。测试是它不可分割的一部分，因为必须检测服用一种新药物的即时反应，并且根据测试结果优化病人的治疗方案。从确定哪些药物治疗是最有效的，到监测这些药物的疗效，传感技术在这种方法中发挥了核心的作用。

从技术的角度来看，随着MEMS技术不断地发展而日渐集成的器件将严重影响传感技术的发展。传感器的尺寸不断地减小，使得它们可以满足患者的需求和期望。新型体表传感技术，如电子皮肤碎片或"智能皮肤传感器"（传感器逐个地粘贴到病人的皮肤上），使得医生不需要通过有创的方式就可以在任何地点监测生命体征。这项技术将成为网络物理系统新世界的一部分，在这里，物理世界和网络世界以一种无缝自然的方式连接在一起。基于"智能创可贴"形式的传感器平台是这场旅途中的重要的第一步。此外，智能型全护理床、家庭智能健康体检终端系统、养老机器人，以及家庭康复辅助医疗技术与设备的不断完善为居家养老人群提供了更加智能化的生活照护和健康管理服务。

使用智能手机作为健康平台还将会有许多令人兴奋的进展。它们的普遍性和熟悉度也将会见证智能手机更多地用于医疗传感和设备管理中。主要的智能手机厂商越来越有兴趣提供未来的设备和服务，包括三星和苹果以及电信服务提供商。最初的产品实现将结合现有的传感器、智能手机，以及基于云服务的软件。例如，一家名为 Life Watch 的以色列企业有一款 Android 智能手机产品，集成了血糖监测、心电图、体温、体脂肪率、血氧饱和度，以及压力传感器。新型产品将会随着新型分布式传感器的出现和集成传感器功能在内的智能手机的不断发展而发展。这些产品将包括应用程序和服务，可以提供一个人在生活中所需要的随时随地的、连续的、随时连线的传感服务。同时，这将带动云服务以及如安全、隐私、可配置的访问权限和集成电子健康档案这些功能的发展。

开发新药物的过程是缓慢而且昂贵的。不过，由于基因和生化组成上微妙的变化，关于疾病是如何在分子水平上影响人类的研究成果越来越多。这方面的知识使我们对于为特定的基因标记和生化途径设计新型药物的需求增多。目前，临床试验模式必须为降低成本、支持具有特定的遗传特征的成员组合做出改变，加快证明疗效的结果。在美国，每年在试验上的花费约为 250 亿美元，在开发成本中占大约 60%。通过对被测者进行生理和生化健康的大量的定量检测，传感技术在临床试验中将会发挥更大的作用。数据质量问题是目前在临床试验中的主要问题之一，我们将通过在家庭监测期间使用传感器连续监测以及自动提交数据的方式来尽量避免这一方面的问题。这些数据将以电子健康档案的形式存储在云基础设施上，使得实时的临床效果得以显示，并且潜在的副作用得以鉴别。这将使临床试验时间缩短，因为实际治疗效果的大量证据可以在试验中获得，从而加快审批程序。在心脏药物试验中，基于传感器的生理监测已经成为一个新兴的领域，在这方面，24 小时的连续心电图监测已经实现。在临床试验期间，家用监控传感器使用的增加应向更快、更好、更便宜的药物开发过程的方向发展。

　　传感技术的应用越来越吸引保险和国家服务提供者将其作为一种工具，通过主动监测程序或监测出院后的患者，从而防止严重的医疗事故发生。在美国，超过 30% 的医保患者在出院后 90 天内又再次入院，这有时被称为旋转门综合征。现在有一种方式针对医疗护理是如何以行动补偿绩效工资的重新评估。医疗保险现在已经修改了其补偿政策，当患有慢性病的病人在出院 30 天内再次入院的时候，会对护理人员做出处罚。传感技术在评估患者的生理和运动状态，以确保他们适合出院方面将发挥更大的作用。监测出院后的病人的穿戴式和环境传感技术将成为一种普遍的临床方式。随着我们朝着更为严格以及针对患有多种疾病的病人的达标报告的频繁需求的方向发展，这种类型的监控将进一步得到发展。

　　传感技术再加上其他信息通信技术，如智能手机、云计算和医疗数据分析，可以造福于社会。然而，这些技术的使用以及它们的数据可以揭示的关于个人当前或未来的健康状况将面临伦理和社会问题。这些问题必须以一种透明和平衡的方式得到解决，以确保在被监测者和数据使用者之间的信任。我们正处于一个飞速发展的时代，传感技术与其他技术相结合将会对个人的生活以及社会产生深远影响。

第三节　医疗生态系统平台的构建与医疗服务模式创新

　　随着我国医药卫生体制改革的不断深入，医疗保障制度逐步完善，各种医疗服务模式不断涌现，给患者就诊提供了更便利的条件。同时，医院信息化、数字化建设的深入大大提高了医疗服务水平和诊疗效率。虽然医药卫生体制的改革社会效益显著，但在全国范围内医疗服务还面临着医疗资源分配不均、医疗服务效率低下以及医疗过失严重等几个突出问题，"看病难，看病贵""小病大治，大病治不好"的现象仍旧屡见不鲜，成为关系民生的最重要问题之一。

　　近年来，生态学的思想愈加被医药卫生领域所认可，从生态学的角度来看，医疗系统与自然界的生态系统有着异曲同工之妙，在这个医疗生态系统中，医院、患者、药厂、设备供应方、公共卫生机构、保险机构等都参与到医疗卫生保健过程中，彼此之间相互联系、相互促进，在竞争中追求动态平衡，最终使得整个医疗生态系统的价值增值。在我国医药卫生体制进入深水区，制度和政策处在不断完善，医疗资源分配不均的不利环境下，受生态学观念的影响，在医疗生态系统平台建设过程中，能够触发医疗服务模式的创新，为群众提供更加便利、优质的医疗服务，增强医疗服务的可选择性和均衡性，最大限度上满足不同地域、不同层次看病人群的需求，有利于医疗资源的合理利用，避免浪费。接下来本节就医疗生态系统平台的建设以及医疗服务模式的创新进行探讨，主要从专家资源远程支持平台、中央大药房平台、医疗机构信息化系统建设 SaaS 平台三个方面来阐述。

一、专家资源远程支持平台

专家资源远程支持平台是一种远程医疗资源，是通过移动计算、医学传感，以及通信技术建立起来的一种诊疗模式，是医院医疗服务的补充与扩展，是通过信息技术为更多的人群提供更加优质医疗服务的有效平台。专家资源远程支持平台的建设的作用主要表现在以下几方面。

（1）提高对疾病监测和防控能力，促进"医、研、防"的全方位发展，将"互联网＋医疗"的战略思想深度融合，以治疗、预防、养护为目标，通过"云计算、大数据、物联网、智能化"等信息化手段，整合医疗资源库、构建完善的信息网络，进而推动疾病实现由临床转化为技术创新，为各级医疗机构、医务人员，以及患者提供更加便捷的服务。

（2）有助于实现各层医疗机构之间的远程交流、业务协同以及信息共享，专家资源远程支撑平台能够加强中心医疗机构与地方基层医疗机构之间的联系，为基层医疗机构提供远程指导、培训、会诊和在线教育等，持续、及时地将新技术、新知识、新方法共享给基层，有助于实现全国范围内疾病防治知识与技术的交流咨询、培训学习以及项目管理等，由高层带基层，帮助基层医疗机构提升服务能力，改善服务质量，进而有效提高患者对疾病的认知，达到早期预防的效果。

（3）强化患者的自我管理意识，降低医疗成本。全国范围内的大数据库的建立能够支撑国家层面疾病的防治、管理、规划等工作，同时也要建立起疾病防治健康管理的服务平台，面向群众提供在线咨询、基础防治以及用户自助健康管理等服务，拓宽群众获得疾病认知的途径，满足其日益增长、愈加多样化的健康服务需求，进而提高患者对疾病的自我管理意识，帮助患者从被动治疗转变为主动防治，在节省医疗资源，降低患者的医疗成本的同时，还能够达到动态采集数据，创建疾病防治模型的目的。

（4）创新医疗服务模式，构建全国范围内的疾病防治网络，依托疾病防治健康管理的服务平台，帮助各层医疗机构实现远程、规范、标准的疾病管理过程，采集全国范围内患者的疾病数据，进而分析交流疾病防治的先进经验，创新疾病管理新模式，最后将防治经验逐步覆盖全国各层医疗卫生机构，达到信息共享的目的，有助于疾病防治综合网络的建立。

二、中央大药房平台

长期以来，我国医药行业都存在着一些亟待解决的问题。例如，药店的经营不符合 GSP 标准，其处方药销售的比例较低且不规范；卫计委、药监管部门也存在着医改政策落实不到位、监管力度低下，以及用药安全无保障等问题。基于以上现状，在整个医疗生态系统平台中，中央大药房的建立必不可少。中央大药房是将医药企业、药店、医院药房等资源进行整合，以云计算为平台，在较大的范围内为各层医疗机构提供优质药品的输送，有助于实现医疗资源的均衡，进而有效解决医药分离后出现的门诊量剧增、药房库存不足等问题。

中央大药房的建立一方面可以大大减少基层医疗机构药房建设的投入，能够将优质的药品输送到基层医疗机构，实现医疗资源的共享，另一方面也为医保报销、药品监控提供了更便捷的手段和大数据支持。中央大药房的建立还有利于实现处方信息的电子流转，规范处方药品的应用与流通，进一步保障人群用药安全，并促进医改政策落实，创新医疗服务模式。

三、医疗机构信息化系统建设 SaaS 平台

信息化建设是整个医疗生态系统中最关键的部分，现阶段基层医疗机构投入不足，导致基层医疗机构信息化的薄弱。SaaS 是 Software-as-a-Service（软件即服务）的简称，是兴起的一种完全创新的软件应用模式，是云计算（cloud computing）的重要部分。基层医疗单位无须购买软件或硬件，而是向提供商租用基于网络的软件来管理医院经营业务活动。大大减少了医疗机构成本投入，并快速地建立了医疗信息化业务体系，提高了医疗活动质量和效率。

无论是专家远程支持还是中央大药房的平台的建立，都需要以先进、成熟的信息技术作为支撑。信息化系统 SaaS 平台实现各层医疗机构之间、医院各个部门之间的人力、物力、财力资源进行综合管理，将各个阶段医疗活动产生的数据资料进行采集汇总、存储、处理加工、提取、传输，进而为医院的运行提供自动化的管理和全面的信息服务，并与其他医疗机构的信息系统实现信息共享和数据交换，整体上提升医院的医疗服务水平。

　　新医改背景下的信息化系统 SaaS 平台的建设以电子病历结构化改造为主，包含病例质量控制、医师权限管理、合理用药检测、医疗风险预警，以及自主医疗服务等几项内容。

　　（1）结构化电子病历能够最大程度上集成各个临床信息系统，查看患者的基本资料、医嘱信息和检验结果，防止内容疏漏。

　　（2）医师权限管理依照科室的编制、专业技术的层次予以授权，设置动态提醒，及时更新相关权限的授权，防止发生越级医疗行为。

　　（3）合理用药监测，下达医嘱、护士核对、药师审核的整个过程都是信息化闭环管理，有效维护药物目录、用法用量、适用情况、配伍禁忌等。

　　（4）医疗风险预警将检验报告、医学影像诊断报告都纳入 SaaS 系统，登录医院信息系统就可以直接查看患者的诊疗记录，设置相应的临床危急报警阈值，对患者的安全管理提供更高的保障。

　　（5）一卡通、自助报告胶片打印等自助医疗服务内容作为一种新颖的服务方式，在提升服务水平、缩减就医时间、优化就医流程方面发挥着不可替代的作用。

　　总之，基于云计算技术的信息化 SaaS 平台为各层医疗机构提供了一个标准化、信息化、高度共享的医疗信息管理系统，有效实现了院内、院外医疗数据的共享与交换，避免了数据重复、信息孤岛等问题。

四、整合以上三大平台形成一个完整的医疗生态系统平台

　　SaaS 平台能够满足各层医疗机构的所有医疗业务，如挂号、诊疗、电子处方和病历、用药、医务行为监测以及风险预警等；专家资源远程支持平台能够帮助医疗能力有限的医疗机构，实现双方的远程交流、业务协同以及信息共享，持续、及时地将新技术、新知识、新方法共享给基层，进而全方位地提升服务能力，改善服务质量；诊疗之后就是用药，优质的药物能够通过中央大药房平台得到共享，进一步规范用药，保障用药安全。

　　信息化建设是整个医疗生态系统中非常关键的一项，任何环节都离不开信息技术的支撑，通过计算机、云计算等先进技术，全面整合大范围内医疗机构的诊疗和管理信息，抓住医药体制改革的机会，致力于建设和规范信息化管理系统，实现院内、院外医疗业务的数字化运作和智能化管理。除此之外，还要有意识地增强医务人员的信息化管理意识和素质，为医疗数据信息的交换打开方便之路，增强医院的信息共享程度，简化医疗服务流程，最终惠及患者及其家属，医院也能获得长足的发展。

第四节　个性化医疗的未来展望

通过数字病历和大规模生物医学感测设备的应用，医疗将打破医院的限制并逐渐向数字化领域转型。这将有助于推动实现医学家勒罗伊·胡德的愿景，即预测性、预防性、个性化和参与性。当前行为自我量化（根据个人兴趣使用的技术。例如，使用传感器和移动计算收集有关自己身体和心理的性能水平、卫生、食品摄入量、个人生活环境等各个方面的数据）是早期这一愿景的首次尝试。这种监护形式如何服务于大众是一个有争议的话题。那些真正经过观察和理解获得的数据告诉了他们感兴趣的人将积极推动行为自我量化，而其他不感兴趣的人将不那么有动力。显然，激发大众查看数据的兴趣是十分重要的。然而，为大众提供必要的动机和激励机制将充满潜在的雷区。人们可能会认为它有"国家保姆"的含义，这将在很多方面引起强烈的负面反应。然而，保险公司如何溢价、如何设计监护治疗方案，或评估日常生活风险等可能发生的变化将提供鼓励大众的必要动力。例如，加利福尼亚大学圣地亚哥分校的拉瑞·斯马尔教授一直为自我量化的实践研究了多年。在过去 10 年中，他一直使用传感器、自检试剂盒和实验室分析跟踪有关他健康的 150 多个变量。根据纵向比较的数据，他能够识别自己血液中复杂反应蛋白（检测是否存在炎症的生物标志物）的水平在峰值时高于正常水平 27 倍。随后，他确定了粪便样本中的乳铁蛋白（一种多功能蛋白质，除其他功能外，是肠道发炎疾病的一个敏感和特异性生物标志物）达到峰值时是正常水平的 124 倍以上。接着斯马尔使用这些数据并结合科学文献的研究，自我诊断出克隆氏病。斯马尔也大量使用体感穿戴设备作为其连续监测计划的一种方式。他用 FkBit 跟踪自己的活动量，并在晚上使用 Zeo 传感器来监控睡眠质量。他还使用智能手机摄像头和应用程序来检测其脉搏，如 Instant Heart Rate，并通过其他程序监控血压水平。

尽管目前的自我监测行为仍处于起步阶段并存在一些困难，但它们提供了自我感知的长远发展方向，随着时间的推移，无疑将促使医疗保健的转型。这种超越普通传感方式的转型并非没有巨大的挑战。从家庭传感方式获得的数据不同于从一开始就使用规定的方法，医生可能会不重视或完全忽略这些数据的含义。因为医生和其他医疗专业人员对这些新来源的数据还需要一些斟酌的时间。使数据有意义将是至关重要和富有挑战性的，个人和他们的医师需要对整个临床系统进行改变，以充分发挥数据的价值。

　　建立传感器测量值与疾病随时间变化的状态之间的关系将是很大的挑战。然而，高性能计算（High Performance Computing，简称 HPC ）、云计算、大数据分析等工具都提供了关键技术，使这些突破成为可能。医学正慢慢步入数字时代。埃里克·托普一直推崇医疗技术的使用，他曾说："今天的医学都是关于均值、中值、布局和大规模筛选……都是不可接受且过时的。"托普长期支持医生根据传感器和智能手机上的应用数据开处方，以达到有效的诊断，而不是开一些药给病人，再观察效果。显然，这种健康医疗的未来展望将需要一段时间才能实现。托普等早期的开拓者正在创建新领域，将随着时间的推移作为推动健康医疗传感器和相关技术发展的催化剂。但这些变化需要多长时间还是一个未知数。但公平地说，这些变化正以较慢的速度发生，比许多人预料或希望的更加缓慢。最终，医疗保健制度所面临的问题严重程度会迫使其发生根本改变，但在此之前的一段时间，还将徘徊在摇摇欲坠的边缘。

第八章 "互联网+"智慧医院的构建

第一节 智慧医院信息化建设与医院管理创新

一、助力精细化管理

医院资源规划（hospital resource planning，简称 HRP）概念来自于企业资源规划（enterprise resource planning，简称 ERP），需要首先借助一体化的信息系统架构来消除院内的信息孤岛，再通过补充完善或延伸拓展现有信息系统的功能来加以实现。目前，有些医院不仅部署了医院资源规划，还实现了医护人员的绩效管理，用以全面考核医护质量和成本核算，不但使医院的资源得到了有效的利用，而且促进了医疗向良好的方向发展，并从一定程度上改善了医患关系。尽管目前我国医院信息化水平仍普遍较低，但是已进入快速发展的阶段，因此越来越多的医院会利用信息化手段来辅助其实现精细化管理。

二、移动医疗常态化

4G 移动通信进一步普及和 5G 移动通信的提前实现，同时资费的不断下调，这些使"互联网+"战略更好地得到实施，也就使移动医疗能够更加蓬勃发展，加快普及速度。

（一）用于医疗服务全程监控

移动医疗无处不在的网络将医疗行为的各个环节和链条有机地连接在一起，形成医疗全过程的闭环管理。任何过程和环节发生问题都可以及时发现和控制，如医疗质量的闭环管理、检验检查的闭环管理、医用耗材的闭环管理等。

（二）用于提高医务人员的工作效率

移动医疗的数据传输、数字识别、信息共享技术取代了或大部分取代了以往的人工操作，大大提高了工作效率，如移动查房，移动咨询和会诊（包括医生多点执业），移动随访，移动护理，移动体征采集仪器对患者条形码的识别，体温、脉搏、血压等的传感采集，心电遥测，医院内各种健康信息的自助采集，人体经络像、热成像等基于中医药传感技术的智能采集诊断与远程诊疗，重症急性呼吸综合征等急性传染病患者基于传感技术的医疗监测、跟踪定位、防脱逃系统，以及人体芯片与传感技术应用等。

（三）用于优化就医流程

利用手机的移动预约、查询、导航、支付（包括个人支付、医保支付和商业保险支付）、取药等功能，方便患者就医，有效解决门诊"三长一短"的问题，改善患者的就医体验。

（四）用于三级诊疗

中心医院、市县级医院、基层医院三级诊疗体系的形成和逐步巩固除了政策的推动外，不断完善的移动远程医疗的推广、应用和普及起到了关键性的技术支撑作用，通过移动远程医疗进行及时和实时的会诊成为趋势，也必将成为常态。互联网医院是移动医疗的一种高级模式，但是互联网医院触及了太多部门及人员的利益，目前的医疗体系又存在太多的问题和阻力，几乎所有的移动医疗商家都在积累医院和医生资源，但同时又要根据政策进行风险规避。例如，"电子处方"刚刚试水政策的突破，医药目录等细节有待形成标准化，分级诊疗最大的难点在于基层医生的诊疗水平参差不齐，公众对基层医生的信任度不高。中国的医疗制度一直是行政主导，必须从政策上推动，只有尽快培养基层医生以及出台留得住基层医生的配套政策，盘活基层医疗资源，互联网医疗公司助力分级诊疗才能真正发挥作用。

（五）用于个人健康管理

远程智能健康监测、健康管理领域的应用。使用可穿戴设备终端实时采集血压、血糖、心率、体温等健康数据，上传至云平台存储分析，再由专业人员提供动态的健康咨询、筛查、预防、监护和干预服务。

（六）用于提高慢性病管理效果

通过传感设备、手机 App 和服务平台，慢性病患者得到了持续的病情监控，包括用药疗效、副作用等的监控，以及即时的评价、指导。

（七）用于公共卫生的智能化管理

用于卫生监督执法、卫生综合管理、卫生和健康调查、疾病防治评估、疫苗注射提醒、妇幼保健、健康保健和普法工作等。

（八）用于降低医疗费用

通过信息的流动，代替了人员、物质和设备的流动，减少了患者和家属请假、交通和食宿等费用或往返医院的交通费用。资源共享更便于检查检验结果的互认，减少不必要的重复检查，也能降低费用。

三、系统集成常态化

伴随着临床和管理部门越来越多的需求，各类信息系统不断入驻医院，信息化已经不再是医院信息系统一家独大，需要研发更多的接口去实现异构系统的集成。集成平台、接口库等许多技术逐渐落地。一个复杂系统的成功上线往往是多家厂商协作完成的。广西壮族自治区人民医院于2015年上线的南宁智慧社保诊疗一卡通需要银行、东软公司和医院信息网络管理中心一起进行信息整合、接口连通。因为医院信息系统是与杭创公司共同开发的，避免了许多瓶颈问题。例如，招商银行总行推行的"智慧医疗"项目从考察到上线启用不到1个月，而不少医院花了几个月也没能上线，就在于多个公司的产品形成了多个信息孤岛，"开口费"成为难题。深圳巨鼎公司的全院自助打印系统把医院信息系统、医院影像系统、超声系统、检验系统、病理系统、心电系统等复杂的系统集成，实现了各种检查结果的自助打印，极大地改善了患者的就医体验。消灭信息孤岛，系统集成将成为医院信息化建设的常态。

四、临床诊疗决策支持系统

决策支持系统（decision support system、简称DSS）是信息系统应用概念的深化，是在信息系统的基础上发展起来的系统，即能参与、支持人的决策过程的一类信息系统。它通过与决策者的一系列人机对话过程，为决策者提供各种可靠的方案，检验决策者的要求和设想，从而达到支持决策的目的。决策支持系统一般由交互语言系统、问题系统，以及数据库、模型库、方法库、知识库管理系统组成。在某些具体的决策支持系统中，也可以没有单独的知识库及其管理系统，但模型库和方法库通常则是必需的。由于应用领域和研究方法不同，决策支持系统的结构有多种形式。决策支持系统强调的是对管理决策的支持，而不是决策的自动化，它所支持的决策可以是任何管理层次上的，如战略级、战术级，或执行极的决策。临床决策支持系统是指针对医学问题，利用计算机、知识库和各种算法模型，通过人机交互方式改善和提高诊疗决策效率的系统。它可以采用多种不同的方法来构建和实现临床决策支持系统功能模块。分析现行的临床决策支持系统建模过程，一般包括以下几种基本方法：贝叶斯网络、人工神经网络、遗传算法、产生式规则系统、逻辑条件、因果概率网络等。医学知识和疾病的复杂性导致了在设计该系统时需要考虑非常多的内部和外部因素，在过去的研究中更多地注重人工智能方向的研究。

目前，相对比较成功的是 Up To Date（临床顾问）。2011 年，一个由哈佛大学领导的研究表明，在世界广泛使用的 Up To Date 能够提升医院质量联盟评价指标得分，缩短患者的住院时间（每年总共减少 372 000 住院天数），降低不良并发症发生率和死亡率（3 年内拯救了 11 500 条生命），精准、专业的编辑过程（Up To Date 之所以被世界广泛信赖的一个重要原因就是它对内容的精准翻译）。6 000 多名医师作者、编辑和同行工作者利用专业的临床实践经验对内容进行批判性评估，将原创内容修订为更为简练、易查找的形式，使得内容能够更快地帮助到临床诊疗。每一个话题会指派给一名作者和至少两名单独的医师编辑，他们以小组为单位来全面完善编辑的内容。Up To Date 能做到公正无私的原因在于它不接受任何广告和赞助商。Up To Date 对订购者 24 小时全方位开放，无论是桌面版本、智能手机还是平板电脑，Up To Date 都能够充分发挥作用。全球超过 30 000 家医疗机构使用 Up To Date 作为临床决策支持系统，174 个国家超过 100 万的用户都信赖 Up To Date，99% 的医生会将它推荐给同事，98% 的医生对它的使用感到满意，97% 的医生信赖它并作为首要临床诊疗参考，94% 的医生能够在其中找到大部分临床疑难问题解答，78% 的医生在使用它后改进了原有的治疗方案。它不仅仅适用于经验丰富的医生来改进诊疗进程，对于尚处学习阶段的准医生们仍然帮助巨大。本科生、研究生、住院实习医生对于知识体系不同层次的理解与掌握，通常传统的教学方式不能做到100% 吸收。研究表明，每天使用 20 分钟浏览 Up To Date 内容相当于积累了 1 整年的住院实习经验。对于授课老师来说，它无疑是一个得力的助手，帮助他们因材施教、援引实例。杏仁医生就引入了 Up To Date。国内已有一些厂商推出了临床决策系统，但大多仍处于探索阶段。西南医院与中科院重庆研究院合作开发了大数据量化风险基础上的诊疗决策支持系统，辅助精准医疗的实施。

五、数据的挖掘和充分利用

（一）建立临床大数据搜索引擎

临床大数据搜索引擎能对包括病程记录在内的非结构化与结构化病历资料一起关联检索，以满足各种复杂条件的筛选，并对这些资料进行详细查阅和统计分析，还可以及时加入个人临床科研信息管理平台。构建临床大数据搜索引擎，首先要建立临床专业语料库，通过 snomed、ICD-10、药典库、院内诊断库形成院内的临床专业语料库，建立临床病历分词的语料基础。其次要实现专业语料训练机，通过分词技术及词频算对，对院内所有的电子病历、检查报告等文字性的源数据进行分析，按词频高低列出在专业语料库未收录的新的专业名词，并进行收录，形成符合院内实际专业语料库。最后是临床大数据搜索引擎的功能开发，使用 SOLR、Lucene 进行关键词匹配与搜索，实现跨数据域、异构数据的快速搜索，支持多条件关联检索等。

（二）助力精准医疗

2015 年，美国总统奥巴马在国情咨文演讲中提出了"精准医学"计划，即根据检测每个人基因序列的变化，可采取针对性个性化治疗。目前，我国的精准医学除了基因测序外，还应该包括精准就医和精准医疗两个部分：①精准就医。目前还是有许多患者要去看病时，不知道应该去什么医院，看哪个科，这就需要让患者及家属通过一些渠道了解疾病的一般知识和医院的临床特长。需要政府、媒体、医院通过大量的宣传来普及健康常识。精准就医就是要给患者提供一个简明、准确的导引，让他们少走弯路、少花时间来找到合适的医院和大夫就诊。精准就医流程应为精准就医指南—精准选择医院—精准选择科室—精准选择医生—挂号就诊。②精准医疗。精准医疗就是指患者诊断、检查、治疗随访均应标准化。如果每个患者都有标准的诊断治疗方案，患者的治疗时间、费用及疗效便可以有所保障。流程应为：精准检查—精准诊断—精准药物—精准手术—精准护理—精准康复—精准随访，通过这个流程便可把现有的临床路径、诊疗指南、专家共识用足和用好，有助减少患者四处求医的奔波及耗费，为患者提供及时准确的检查治疗，用最合理的费用、最少的医疗时间取得最佳的疗效。随着人类基因计划对人类 24 对染色体全部基因测序的完成，人类基因的研究已经进入全新的阶段。对 DNA 序列模式分析是分子生物医学领域重要的工作，而数据挖掘成为 DNA 分析中强有力的工具。

六、勇当"互联网＋医疗健康"时代的弄潮儿

2015 年 1 月 19 日，国务院常务会议通过的《全国医疗卫生服务体系规划纲要（2015—2020 年）》（以下简称《纲要》）中明确指出，目前我国医疗卫生资源存在布局不够合理，医疗资源分布失衡等问题，表现之一在于医疗服务资源东西部分布不均，差异较大。在医疗机构数量上来说，东部卫生机构总床位数超过全国总数的 40%，而西部卫生机构则仅为 29%，东部较西部多出近 42 000 家医疗机构。从医生资源的数量上来看，东西部城市的差距则更为明显，一些东

部发达城市的医生资源可达到西部城市的 3 ～ 4 倍。医疗服务资源数量上的差异导致了西部总体医疗服务水平的低下，根据复旦版《2013 年度中国最佳医院综合排行榜》显示，在上榜的全国百强医院中，西部仅有 7 家。各级医疗机构发展的不平衡等客观问题进而导致了"看病难、看病贵"现象的长期持续。

　　《纲要》将有效配置医疗资源列为改革的重点任务和方向，也为互联网医疗行业开启了发展的大门。"互联网＋医疗"的大时代正在兴起，进入 2015 年以来，各类创新百花齐放，互联网医疗通过重构就诊流程、医院协同模式、健康管理方式、药品服务形式、保险支付管理结构、治疗诊断方法和数据分析处理能力等方面的服务，将更进一步地重构医疗生态。医改政策的调整应有利于调动医务人员的积极性，使医生能专心治病，促进医疗服务效率提高；使医疗费用降低，减少患者和国家医疗支出，让患者能安心就诊，改善就医体验。随着互联网对就医各环节的进一步渗透，互联网医疗正以几何速度加速医疗产业的重构。与此同时，随着互联网医疗产业链的进一步延伸，不同环节上的企业资源开始合纵连横，以更强的态势对传统服务模式进行冲击。新医疗生态圈的形成是必然的事情，我们应该以最大的热情拥抱"互联网＋医疗健康"时代，敢于先行先试，勇当大变革时代的弄潮儿。

第二节　物联网技术在智慧医院构建中的应用

　　物联网作为当前最具潜力的新兴技术，产业门类众多、产业链条长、发展空间巨大。医疗卫生领域是典型的物联网行业应用领域，也有广阔的发展空间。医疗服务需要借助物联网等先进技术实现向人性化和主动化等服务模式的转变，以更好地提升患者的服务满意度，提升医疗机构的管理水平、服务能力和服务质量。物联网技术越来越多地应用于医院的各个领域和环节，将成为一种必然，医院将由"数字化医院"时代向融智慧健康、智能医疗、感知医院为一体的"数字化物联网智慧医院"时代发展。

一、物联网技术在智慧医院的应用价值

　　物联网在医院的应用可以让患者、员工和医院管理者共享物联感知成果，提升医院数字化整体发展和管理水平。其主要价值体现在以下几个方面。

（一）创新服务模式

为居民享有高品质医疗卫生服务提供保障。借助基于物联网的健康管理云平台，医院的医疗卫生和健康服务更贴近城乡居民。居民可以方便地通过网络查询自己的健康档案，了解个人健康状况、历次就诊和医学检查记录、预防保健服务安排以及各项医疗卫生服务程序，做到"心中有数"。同时，通过部署基于物联网的生命健康信息采集终端，居民在家庭中就可以得到持续、快捷、优质的医疗服务，公众能够更好地感受到物联网技术带来的"健康无时无处不在"的关爱。物联网在医院的应用进一步改变了传统的医疗服务模式，使患者看病更便捷、更安全。患者从入院开始就具有一个唯一的电子标签，其在医院的一切行为都在物联网中进行。

（二）拓宽服务边界、增强系统融合、提升服务能力

基于物联网的医疗健康管理云平台等的应用，远程的健康监测与管理能够扩大卫生机构医疗服务的半径，实现向新型无边界医院的转型。开展数字医疗创新服务模式，实施远程健康监护、远程咨询会诊、慢性病跟踪监控等服务，可以使有限的医疗资源发挥更佳的运行效能。

（三）提高效率、提升效能

采用移动医疗技术可以使医护人员随时查询患者的相关信息，可以对医疗流程的关键环节进行有效控制，加快医疗流程的运转速度、提高医疗护理质量，确保医疗安全、提高工作效率、提高患者满意度。基于4G的一系列应用使"千里眼、顺风耳"成为现实。重症监护室、抢救室等患者的实时自动监护可实时自动记录重症患者重要参数，可实现对各参数的监督报警，缩短了诊断和治疗的时间，提供了更安全的医疗。

（四）医院管理"四化"

医院管理"四化"指使医院管理迈向精细化，医疗服务迈向人性化，医院环境控制迈向自动化，医院整体运行迈向智能化。例如，消毒供应中心运用物联网技术进行信息化管理，不仅使工作更加高效、准确、便捷，还可做到无纸化作业，对有效控制再生手术器械感染的发生可起到重要作用，同时可以方便地进行过程追溯，甚至可以自动感知记录消毒物品的消毒时间和温度；具备跟踪定位、呼叫、对讲、体温监测等功能的新型腕带的应用，可提高患者安全管理水平；当用于SARS等传染患者时，减少患者之间、患者与医护人员之间、医务人员之间的交叉感染机会；楼宇智能控制、智能安防技术等使医院环境管理迈向新境界。

物联网在医院的应用价值明显，可提高工作效率，提高医院精细化管理和

安全管理水平、提高服务品质、控制医疗缺陷、拓展服务时空。物联网技术发展迅猛，要使物联网技术更好地为医院患者和医院管理服务，需要我们适应时代发展，重新审视、部署、规划医院的信息化建设，不断探索创新，打造出智慧型"物联网医院"，为进一步改善医疗服务和大众健康做出贡献。

二、物联网技术在智慧医院构建中的应用

(一)医疗健康管理

在医疗健康管理上，物联网技术的应用主要体现在居民健康管理和远程医疗监护两个部分。

在居民健康管理方面，与居民健康管理相关的项目主要包括健康指标、健康预警、医疗档案和医疗常识等，利用物联网技术，医院可以对患者进行体检、预防和知识普及，将患者的健康轨迹表示成数字化，从而针对不同的患者个体提供有针对性的健康指导，进而尽可能地提高患者的健康水平和疾病预防。同时，利用物联网技术，医院还可对慢性病患者的相关健康指标进行实时监测。例如，利用便携式心电监测设备，医生能够迅速对患者的心电数据进行采集和存储；利用先进的生活采集设备，可在慢性病患者使用设备的过程中，采集患者相关信息，并及时传送到医疗中心进行存储和分析，从而实现对患者的健康管理。

在远程医疗监护方面，利用物联网技术，能够对处于危急阶段的患者提供远程会诊，并能够进行持续监护。同时，利用物联网技术，结合远程监测设备，可以测量患者的心跳、体温、血压等相关体征，记录患者的当前健康状态信息，并将这些患者信息发送到相关医疗单位，从而及时对患者进行医疗救护。利用物联网技术，先进的医疗技术不再受到时间和空间的限制，能够极大解决落后地区的就医问题。

(二)医疗物资管理

物联网技术在医疗物资管理上的应用主要体现在对医疗设备、药品、器材和废弃物的监督和管理方面。

在医疗设备管理方面，传统的医疗设备管理方法落后，导致设备管理难度较大，且浪费人力和物力。利用物联网技术，可以为医疗设备增加 RFID 标签，即信息采集设备可迅速对医疗设备进行识别、定位和管理，从而提高医疗设备的监管力度，提高医疗设备的利用率，降低成本。

在药品管理方面，通过对每个药品配备 RFID 标签，无论是医护人员还是

患者，均能够迅速了解药品的相关信息，及时发现不合格的药品，同时，当药品出现问题，厂家需要召回时，也可根据药品的标签迅速对药品的购买者进行识别和定位。此外，很多药品对存放的环境要求较高，利用物联网设备，可对温度、湿度等环境因素进行采集，并将采集的数据发送到服务器进行处理，准确识别当前的物理环境，判断该环境是否适合药品存放，一旦发现该环境不适合某类药品的存放，便可及时给出警告信息，提示管理人员调整存放环境或更换存放地点，进而有效管理药品。

在器材管理方面，通过对器材进行标识，管理人员能够跟踪和管理器材的制作、存储、使用，以及销毁等整个过程。同时，还可随时查看指定的器材有没有及时消毒，在使用过程中有无出现错误，回收时间和地点是否符合规定等。通过上述过程，既能够对器材进行有效合理的监督和管理，也能够降低医疗事故发生的概率。

在废弃物管理方面，利用物联网技术对废弃物处理设备安装标签，并对处理地点进行设置，可有效监测废弃物的处理地点和方式是否合理，当出现不合理的情况时，可迅速报警，并记录该过程，最后实现对废弃物的合理监管。

（三）医疗过程管理

物联网技术在医疗过程管理中的应用主要体现在对患者、母婴、血液和医护的管理等几个方面。

在患者管理方面，主要通过让患者佩戴腕带 RFID 标签，实现对患者的识别和移动护理。利用 RFID 标签，医生可以随时对患者进行定位，通过与医院的门禁系统相结合，可以实现对患者的有效管理。当出现紧急情况时，患者可利用腕带上的紧急按钮向医护人员进行呼救。

在母婴管理方面，利用物联网技术在关键的出入口设置读写装置，对佩戴识别卡或腕带的医护人员或妇婴的身份进行识别，只有通过了身份认证的医护人员和妇婴才能够打开房门。同时，所有的婴儿信息都存储在后台数据库中，可有效防止婴儿抱错事件的发生。

在血液管理方面，通过对血液的标签进行识别，可有效降低血液污染，并识别多个目标，显著提高对血液相关数据的收集速度。同时，在志愿者献血后，对血液添加 RFID 标签，可以全程监控血液的流向和使用过程。

在医护管理方面，利用物联网技术，可快速采集和存储患者的病史、治疗记录等信息，这些信息可为医生的诊断提供依据和帮助。同时，医护人员通过对患者的医疗数据的实时监测，可及时采取相应的治疗方案。此外，采用

RFID 技术能够极大降低手写和口头交接发生错误的概率，同时可大大提高医护人员的工作效率。

物联网技术在智慧医疗领域发挥了重要作用。利用物联网技术，医疗技术、管理流程得到了显著的完善和强化，医疗服务的整体水平得到了很大提高。因此，物联网技术在智慧医疗建设领域具有广泛的应用前景。在医疗信息化建设过程中，需要充分研究并利用物联网技术，进一步拓展物联网应用场景，提高医院的服务水平，为广大用户提供先进的医疗服务。

第三节 "互联网＋医疗健康"时代的来临

互联网＋医疗是以互联网为载体、以信息技术为手段（包括移动通信技术、云计算、物联网、大数据等），与传统医疗健康服务深度融合而形成的一种新型医疗健康服务业态的总称。

"十二五"期间，我国人口健康信息化建设在顶层设计、保障措施、实践创新和便民惠民方面卓有成效，人口健康信息平台、医疗机构信息化、卫生信息标准和信息安全体系等工作取得重大进展。伴随着新技术在医疗卫生领域的发展与应用，我国互联网＋医疗拥有了良好的发展基础。"十三五"时期，随着《"十三五"卫生与健康规划》（国发〔2016〕77号）出台，以三医联动、医药分开、分级诊疗为核心的健康中国建设正式进入实施阶段。积极创新互联网健康医疗服务模式，大力发展便民惠民服务，探索医疗健康服务新模式，培育发展新业态将成为践行健康中国建设的重要支撑。

作为新生事物，互联网＋医疗在保持快速发展的同时，不可避免地存在一些问题和挑战。各方主体对互联网＋医疗的概念理解不统一，已有应用在产业纵深方面还需加强，相关政策法规、标准规范还需完善等问题都有待于进一步解决。本节在总结国外发展经验的基础上，对我国互联网＋医疗的应用模式、政策法规、技术及产业发展等方面进行了盘点，并对行业面临的挑战和未来发展趋势进行了思考与展望。

一、国外互联网＋医疗发展现状

全球新一轮的互联网＋医疗发展热潮主要由中美两国共同引领，其中又以美国表现得更为突出。为控制逐年递增的医疗费用，美国从 20 世纪 90 年代开始推动信息技术在整个医疗领域进行应用，并通过建立整体协调部门、制订专项发展计划、出台配套法律等措施，保障相关应用发展。尤其在《平价医疗法案》（Affordable Care Act of 2010，简称 ACA）颁布之后，以服务价值为导向的医疗付费模式成为主流，医保、商业保险、医疗机构、医生都迫切需要通过适当手段降低医疗费用，这也使得互联网 + 医疗成为各方关注的重点领域。

在应用方面，美国的互联网 + 医疗已基本覆盖医疗服务各个环节，并已开展针对特定病种的远程诊断服务。除去针对边远地区开展的远程卒中医疗、远程重症医疗、远程传染科会诊和远程皮肤科会诊等远程医疗服务（如 TeleDoc）外，还包括基于医患交流的服务（如 Health Tap）、基于慢病管理的服务（如 Blue Star）、基于健康管理的服务（如 Fitbit）、基于院后患者远程监测的服务（如 Helius）、基于医生间的交流服务（如 Epocrates References）、基于医疗卫生机构之间的数据整合服务、基于药品销售的优化服务（如 Walgreens）7 类服务。通过改善药物依赖性 / 矫正不良生活习惯以及减少非必要急诊等方式，已实现对医疗费用的有效控制。根据相关研究结果显示，美国初级保健通过使用互联网 + 医疗工具每年可节约 10 亿美元，预计到 2017 年，将为整个医疗系统节约 300 亿美元。

在美国，互联网 + 医疗的快速发展得益于医师自由执业、商保体系发达，更得益于美国相对完善的法律法规体系。在服务行为监管方面，美国通过强化医师注册、确认医患身份等方式，确保开展互联网 + 医疗服务医师的资质；在技术应用方面，美国参照医疗设备监管原则，将可穿戴设备与移动终端应用分为三个类别进行管理，尤其对涉及生命安全的设备和应用监管最为严格；在用户数据安全与隐私保护方面，美国通过出台《健康保险携带和责任法》《经济与临床健康信息技术法案》等专项法案，规定了 18 类信息为隐私信息，界定医疗信息电子化的具体操作方式、使用方责任与义务、信息所有人权利等细节，并根据隐私泄露带来危害的程度制定相应的处罚与整改措施；在医疗保险报销方面，美国已有 29 个州制定了远程医疗法案，联邦和 48 个州都制订了对应的远程医疗补助计划，为商业保险公司将远程医疗服务纳入报销提供了指导。

二、国内互联网 + 医疗发展现状

医疗健康行业发展关乎国计民生，与人民群众健康息息相关。当前，由于工业化、城镇化、人口老龄化以及疾病谱、生态环境、生活方式不断变化，我国医疗卫生事业发展面临新的挑战。

当前"互联网+"与医疗领域已深度融合。在宏观政策及技术发展的共同推动下，我国互联网＋医疗应用呈现出百花齐放之势。这些应用的开展在缓解我国医疗卫生资源分布不均衡，实现优质医疗资源纵向流动，提供实时、便捷、优质的便民惠民服务，改善就医体验和缓解医患矛盾等方面将发挥巨大作用。

（一）国家政策逐步破冰

2015年，"互联网＋"首次被写入政府工作报告，随后国务院制订的"互联网＋"行动计划将互联网＋医疗作为11项专项行动之一进行推广。此后，国务院陆续发布多项文件对于"互联网＋"与医疗行业的融合做出了明确要求。

2016年以来，我国政府出台了系列政策法规，积极推动互联网＋医疗的健康发展。国务院陆续出台了《关于促进和规范健康医疗大数据应用发展的指导意见》（国办发〔2016〕47号）《关于促进移动互联网健康有序发展的意见》等互联网＋医疗相关领域指导意见，文件提出要规范和推动互联网＋健康医疗服务，创新互联网健康医疗服务模式，探索健康医疗服务新模式，培育发展新业态。

国家卫计委、发改委、人社部等相关部委纷纷制定配套落地政策，规范和促进互联网＋医疗的健康发展。2016年11月，国家卫计委发布了《医师执业注册管理办法（征求意见稿）》与《医疗机构管理条例实施细则（征求意见稿）》，提出了医生执业的区域注册制，即在主要执业机构进行注册，其他执业机构进行备注，并实行电子证照，建立医师执业全过程、动态化和高效能的管理模式，实行注册信息公示制度。明确将"临床检验中心、医学检验中心、病理诊断中心、医学影像诊断中心等"列入医疗机构认定范围，允许在职的医疗机构工作人员开办诊所等。

同时，各地卫生计生部门也积极响应国家号召，结合自身情况发展具有特色的互联网＋医疗应用。宁波市、贵州省、四川省、银川市等地先后制定了针对互联网＋医疗的建设规范、监督管理办法与服务定价方案，并将远程医疗纳入医保报销，为国家制定互联网＋医疗配套政策起到了重要的借鉴作用。

（二）技术基础逐步夯实

技术应用是经济与社会发展的创新动力。人口健康信息化是国家信息化建设的重点领域和重要组成部分。近年来，在党中央、国务院的正确领导和有关部门的大力支持下，我国人口健康信息化建设得到全面、快速的发展，在区域信息平台建设、医疗机构信息化、卫生信息标准制定、信息安全体系建设等方面均取得一定进步。这为我国互联网＋医疗应用发展奠定了良好的技术基础。

近年来，新技术快速发展，并与医疗服务密切融合。云计算推动诊疗方式由疾病医学向健康医学转变，帮助人们建立数字健康档案，持续跟踪和了解个人健康状况；物联网设备的应用使可穿戴设备整合到日常物品之中，通过软件支持与后方平台和云端进行数据交互，监测用户生理、环境信息，突破传统医疗健康服务的限制；移动互联网与医疗的结合使医疗卫生机构实现信息即时分享，通过把部分线下就医流程移到线上，让医护人员从行政事务中解放出来，也让患者得到更加方便的就医体验；而健康医疗大数据的应用改变了每一个参与医疗卫生服务的主体，让精准医疗、费用控制、科学决策成为可能。随着人工智能、基因检测、虚拟现实等新技术在医疗领域的深入应用，将对我国医疗行业生态与服务模式进行重新定义。

（三）应用模式不断创新

互联网＋医疗将创新医疗服务模式，重塑医疗健康生态圈。在各级卫生与健康数据中心及集成平台的支持下，借助"云大物移"等先进技术，居民在家中就可通过网络完成健康咨询，寻找合适的医生；可利用移动 App、可穿戴设备等物联网设备进行数据的连续监测与共享，并通过数据分析辅助医疗诊断，患者在医生的辅助下更好地进行自我健康管理和康复，从而将传统医疗服务向前延伸至社区和家庭进行健康管理和慢病预防，向后延伸至院外进行康复理疗；患者可在网上完成预约挂号、远程候诊、诊间支付、报告查询等，改变挂号、缴费、取药排队时间长、就诊时间短的"三长一短"现象，从而提升患者的就医体验。通过分级诊疗平台和协同平台以及区域影像中心、区域心电中心、区域病理中心、区域检验中心、区域远程中心的建立，提升了基层医疗机构的服务能力。线下连锁药店通过与线上电商合作，实现医药购买的流程再造，打造了医药流通 O2O；医生工具类应用帮助医生从繁重的医疗服务中解脱出来；针对保险和行政监管部门的分析决策类应用也正在从在线问诊、PBM（药品福利管理）、服务全流程信息采集等角度发挥着自己的作用。

互联网＋医疗在分级诊疗、健康管理、公共卫生、医药流通等方面正逐步发挥重要支撑作用。在分级诊疗领域，我国致力于建立起"基层首诊、双向转诊、急慢分治、上下联动"的分级诊疗模式。在国家政策的推动下，各地积极开展探索，并已形成了以慢病管理、医联体、诊疗病种、家庭医生签约、医保政策为切入点的多种分级诊疗模式。在"互联网＋"的支持之下，以宜昌为代表的部分地区通过建立区域统一平台，实现了区域内信息的互联互通，优化了区域内的医疗卫生资源配置。互联网＋与家庭医生服务的融合通过搭建智能化慢病管理平台与可穿戴设备，增强了家庭医生的服务能力，提升了人们在基层医疗机构的服务获得感。

在健康管理领域，互联网+健康管理已创新出多种服务新模式。通过建立物联网数据采集平台，居民可通过智能手机、平板电脑、腕表等移动设备或相关应用，全面记录个人运动、生理数据；通过建立健康管理干预辅助平台，签约医生可动态监管用户的健康数据，并通过电话、视频、短信等方式提供远程健康协助，提升人们健康管理的依从性；通过建立管理大数据分析平台，疾病防控部门可通过分析云端数据，对传染病流行或者突发公共卫生事件进行预警，对于健康、亚健康人群进行危险因素干预。在"互联网+"的助力之下，我国正大踏步地迈向个性化、精准化健康管理时代。

在医药流通领域，我国正在推行以"两票制"为核心的公立医疗机构医药改革。"互联网+"与医药流通领域的融合，通过建立基于互联网的新型药品招标采购平台、构建医疗医药服务闭环、构建基于互联网的药品电子追溯体系等方式，可快速实现药品流通模式的转型升级，促进流通渠道扁平化，缩减成本，降低药价，助力医药体系改革的有效落实。

在就医流程优化领域，"互联网+"有效缓解了就医"三长一短"的现象。借助于移动互联网、移动终端等互联网+应用，患者通过移动终端可完成包括预约挂号、候诊、检查缴费、报告查阅、药品缴费、医患互动等多个环节，使患者的就诊时间大大缩短；医生可随时通过移动设备了解患者的信息，并及时了解患者出院后的康复状况；医护团队可以实时共享信息保证紧密合作，降低信息误传的概率；医院可通过审方系统和辅助诊断系统支持医生合理用药和治疗，提升诊疗效果并控制费用，进而大大提升患者在院内的就医体验。

在公共卫生领域，"互联网+"的应用可以通过记录人们的日常行为、生理数据完善已有的电子健康档案，解决档案记录不全、更新不及时、信息不真实、浏览不畅通等问题；完善全面的居民电子健康档案，极大地方便了居民的诊疗活动，为业务管理部门制订卫生保健计划提供了决策依据。同时，通过深化应用"互联网+"技术，管理部门可深入监管整个服务环节，全面提升公共卫生监测评估能力。

互联网+医疗的纵深发展不仅优化了现有的医疗卫生体系，还催生出以互联网医院、云医院为代表的医疗卫生发展新业态。互联网医院是在远程医疗 B2B2C 模式基础上延伸出的互联网+医疗新模式。目前，全国共有近 40 家互联网医院宣布成立，根据主导方的不同，主要分为地方政府主导的区域平台类、大医院主导的医联体类、第三方主导的资源优化类三种模式。作为新生模式，互联网医院只有与分级诊疗和控费目标相结合，才会具有持久的生命力。

（四）产业整体蓬勃发展

近年来，互联网＋医疗在全球均取得了快速发展，2015 年，全球数字医疗市场规模达到 513 亿美元，并且将在未来 8 年保持 25.9% 的复合年增长率，其中移动健康市场规模预计在 2024 年达到 2 050 亿美元。与全球发展一致，中国互联网＋医疗同样发展迅速，2016 年，中国互联网＋医疗市场规模达到 223 亿元，医药电商 B2C 市场达到 203 亿元，预期市场增速均将维持在 40% 左右。与高速市场相对应的是始终保持较高热度的资本。根据 Rock Health 统计显示，2016 年，全球共有 585 家数字健康公司被投资，投资总额达 79 亿美元。同样在中国，2016 年前三季度投融资总额为 20.8 亿美元，投融资交易数为 178 起。

除了投融资以外，互联网＋医疗自身的商业模式的好坏是其能否可持续发展的关键因素。互联网＋医疗在发展过程中也在探索多种盈利模式，目前主要的收费对象包括用户、医生、医院、药企、保险、大型公司等。在我国，互联网＋医疗长期以来主要的收费对象是患者和药企。2016 年，互联网＋医疗开始将技术作为一种手段，寻求与线下服务体系开展合作，并在与医疗保险、商业保险合作方面已取得突破。

三、互联网＋医疗发展面临的问题

互联网＋医疗作为新生事物，仍处在发展的初期，不可避免地存在一些困难和问题，主要表现为以下几个方面。

（一）服务监管问题

服务监管体系主要围绕诊疗行为本身，包括资格认定和行为监管，即谁可以开展线上诊疗服务、线上诊疗服务可以针对哪些病症开展、需要遵循怎样的流程规范以及最终的医疗责任认定，即谁来做、做什么、怎么做和谁负责。目前，我国法律法规、管理规范对这些都未进行明确规定。

1. 医师多点执业方面

目前，国家推行的医师多点执业确实在各地取得了相应的效果，并有效促进了医生资源的流动。但是，在现行医疗卫生制度之下，医生仍属于医院的"编制人"，多点执业的阻力比较大。伴随分级诊疗的逐步推进，医生跨区域行医、医疗资源的跨地区合理分配，亦是迫在眉睫需解决的问题。现有国家关于医生多点执业法律法规在全国各省各地的执业办法各异，医生、多个执业医院、互联网企业所在地、患者可能分别属于全国不同的区域,其医疗行为究竟由哪个地区进行监管并没有明确的规定。

2.线上诊疗行为的合法性及诊疗范围

一方面,我国对线上诊疗行为的合法性没有明确规定。《执业医师法》明确要求"医师实施医疗、预防、保健措施,签署有关医学证明文件,必须亲自诊查、调查",这种诊察活动包括了视、触、叩、听等。在虚拟医院中"开展实施医疗、预防、保健措施"在法律层面都需要进行明确。另一方面,允许开展线上诊疗的范围尚未界定。并非所有的医疗行为都可以通过互联网来解决。美国大部分州要求进行远程医疗主要针对常见病、多发病及慢性病等基础医疗服务,同时根据医疗保险关于远程医疗的报销目录也同样可以看到其涉及的部分主要包括院后康复、健康随访、心理治疗、慢病监护等项目。在这方面,我国并未出台相应的法律法规,而是以试点的方式在地方进行探索,目前各地互联网医院开展的网上诊疗服务多为普通常见病、多发病、确诊为慢性疾病的;各类手术后、危重症经规范治疗后需康复医疗或定期复诊等。

3.我国对互联网医院的管理方式

主要是按照对线下、区域性、实体医院的管理要求和方式进行管理。目前,缺乏针对互联网+医疗的管理规范体系,包括医患双方的身份确认、服务相关方诚信体系、服务质量管控与评价及线上诊疗服务操作流程(开展步骤、电子处方流转、病历保存、收费标准等方面)等。尤其针对开展线上诊疗服务的医疗卫生机构、医生等相关方,亟须出台网上咨询和诊疗标准规范、医生多点执业服务标准、医生网上执业流程规范等标准规范。

4.事故责任认定方面

目前,互联网+医疗主要服务内容仅停留在就医流程优化和健康咨询范畴,由此导致的医患纠纷进入法律程序的数量较少。随着互联网+医疗服务的不断开展,也会出现医疗事故责任认定的问题。一旦发生医疗纠纷,则需要明确各参与者的责任边界,在互联网+医疗环境中,一个诊疗行为牵涉至少4个主体:医生、医生的线下执业点(包括第一执业点及互联网+医疗依托的执业点)、医生的线上服务平台和药品供应商,这几者之间的关系决定了责任的划分。目前,我国还没有相应的法律法规对责任认定进行规定。

(二)技术保障问题

近10年来,我国人口健康信息化发展迅速,尤其是卫生信息基础建设、卫生信息标准制定等方面都取得全面的发展。但随着智能穿戴设备、健康医疗移动应用等互联网＋医疗应用的快速发展，我国配套的技术保障体系也需要进一步提升，主要包括以下几点。

1. 信息标准方面

标准化是保障互联网＋医疗发展的基础。我国很早就意识到国家层面建设信息标准体系的重要性，并由国家、社会团体出台制定了各类医疗标准。但随着智能穿戴设备、健康医疗移动应用等互联网＋医疗应用的快速发展，目前已有的标准已经不能满足要求，需要从数据元、数据集、共享文档功能、信息存储与传输标准、数据交互规范等方面制定互联网＋医疗相关的信息标准。

2. 互联互通方面

医疗信息的互联互通是现阶段人口健康信息化建设的迫切需要，更是实现互联网＋医疗服务价值最大化的重要途径之一。当前，我国公立医院，尤其是大型三甲医院的医疗数据开放程度相对较低。患者数据在不同的医疗机构中无法实现无缝衔接，无法实现电子病历、医学影像、健康档案、检验报告等医疗信息互通共享。因此，亟须出台医院与第三方平台间信息交换标准、医疗信息交互规范，并通过落实相关标准，推进基于区域平台的信息互联互通与业务协同。

3. 产品质量方面

互联网＋医疗的兴起伴随着新技术及新型产品的开发，从产品类型可以分为软件类产品和硬件类产品，前者主要指各类移动终端应用软件，以手机 App 为主；后者主要指各类智能设备，包括小型家用检测设备和可穿戴设备。由于缺乏对互联网技术下的新型医疗相关软硬件产品的明确定义，因此针对相关产品的监管还有待完善。尤其是针对部分涉及诊疗服务的应用，相关监管的缺乏会影响对应医疗服务的科学性和严谨性，增加其发生责任事故的风险。

（三）保险支付问题

目前，互联网＋医疗服务依然未能纳入医保报销体系，虽然部分地区开展了试点，但国家层面出于医保费用控制考虑依然没有将其纳入报销范畴。这主要有两方面的原因。

1. 服务定价方面

以远程医疗为例，目前我国远程医疗服务有两种定价办法，一种是 B2B 模式，此类模式主要针对偏远地区的疑难杂症、急症和大病，会诊的费用很高；另一种是 B2B2C 模式，此类服务价格尚未明晰，大部分应用采取线上、线下等价或稍微提价的方式。但是，在我国现行服务模式之下，医疗服务的价格无法通过会诊费用进行体现，相比于线下服务，无论哪一种服务都无法在服务价格上取得优势，更加无法实现患者就医需求与机构应用需求的平衡。

2. 费用支付方面

我国医保目前整体运营压力较大，贸然将互联网+医疗服务纳入医保报销范围，将加大医保运营压力。同时，我国医保还处于省级统筹状态，各地医保的保障范围、报销比例、技术接口差异较大。除此之外，我国城镇职工在保障和筹资上都与城镇居民、新农合相差较大，要合并统一保障程度，在全国范围内制定统一报销标准仍有很大挑战。

（四）信息安全问题

互联网+医疗的兴起之后，随着我国的医疗服务模式从院内向院外延伸，健康医疗信息的流通已成为必然。但是，我国目前尚未出台统一的保护隐私信息的法律法规，哪些信息属于隐私的范畴，哪些信息属于可公开的范畴都没有明确具体的界定，同时对于侵犯隐私的惩罚机制没有具体规定。在现有医疗服务模式之下，医生与患者是面对面进行交流、诊断，患者与医务人员之间进行接触，不存在第三方介入，患者个人信息公开程度不高，患者的个人隐私得到了较好的保障。而在医疗信息逐渐向互联网开放的过程中，医疗服务可能涉及第三方技术支持公司、网络运营商等新的参与主体，在信息安全保护制度和技术规范不完善的情况下，电子化的健康医疗数据安全和人们个人隐私都面临重大的挑战。这也使得信息持有者出于安全考虑，无法进行数据共享。

（五）产业发展问题

虽然从行业投资规模角度看，互联网医疗投资规模的再创新高又一次印证了医疗作为社会的刚性需求所承载的商业价值是巨大的。但是，受多方因素影响，能够与核心的诊疗业务进行深度融合的应用还比较少。多数应用的商业模式还处在探索阶段，尚无法实现完全独立运营并实现盈利。此外，由于行业仍处于发展初期，患者、医生、医院、政府、企业等相关方的参与形式与分工责任也尚不明晰，各方共同合作推进行业发展的合作机制还有待探索。

四、对互联网+医疗发展的思考与展望

（一）互联网+医疗要以互联网为载体，以信息技术为手段，与医疗卫生信息化深度融合

"互联网+"与医疗的融合应充分利用互联网"连接、智能、体验、跨界"的特性，解决医疗行业资源分布不均衡、信息不共享、用户体验差的问题，从

而优化医疗健康资源分配，提升医疗健康资源使用效率，实现医疗健康数据互联互通，改善用户体验，创新医疗健康服务的产品类型与供给方式。

同时，互联网＋医疗必须充分利用云计算、物联网、大数据、移动互联网、人工智能、虚拟现实、增强现实、区块链等先进技术，与区域卫生与健康数据中心（集成平台）深度融合，遵循卫生信息化标准，这样才会具有持久的生命力。

（二）互联网＋医疗要以医疗为核心，强调需求导向，问题驱动

从当前互联网＋医疗的发展趋势看，互联网和医疗两者之间更多的是融合而非颠覆。互联网并不能改变医疗行业的发展规律，医疗作为一个以人的健康为目标的特殊行业，必须遵循公益性和医疗服务的本质。互联网＋医疗想要发展，就必须以医疗健康为核心，强调需求导向、问题驱动，围绕医改的重点目标和工作任务，以互联网为抓手，通过技术革新带动医疗行业的升级，不断探索"互联网＋"在医疗健康领域的创新应用和服务模式。

（三）互联网＋医疗要以创造价值为核心

互联网在渗透各行业的过程中崇尚"资本推动，唯快不破"，但医疗是一个需要长期积累、深入探索的"慢行业"。互联网＋医疗发展初期仅围绕医疗外围，基于互联网的快方法带来了一定的优势。然而一旦进入医疗核心领域，就必须改变跑马圈地的发展模式，沉下心来专注解决医疗服务的痛点，寻找互联网与之结合的最佳方式。互联网＋医疗最终比拼的不是融资烧钱的能力，而是创造价值的能力，只有创造价值的企业才能立足于行业，获得真正的可持续发展。

（四）互联网＋医疗要实现创新

新发展和安全有序的互联网＋医疗并不是简单地将现有服务体系搬到线上，而是不断地在形成新的体系，可以说创新是互联网＋医疗赖以发展的核心。然而互联网＋医疗在创新的过程中也必须遵循安全有序的原则，既要保证生命的安全，也要保证数据的安全，安全有序是互联网＋医疗发展的前提。因此，互联网＋医疗的发展必须实现创新和有序的平衡，以创新实现有序，以有序推动创新。

（五）互联网＋医疗要具备良好的生态思维

医疗是一个产业链很长的行业，涉及服务方、支付方、支撑方等多个主体，每个主体内部又有自己的生态链，如服务方涉及多元化、多层级的服务主体，支付方涉及商业保险和医疗保险，支撑方既涉及完整的药品、医疗器械产业链，也包含信息化支撑体系。互联网＋医疗并不能独自存在，而是要成为一个开放的平台，融合多方资源，形成一个基于互联网的独特的医疗生态，只有做到开放共赢，才能获得长足的发展。

（六）完善配套政策规范，促进互联网＋医疗健康发展

目前，我国互联网＋医疗的配套政策规范已相对滞后于行业的应用，并对行业未来的发展带来了一定的瓶颈。建议尽快制定以下几项配套制度。

1. 建立服务管理体系

国家即将发布《"互联网＋健康医疗"管理服务办法》，对互联网＋医疗咨询、互联网＋诊疗、互联网健康教育服务、互联网医学再教育和健康教育服务等概念、从业人员及机构、服务规范及监督管理等进行明确规定，规范互联网＋健康医疗行为，保障公众隐私，杜绝虚假信息，落实资源下沉、关口前移，推进以治疗为中心向以健康为中心转变，增强群众获得感。

2. 建立执业注册和电子证照管理系统

建议在全国范围内搭建"医疗机构、医师、护士执业注册电子管理信息系统"以及"执业医师、执业护士电子证照管理信息系统"。通过为医疗机构、医师和护士执业办理数字化的执业注册和电子证照的方式，实现对现有医疗卫生资源全过程、动态化和高效能的管理，强化针对互联网＋医疗服务，尤其是线上诊疗服务的事前、事中、事后监管。

3. 建立标准规范体系

对于允许开展线上诊疗的诊疗范围进行明确，在慢性疾病远程监控、常见病、多发病和急性病处理、院后医患沟通等国外应用较为成熟的专项领域开展尝试，并在服务质量管理、线上服务流程、收费标准、数据采集、存储、共享标准等方面制定互联网＋医疗的标准规范体系。

4. 信息安全与隐私保护方面

建议制定专项政策法规，明确健康信息的隐私范围及使用条件，明确数据所有方、数据采集方、数据持有方等相关主体的责任与义务，并制定信息泄露事件的处罚与整改办法，以保证健康医疗大数据未来的规范化发展。

5. 支付体系建设方面

试点医保在线支付，并以控费为核心，探索更多在线诊疗项目纳入医保支付目录，明确配套的结算办法、定点资格认定及服务流程监管等保障机制；鼓励商业保险参与医疗服务体系建设。

新一代信息技术让互联网＋医疗的发展充满想象。当前人工智能、医疗健康大数据、精准医疗等技术正成为推动医疗健康服务发展的重要新兴力量，互联网＋医疗作为一种新型的服务模式，应与新技术积极融合，加速新业态的形

成。一方面，互联网＋医疗与人工智能相结合，推动了其在临床辅助诊断方面的应用，大幅提高了医生的工作效率，有助于突破医疗服务资源的限制；互联网＋医疗与精准医疗相结合，有助于深化互联网＋医疗所倡导的"以用户为核心、提供个性化服务"的内涵；互联网＋医疗与虚拟现实技术相结合，不仅有助于低成本、高效率地培养医疗服务人才，还可以使远程医疗变得更加具体和形象。另一方面，互联网＋医疗本身也能为这些新技术的发展提供有力的推动，它既为这些新技术提供应用场景，更重要的是互联网＋医疗也是医疗健康大数据的整合性平台，又能为这些技术的进一步发展提供必要的数据支撑，从而进一步推动其在医疗领域的应用。未来，以互联网＋医疗为载体，通过开放平台不断融合和发展新技术，将成为我国医疗服务真正实现跨越式发展的重要推动力量。

第九章　人工智能与智慧医疗的实践性研究

第一节　人工智能与精准医疗

精准医疗和人工智能是目前的热门话题，作为国家战略和行业突破，精准医疗和人工智能爆发在即。随着健康大数据、云计算等逐渐应用于医疗的临床业务，人工智能为医疗行业带来了革命性的改变。

在如何更好地处理大数据方面，包括基因组数据、影像数据以及临床数据，人工智能为我们带来了革命性的创新机会。结合算法的优化以及机器学习或深度学习技术，利用计算机和人工智能的拓展可以有效提升医疗诊断的速度和精准度。

一、人工智能在精准医疗中应用的优势

精准医疗的核心就是一定要有人工智能。人工智能将广泛运用于临床诊治、医院管理、疾病预测、机制研究、新药研发等方面。"人工智能能够让医学工作者们在医学领域中更快、更准地诊断、治疗、预测，同时也对未来如何做好预防提供无限可能。"

从辅助生殖领域看，如何更好地预知自己的生育能力，从个体角度最优化解决生育问题，是人工智能技术可以带来的一个切实帮助。"对于医疗系统而言，人工智能技术前景广阔，同时也是机会和挑战，医院管理者和医生都应该仔细思考如何占领先机。"

人工智能对于建立优质高效的医疗卫生服务体系，助力全面实施健康中国战略亦有重要推动作用。国家卫计委卫生发展研究中心傅卫主任认为，在建立优质高效的医疗卫生服务体系中，需要更多医学科技的发展和创新。"要适应高质量发展阶段以及改善和保障民生的需要，依靠更多的科学进步，创新的医疗卫生技术和诊疗手段，更多地应用信息化、智能化的技术来优化医疗服务流程，提升医疗服务质量，改善医疗服务技术。"

二、应对计算与数据的挑战

精准医疗可以提供更准确的预测预防、治疗以及康复的解决方案，而支撑精准医疗发展的三驾马车——生命科学、信息技术和临床医学，则在相辅相成中共同推动精准医疗的发展。随着精准医疗的不断提速，其主要难度也逐渐集中在信息技术领域。

有专家表示，目前我国"应用终端的发展"远远走在"硬件架构"的前面，现有计算平台已经不能满足人工智能对于庞大运算量的需求。而在王恩东看来，尽管人工智能如今迎来了蓬勃发展的时期，但仍是挑战重重，其中排在第一位的就是计算性能。

清华大学教授、国家超级计算无锡中心主任杨广文则指出，在过去 11 年里，内存带宽仅仅提升了 15 ～ 16 倍，而计算能力则提升了 30 ～ 50 倍，这说明内存的性能和计算的性能之间的差距在逐渐拉大，这也是 GPU 计算今天面临的一个巨大挑战——在相对强悍的计算能力和相对薄弱的内存访问之间横跨着一道鸿沟。

除了人工智能本身面临的挑战之外，对于精准医疗来说，数据的深度挖掘也是目前急需解决的问题之一。"机器需要更多的学习次数，以得到更准确的判断。多次学习的基础是数据，医疗影像需要海量医疗影像和医生的结果判断。"一位智能医疗界投资人士表示，精准医疗现阶段最大的困难就是数据积累。

另外，他还指出，影像数据和放射科医生增长速度存在不匹配问题。相关数据显示，美国和中国的影像数据年增长率分别达到 63.1% 和 30%。但两国放射科医生年增长率仅为 2.2% 和 4.1%。两者之间的鸿沟一方面促进了人工智能的发展，另一方面也给人工智能存储及处理海量数据带来了巨大难题。

三、人工智能在精准医疗领域中的应用实践

在基因行业领域，英特尔医疗与生命科技集团首席架构师丁华表示，随着全基因组测序成本的不断下降，将来有可能会演进到更多的全基因组的测序。"谈到精准医疗，不可回避的一点就是，把组学的这部分内容跟传统临床能够更好地结合，然后共同实现精准医疗的目标。但目前我们还处在怎样把基因数据变成有意义的、有价值的数据，这个数据能够在临床上应用这个阶段，依然面临很多的挑战。"

阿里云此前发布的 ET 医疗大脑辅助医生判断甲状腺结节点的场面就令不少人记忆犹新：ET 医疗大脑通过计算机视觉技术在甲状腺 B 超影像上圈出结节点，并给出良性或者恶性的判断。而在此之前，医生个人判断甲状腺结节点的平均准确率仅为 60% ~ 70%，当下人工智能算法的准确率已被证明可达 85%。

人工智能之所以判断准确率比人类更高，离不开三个关键词：计算、算法、数据。算法的突破及数据洪流的爆发使得几乎所有的"机器辅助功能"都成为可能，深度学习框架的开发和开源也使得人工智能"算法"的开发越来越便捷。"计算"平台则成为本轮推动人工智能进步的重要因素。

通过解决超高分辨率、超高灵敏度，把基因组学跟医疗影像学结合，再加上时间序列等技术突破，研究人员实现了在高性能计算平台上进行血液涂片的解读，并可以让医学人员也非常方便地去使用这个工具。

另外，处理精准医疗的大数据需要极高纬度的分析，在可预料性低的情况下，用传统信息学方法处理难度较大。记者从英特尔方面了解到，英特尔 BioX 实验室与华大基因在蛋白组学方面就有成功的合作案例。对于蛋白质飞行质谱实验，在使用深度学习 CNN 框架和 LSTM 算法的情况下，较之先前的传统计算，实验人员大幅提升了飞行质谱预测的效率，同时节省了 2/3 的计算时间。

在美国，微软也宣布将人工智能用于医疗健康计划"Hanover"，他们试图帮助寻找更有效的药物和治疗方案。此外，微软还在研究模拟癌症如何在不同病人身体里扩散，甚至于研究像计算机编程一样创造生物细胞等。

第二节　人工智能与健康小镇的实践性研究

一、健康小镇的发展现状

国际医疗旅游的快速发展和巨大的市场前景推动了我国医疗旅游产业发展，并催生出"医疗 + 生态旅游 + 养老 + 互联网 + 文化"的医养新模式。健康小镇作为具体承载平台，受到中央和各省市的重视，医疗旅游在国内发展迎来了黄金时期，涌现出了一批旨在满足"长宿型（Long Stay）"医疗养生和"旅居养老"需求的医养特色健康小镇。

这些医养特色健康小镇都紧紧依托优越的自然环境，抢先发展医养产业，各项目对应落实投资企业，但仍存在四方面的不足，可能影响其未来健康可持续地发展。

第一，主题不明，业态雷同。目前仅浙江省就有 8 个在建的及规划中的医养健康小镇，占全省特色小镇总量的 8.86%，区域内同质化竞争明显。以浙江省第一批特色小镇中的 4 个医养健康小镇为例，仅磐安江南药镇是立足于当地历史悠久的中药产业，其他医养健康小镇均以健康养生为主题，医疗养生的技术特长不明，业态雷同、宽泛；且当地缺乏医养产业基础，如此凭空发展具有一定的困难，如表 9-1 所示。

第二，政府职责规定不明。医养健康小镇的运作多为政府和社会资本合作的 PPP 模式，建设、经营由龙头企业挑大梁，而政府主要对利益分配、风险共担的相关机制做出较明确的规定，但在设备与人才的引进、土地与财政的优惠政策、市场与行业的监管、宣传服务等方面还未制定明确的工作框架。

第三，交通区位优势弱。小镇虽毗邻高铁站或客运站，但到达所在城市基本需 1 小时以上，相较国外医疗旅游项目位于大城市 1 小时交通圈内，交通成本高。

第四，用地布局"新城化"。"小镇"非"新城"，由规划图不难看出，用地规划如新城开发一般蔓延，未引景入城、有机生长。

表9-1　我国健康小镇定位与业态规划

健康小镇	桐庐健康小镇	磐安江南药镇	奉化滨海养生小镇	仙居神仙氧吧小镇
区位	距杭州 90 km	距金华 60 km	距温州 45 km	距台州 100 km
开发主体	浙江富春山健康城投资开发有限公司	——	棕榈生态城镇发展股份有限公司牵头的联合体	神仙居旅游度假区投资发展有限公司
定位	尘不离城的养生圣地	省内一流、全国知名的"药材天地""医疗高地""养生福地""旅游胜地"	长三角首选顶级滨海健康养生目的地	国际旅游养生地

续　表

健康小镇	桐庐健康小镇	磐安江南药镇	奉化滨海养生小镇	仙居神仙氧吧小镇
项目构成	颐颐居养生园 桑蚕健康博览中心 江南养生文化村 医疗养生基地 养生养老旅游综合 体度假养生酒店	中医药养生园 产业园 养生博览馆 中医药文化特色 街区 中医院 药文化园 中高端养老社区	温泉疗养中心 健康养生养老综合 服务区 禅修中心 海上丝绸之路乐园 免税购物中心 度假酒店	仙居养生 度假综合体 健康医学养生 博览园 SPA养生度假基地 神仙居文化产业园 湿地主题度假酒店 薰衣草观光园

二、国际健康旅游对我国健康小镇规划的影响

随着经济发展和思想观念改变，相较美国的"抱团养老"、德国的"同居式"养老，"旅居养老"逐渐成为受我国老人欢迎的养老新模式。2016年，国务院发布的《"健康中国2030"规划纲要》指出，应积极促进健康与养老、旅游、互联网、健身休闲、食品融合，催生健康新产业、新业态、新模式。由此旅游业与相关产业相结合的趋势越来越明显。

世界卫生组织曾预测，到2022年，旅游业将占全球GDP的11%，大健康产业将占到12%，医疗与旅游两大产业的有机结合将成为现代服务业的新亮点和重要的经济增长点。世界医疗旅游协会曾预测，未来全球医疗旅游产业将保持15%～25%的年增速，而2017年的市场份额也将达到7 000亿美元。以医疗养生为目的的游客比普通游客多消费130%，医疗旅游的收入效应将远远大于传统的旅游产业及医疗产业。

2016年7月，三部委联合发布了《关于开展特色小镇培育工作的通知》，提出到2020年，培育1 000个左右特色小镇。当前，特色小镇的建设工作正如火如荼地展开，必将成为我国旅游业和大健康产业相结合的医养特色小镇发展的黄金时期。

（一）国际医疗旅游的缘起发展、定义和类型

1. 医疗旅游的缘起发展

医疗旅游的发展大致可分为三个阶段：起源阶段、产业形成阶段和度假医疗阶段。医疗旅游最早可以追溯至14世纪初比利时温泉疗养地SPA的建立，这一阶段主要为患者自发式发展，以个人保健养生需求为导向，前往海边、温

泉、森林等自然医疗资源优越之处，可视作医疗旅游的雏形。20 世纪七八十年代，西方发达国家依靠其先进的医疗技术吸引众多患者进行以"治"为主、以"疗"为辅的旅游，这标志着医疗旅游产业的初步形成。进入 21 世纪，随着老龄化和亚健康等问题加剧、医疗成本飞涨，保健养生越来越得到人们的重视，不少国家政府视医疗旅游产业为国家资助产业，大力推动本国医疗旅游业发展，"治""疗"并举开发，呈现出规模化、体制化的发展趋势。

2. 医疗旅游的定义

关于医疗旅游，学界目前尚无统一的定义，国际上一般被称为 Medical Tourism、Health Tourism、Surgical Tourism 或者是 Medical Outsourcing 等。Health Tourism 的范畴相对宽泛，包括任何使人们更健康的旅行方式。Medical Tourism 则可以视为近二三十年来 Health Tourism 的一个细化和衍生，内容上更侧重于医疗诊断、手术等。从产业和研究的关注方面看，依据 2009 年 3 月 10 日至 2017 年 6 月 12 日的 Google 搜索引擎的搜索量变化不难发现，Medical Tourism 是 Health Tourism 范畴内研究最广的内容，与大健康产业相关的 Health Tourism 近年来越来越受到关注。Surgical Tourism 和 Medical Outsourcing 的含义更为狭窄和专业，使用量相对较少。

在《旅游业 21 世纪议程》中，世界旅游组织将医疗旅游（Medical Tourism）定义为"以医疗护理、疾病与健康、康复与修养为主体的旅游服务。"通常由于客源国的医疗技术落后或医疗费用高昂、目的地特殊的医疗项目或旅游资源等原因，医疗旅游的游客到异地接受医疗护理、保健及度假旅游等服务。

3. 医疗旅游的类型

医疗旅游的类型是国外学术研究的主要关注内容，其中米利卡和卡拉的分类是国际较为认可的，即医疗旅游分为侵入性手术治疗、医疗诊断和生活方式医学三类。我国研究者则按需求分为以"治"为主和以"疗"为主的两类，以"治"为主的医疗旅游又可分为医疗资源较为稀缺的项目、客源国尚未开发或被法律禁止的医疗项目（如干细胞治疗、堕胎等）；以"疗"为主的医疗旅游主要为康复理疗等内容（如体检、减肥、抗衰老等）。未来，中国医疗旅游发展可分为三种类型：以"治"为主的医疗技术主导旅游；兼顾"治"+"疗"，中国传统医学相辅；以"疗"为主，依托自然资源的康复疗养旅游。

目前，医疗旅游胜地主要为医疗技术发达的部分欧洲国家（如德国、瑞士、匈牙利等），具有特色医疗项目的东亚国家（如日本、韩国等），医疗费用较低的东南亚地区（如新加坡、马来西亚、印度等）、南非及中美洲地区。

（二）国际医疗旅游的特点和经验

旅游者间流传这样一句话"日本体检、德国看病、瑞士抗衰老"，反映出国际医疗旅游市场已发展成熟，且主要被德、瑞、日等国占领。基于《旅游业21世纪议程》中提及的国际医疗旅游典范案例，同时综合考虑医疗旅游项目类型、规模和所在城市的社会经济实力等因素，研究选取日本、德国、瑞士、新加坡和韩国的6个医疗旅游项目，梳理其成功经验，试为我国医养特色小镇的规划建设提供借鉴。

1. 市场定位精准

医疗旅游强国均有准确的市场定位和特色的医疗旅游产品。抓紧"医"的核心，将强项的医疗技术打造为强势磁极，专注打好一张牌，做到"人无我有，人有我优，人优我精"，使该项竞争力在区域内无法被取代；做足"养"的魅力，延长消费深度，在"医疗吸引核"外打造特色的"休养聚集区"，实现患者从"医"到"养"的停留；延展"产"的功效，带动区域发展，通过"产业延伸环"整合上下游的全产业生态链，产业内与产业外"纵、横向延展"共进。

（1）治疗度假型——顶尖医疗带动产业。日本静冈医药谷以县立静冈癌病中心为依托，作为日本癌症发病率较低的地区，借助得天独厚的温泉资源、教育资源及医疗器械和制药产业的优越条件，打造了具有强竞争力、高集约化的集医疗、科研、企业三位于一体的产业集群，创造了医学研究—药品开发—门诊治疗—康疗保健的完整产业链开发模式，建立起了世界水平的癌症治疗、生物试验、保健、度假为一体的新型健康基地。

新加坡凭借世界顶尖的生物医药技术、众多知名的生物医药专家、发达的医疗保健基础设施和赏心悦目的城市风光，成为集医疗保健服务、商务、休闲旅游于一体的国际医疗旅游目的地，也是亚洲领先的医疗枢纽。新加坡共有11家医院通过了JCI认证（JCI是世界公认的医疗服务标准，代表了医院服务和医院管理的最高水平），被世界卫生组织列为具有最佳医疗系统的亚洲国家之一。

（2）康复度假型——优质健康管理服务。德国巴登巴登小镇以闻名世界的康复医疗技术为核心，依托温泉水疗和宜居的气候资源、全面的健康管理服务、成熟的医疗专家团队、健全的度假配套，成为全球温泉康复疗养胜地。

（3）体检度假型——环境优越"疗""旅"并重。日本长崎以世界先进的体检器械为支撑，拉动区域养生旅游产业发展。长崎医疗体制健全、医疗质量和服务水平高，拥有世界第一的高端医疗器械台数，世界前十的主要医疗检查器械数，肿瘤治疗经验与临床成绩均为世界最高水准。游客先在医院接受诊断、体检，再享受长崎市的温泉水疗、花疗、食疗等旅游服务。

（4）美容度假型——特色美容高端度假。瑞士蒙特勒作为羊胎素的发源地，立足于全球著名的抗衰老专业机构——静港医疗中心，提供抗衰老体检、细胞活化治疗等高端医疗美容服务。同时充分挖掘山水人文特色，医疗机构的建设与城市自然风景和人文资源交相呼应，形成了抗衰老、养生、度假的全套服务链，充分满足了高端市场的需求。

韩国是世界美容、整形强国，首尔市江南区狎鸥亭洞一带集聚了200多家的整容中心，此地也是首尔最繁华的地区，周围的高端潮流购物区也为等候治疗的患者提供了休闲观光服务。

2. 生态和谐，规模集约

医疗旅游目的地都必然具有生态环境优越、宜居的特点，充分利用优美的自然景观、舒适的气候条件、丰富的历史人文等本地条件，"医疗吸引核"集约布局，控制规模，使城与自然和谐发展，增添了医疗旅游"养"的魅力。

德国巴登巴登小镇背靠黑森林，沿着山谷蜿蜒伸展，小镇核心区约4平方千米，拥有8家私人康复诊所和医院。瑞士蒙特勒坐落于日内瓦湖东岸，在约3平方千米的湖畔弧形地带中，11家高端私立医院、74家酒店和众多家庭旅馆依山面水而建。首尔狎鸥亭洞"整容一条街"约3平方千米的范围内集聚了全市1/3的整容中心。

3. 区位优越，配套完善

优越的交通区位条件是这些医疗旅游目的地成功发展不可或缺的一部分，尤其是公共交通的便捷。对外，需要快捷的交通网络吸引国际游客；对内，需要完善的交通系统联系国内重要城市。静冈位于日本的交通要道，拥有国际机场、港口、高速公路，极大地拉近了与世界的距离，有力地促进了健康基地的发展。新加坡因得天独厚的地理位置，拥有最佳机场和最繁忙的港口，航空交通和航运非常发达，仅在航空方面，全球就有180个城市与之通航；新加坡还拥有高效的公共交通系统，公交出行比例达59%，1小时内到达目的地的公交出行占70%以上。瑞士蒙特勒是医疗旅游小镇，每小时有数班列车通往洛桑和日内瓦，全程也不超过1小时。

完善的城市配套设施也是医疗旅游的重要支撑。新加坡凭借先进的城市管理建设和优质的城市配套设施为医疗旅游的发展奠定了基础。瑞士蒙特勒也以完备的配套服务著称，兼顾硬件和软件全面发展，以独特的视角和行程安排让游客体验到了城市本身的美。

4. 政府扶持，部门协作

医疗旅游强国的政府或多或少都承担了"宏观政策调控者、市场秩序监督者、产业发展服务者和利益协调者"的角色，出台相关政策法规推进医疗旅游产业发展，提供优惠便利条件，规范行业秩序。多部门共同协作，政府与民间力量合作，成立行业机构，整合医疗旅游资源。同时投入大量人力物力，重视宣传推广平台搭建。

（1）政府主导型。2010年6月28日，日本政府颁布了"新成长战略：活力日本复苏计划"，将医疗旅游作为国家支柱产业之一，欲凭借在癌症和心血管疾病防治方面的优势，将日本打造为亚洲高端医疗与体检胜地。静冈医药谷就是由政府牵头，公、私共同开发。国家政策启动静冈医药谷计划，推动了静冈癌病中心的设置；地方政策则因地制宜地提出了一系列鼓励性政策，制定了"建设卫生基础设施—建立卫生产业—人力资源开发—建立健康社区—全球发展战略"的发展战略五部曲。并通过"故乡融资计划"提供资金支持，依托静冈为日本绿茶第一大生产地优势，举办了"世界茶文化节"向世界推广。

"新加坡国际医疗"是2003年新加坡卫生部发起的一项政府与企业之间的合作计划，获得了经济发展局、企业发展局、旅游局三个政府机构的支持。为提高医疗产业治疗，新加坡政府将生化产业列入国家发展计划；促进了当地医疗机构与美国著名医院形成固定的合作关系；在印尼的8座城市举行了宣传路演；在世界15个国家设立了办事处进行大力推广。

（2）政策扶持型。德国旅游局将德国定位为实力雄厚的专业医疗圣地，通过放宽入境政策、扶持医疗旅游机构成立、提高旅游景点品质和政府大力宣传推广等措施吸引国际游客。更将2011年定为"德国健康与健美之旅"主题年，同年在德国旅游局网站专门开辟了医疗旅游栏目，介绍两类医疗旅游项目。第一类是健康旅游类，包括一系列高水准的健身美体机构和健康膳食与有机酒店；第二类是康复度假类，推广德国境内300多个康复和高级温泉疗养胜地。德国旅游局在迪拜与俄罗斯等主要客源国搭建了医疗旅游宣传点，在北上广的签证处发放宣传册，足见德国政府宣传医疗旅游的决心。

医疗旅游强国的发展脱离不了各维度支撑要素的综合作用，不能偏废，同时也形成了不同项目的鲜明特色。通过对上述医疗旅游项目特色与经验的梳理，将为医疗旅游产业在我国以医养特色小镇形式发展提供有价值的启示。

（三）对我国医养健康小镇规划的启示

1.明晰定位，因地制宜

医养健康小镇的核心在于"医养"而非"旅游"，否则依靠度假为主要目的的产业链拉动效果较差，"游"的目的是附加于"医养"的强势。医养健康小镇须努力塑造区域内的医养"唯一性"，只有进行差异化发展，才能在激烈的医养旅游市场上成为稀缺资源，具备竞争力。"好钢用在刀刃上"，走"专科强势"而非"综合开发"的发展路径。"专科强势"的关键之一就是"在地化"，即与当地医养资源相结合，这种资源可能是专治某一疾病、某一项特殊的医养技术或当地独特的自然资源。区别于静态慢生活的桐庐健康小镇、奉化滨海养生小镇，平湖航空运动小镇依托自身山海优势，发展了"动静结合"的运动康养体系，打造了全省第一家集运动、医养为主题的特色小镇。这便是"在地化"的成果。"在地化"是医养健康小镇的专科优势和打造鲜明特点的基础。另一关键就是把握游客需求，如重视当前庞大的养老需求，医养健康小镇能很好地实现老年人追求医养高品质、完善人生历程的"旅居养老"。随着中国传统医疗科技和民族医学在国际上受到肯定，需要把握国际市场需求吸引海外游客。

2. 政府推动，扮好角色

在医养健康小镇发展中，政府应积极推动并担任好以下四个角色："宏观政策调控者"，制定相关扶持政策，如确定医养产业定位与发展，加强"多规融合"信息平台建立，制定土地、财政等优惠政策，放宽医疗专家和游客入境政策，降低医疗设备进口税等；"市场秩序监督者"，健全行业法律法规，制定严格的准入政策，支持 JCI 等标准认证，建立行业协会促进健康发展，优化保险体系降低医养纠纷风险；"产业发展服务者"，政府机构间多部门协作，加强顶层设计，建立官方网站等推广宣传平台，促进医养健康小镇品牌树立，实施人才战略，培育医养、旅游行业相关优秀人才；"利益协调者"，通过 PPP 投融资模式撬动社会资本，既可缓解政府财政压力，又有利于形成产业集群，政府应制定利益协调机制，促进生态环境与社会文化和谐发展。

3. 适宜规模，特色布局

"医养健康小镇"回归特色小镇本质体现在"小"和"特"的完美结合。"小"凸显的是一种空间限制，借鉴国际经验，医养健康小镇规划面积宜控制在 3 平方千米以内，聚集人口 1～3 万。产业集聚，用地集约，小镇总体布局因地制宜，山水拥城、城景共融，宜延续传统聚落弹性自由的组团形式，带动全域人居环境与旅游发展。"特色"产业与功能落实为"医疗＋养老＋旅游＋社区"的四重功能板块；"特色"的小镇空间风貌应具有强烈的可识别性，社区空间则打破了传统中心型"医养"模式，让医养服务层层分解至各生活圈，提高了服务效率与质量；养老社区宜采用院落式布局，营造具有养生氛围、归属感的完美医养生活方式，亦满足社交需求。

4. 科学选址，健全配套

便捷的交通是医养健康小镇吸引客源的必要前提。小镇选址宜方便联系城市，既背靠优越的生态环境，又能吸引来自大城市的客源，分担城市医疗压力。例如，蓝城农村养老型小镇基于数据模型支撑提出梯队选址策略，距一线城市中心直线距离 50～120 千米，1～2 小时车程；距新一线城市中心直线距离 30～50 千米，30～60 分钟车程；距二线城市中心直线距离 5～20 千米，10～20 分钟车程；考虑现有或规划的高铁站、地铁站，距最近的高速出口车程 10 分钟内最佳。发达健全的旅游配套设施和城市配套设施是支撑医养健康小镇发展的基础，可以促进医养机构与城市大型医养合作，完善医养信息化、智能化基础设施。

医养旅游需求在马斯洛需求层次中处于较高层级，因此医养特色小镇较传统旅游特色小镇具有更高的门槛和技术要求，包括医养产品竞争力、人力资源竞争力和较完善的政策法律体系。除了自然环境需求和发达的设施需求外，医养旅游者更注重养生氛围和社交等人文精神需求。通过 SWOT 进行矩阵分析，我国发展医养特色小镇存在内部旅游资源丰富、传统中医、区位等优势，也存在尚未树立小镇品牌、高端医疗服务较弱等劣势；外部则有人口老龄化需求、广阔的市场前景、医疗改革的机会，同时也存在大城市与国际医疗旅游竞争、医疗机构认证滞后的挑战。应采取 SO 战略，发挥杠杆效应，用内部优势撬动外部机会，寻求我国医养产业和特色健康小镇的共同发展。

三、特色健康小镇发展模式举例

（一）桐庐健康小镇

近年来，桐庐先后被评为"中国养生保健基地""华夏养生福地""中国长寿之乡"。得益于这样得天独厚的中医药文化传统，富春江畔，大奇山脚，一座"健康小镇"正大跨步向前奔跑。

桐庐"健康小镇"紧邻大奇山国家森林公园，与桐庐县城无缝对接，是富春山健康城的核心区块。总规划面积 6.06 平方千米、规划建设用地为 2.6 平方千米，北至城南路转至杭新景高速，南至大奇山脚，西至规划路转至大奇山路，东至天井坞区块。杭黄铁路桐庐站就设在"健康小镇"。整个区域山水优势明显，自然风貌保持完好，生态气息浓郁，交通区位优越。

健康小镇三面环水，一面临江，地形宛如一把太师椅，山木繁盛，绿意葱茏，成为得天独厚的风景佳地。森林覆盖率超过 80%，空气中负氧离子浓度每立方厘米 5 130 个以上，是普通城市的 50 倍。桐庐坐拥富春江，更拥有远离水质污染的直饮水库。全年有 340 天的空气质量达到或优于二级标准优良天数，

PM2.5 浓度年均值低于 35。此外，健康小镇区域年平均气温在 15℃，酷暑天的气温也平均在 26℃左右，媲美各大知名避暑胜地。

"健康小镇"的产业发展体系为"4+2+X"。其中，"4"是指以健康养生（养老）服务、中医药医疗保健服务、健康旅游、健康食品四大特色产业；"2"是指以医疗服务和健康管理两大支撑产业；"X"是指以健康制造、总部经济、物联网、电子商务、文化创意、体育休闲等几大配套产业。

小镇东侧区域规划建设为富春山居医疗养生基地，这里将建成一个敬老院、一个体检中心、一个疗养中心，方便老人安享晚年，并在一步之遥就有配套设施完善的医疗保健机构。健康细胞园板块位于小镇西侧，这里将会是一个细胞"银行"，它可以将人体干细胞、脐带血等进行低温保存，需要的时候，可以提取出来治病救人。小镇中间区域未来则会成为智慧健康产业孵化园，引进一批信息经济、智慧经济、健康产业、文化创意、电子商务、体育休闲、总部经济等新兴经济业态，将智慧健康产业、孵化园培育成桐庐经济新增长点。

这座以健康养生（养老）服务为主导，以医疗服务和健康管理为支撑，以中医药医疗保健服务、健康旅游和文化、健康食品为特色的国际化健康小镇如今正逐渐清晰地展现在世人面前。

（二）富阳药谷小镇

富阳药谷小镇位于胥口镇，规划范围为西南两侧以葛溪为界，东起火烧岭水库，背靠虎山，规划用地面积 2.9 平方千米。

药谷小镇是杭州市首批 32 个特色小镇之一，以"宜居、宜业、宜游"为目标，依托区域内医疗产业，建设集医研、医造、医展、医疗、医闲于一体的药谷小镇，具有特色鲜明、投资项目翔实、社会主体响应、与国家战略充分对接等特点，目前小镇已初具规模。

就区域内医疗产业而言，小镇以海正药业（杭州）公司为主导，集聚海正药业、海正辉瑞制药、瑞海医药、导明医药科技、昭华生物医药、海正宣泰医药等多家生物医药研发制造企业，形成了包括高端生物技术药物、注射剂和口服制剂及出口原料药三大主要业务的生物医药产业园，被认定为市级高新技术产业园、杭州生物医药产业国家高技术产业基地拓展区，是中国最大的抗生素、抗肿瘤药物生产基地之一。

以医药产业园为基础，带动当地的药用植物种植和旅游产业，围绕特色小镇定位，药谷小镇共规划建设"医研、医造、医展、医疗、医闲"五类产业业态项目和综合配套项目 20 个，总用地面积约 0.63 平方千米，总投资约 68 亿元。

根据浙江省委省政府的战略部署，在浙江的七大万亿产业中，其中有一项就是健康产业，富阳要积极培育经济增长极，以特色小镇发展带动面上的整体发展。在《浙江省食品药品监督管理局关于优化服务促进生物医药产业创新发展的若干意见》中，明确了扶持第一批小镇的缩短办证时限、引导产业落户等举措。这样的政策正在药谷小镇逐步落实，规范到位，大大加快了小镇的建设进度。

以海正药业为代表的区域内医药企业辐射广大，结合当地传统文化遗产，"古有葛洪炼丹，今有海正制药"，独特的医疗产业模式正对消费人群产生独有的吸引力，全面建设"生态健康谷"正逐步从蓝图变成现实。

"特色小镇的创建要求具有鲜明的产业特色、要有强大的科研力量、要稳居国际一流水平、更要展示企业主导的稳定地位。"海正药业副总经理陈献忠说。

企业与政府要合力打造"富春药谷"金名片。作为富春"药谷小镇"一路成长的见证者，接下来，海正药业将通过富春"药谷小镇"建设，以全省七大万亿产业中的健康产业为主方向，重点发展生物医药、医疗器械研发制造业，培育发展康复疗养、休闲养老等健康服务业，大力发展生物医学工程与制药科学等商务会展业，充分挖掘葛洪炼丹的养生与制药文化内涵，构建集研发孵化、生产制造、会议展览、健康服务于一体的健康全产业链，在古老的药谷、不朽的事业中，全面打造"生态健康谷"。

截至目前，园区占地 0.91 平方千米（其中近 0.73 平方千米为低丘缓坡），规划总投资 98 亿元，已累计投入 70 多亿元。

（三）海南医疗养生旅游

随着我国进入老龄化社会和国家医疗改革的深入推行，医疗养生旅游也将迎来快速发展的良好机遇。专家预计，2020 年，医疗健康相关服务业可能成为全球最大产业之一，中国有望成为医疗养生旅游的热门国家，健康服务业总规模将达到 8 万亿元人民币。

作为国际旅游岛和我国唯一的热带海岛省份，独特的区位优势和优越的自然条件使得海南发展医疗养生旅游得天独厚，成为医疗养生旅游理想地区。海南应该抢抓当前"一带一路"国家战略的重大机遇和国际医疗养生旅游逐渐转向亚洲的发展契机，利用海南得天独厚的资源条件、环境优势和政策优势，快速推进医疗养生与旅游产业融合发展，积极发展特色医疗养生旅游，将海南打造成为闻名中外的医疗养生旅游目的地。

1. 海南医疗养生旅游发展模式选择

（1）"医院＋医疗养生"模式。这是世界各地普遍通行的医疗养生旅游发展模式。海南医疗养生技术水平在全国范围内相对比较落后，但是经过这么多年的发展，医疗养生事业取得了显著的进步。2011年，海口市旅游医疗服务保障中心的正式启用，填补了海南无旅游医疗服务保障的空白。一批知名医疗机构，如解放军301医院等相继入驻，协和医科大学、湘雅医学院、第四军医大学等30多家国内著名医院均与海南各大医院建立了协作关系，有效地提升了海南的总体医疗水平。此外，海南省眼科医院、海南省人民医院、海南省中医院等也凭借过硬的医疗技术和良好的医疗服务吸引了大量国内外游客来海南进行医疗养生旅游。三亚中医院早已开展医疗养生旅游实践，并取得了不错的经济和社会效益，成为国内医疗养生旅游发展的范例。海南需要进一步利用好"医院＋医疗养生"的经营模式，逐渐改变公立医院作为医疗养生服务主体的处境，推动公立医院和私立医院共同发展医疗养生旅游业务。相关医院可以抽调出部分医生参与医疗康复保健工作，将其作为海南的医疗养生品牌专科发展。同时，制定各项优惠政策，鼓励和吸引社会资本进入医疗养生行业，兴办有特色、高水准、多元化发展的医疗养生专科机构。

（2）"景区＋医疗养生"模式。海南各大景区一般都依山傍水，风景优美，而且景区医疗养生设施及配套服务齐全，一些景区建成的养生保健医疗旅游中心、专科病诊疗中心对医疗养生旅游的组织和开展十分有利，可为游客提供专门的食宿以及医疗养生保健服务，这为"景区＋医疗养生"模式的推行奠定了基础。呀诺达雨林文化旅游区、槟榔谷黎苗文化旅游区、七仙岭建立国际太极文化养生园等各大景区紧密结合自身的资源状况和实际条件，积极实施"景区＋医疗养生"的经营模式，大力发展医疗养生旅游。

（3）"酒店和度假村＋医疗养生"模式。海南很多星级宾馆和中高端度假村开设了提供自然疗法、针灸、推拿、足浴、温泉、药膳和中药美容服务的中医药保健俱乐部，能为游客参与和体验医疗保健提供各种服务，也取得了不错的经济和社会效益。"酒店和度假村＋医疗养生"模式应该是海南医疗养生旅游发展的不错的选择。只要改善自身的软件和硬件条件进行积极应对，及时推出各种特色养生产品，同国内外成熟的养老养生连锁机构合作，打开养老养生市场，提升专业服务水平，海南的度假酒店和度假村就能够在养老养生市场抢占商机。

（4）"温泉＋医疗养生"模式。海南温泉资源数量众多，分布广泛，种类齐全，密度之高居全国之首。目前已知并开发的温泉点有40余处，拥有兴隆温泉、官塘温泉、南洋温泉、南田温泉、观澜湖温泉等知名度较高的温泉，并且开发已成规模，多数温泉矿化度低，多属于氟硅型热矿水，富含硫黄等矿物质，并含硒、碘、锶、氡、硒等微量元素，医用价值很高，是开展温泉康复疗养的胜地。海南可以实施"温泉+医疗养生"模式，重点打造万宁兴隆、琼海官塘、三亚南田、保亭七仙岭、儋州蓝洋温泉等重点康体养生基地。

（5）"医药基地+医疗养生"模式。海南可结合自己的本土资源和地域特色，引入中医药和黎苗医药康体养生理念，依托中药材和黎苗药材种植场所，建设一批集观光旅游、休闲娱乐、养生保健、医疗康复等为一体的中医保健旅游基地，推出一批融保健养生知识普及、康体保健体验、健康娱乐于一体的中医药和黎苗医药养生文化主题园区、康体养生基地和健康养生会馆，建立中药材和黎苗药材种植医疗养生基地，开发具有浓郁中国特色和海南本土特色的中医药和黎苗医药特色康体养生旅游商品和医疗养生旅游项目，打造中医药和黎苗医药康体养生旅游品牌。

（6）"先行区+医疗养生"模式。2013年3月，国务院批复建立"博鳌乐城国际医疗旅游先行区"，成为全国唯一一家以医疗旅游为主导的国际医疗旅游先行区，这为海南医疗养生旅游发展带来了重大利好和发展机遇。重点建设好"先行区"，依托当地生态资源，发展医疗、养老、科研等国际医疗旅游相关产业。积极引进国内外医学高端人才和干细胞治疗、分子诊断等世界前沿医疗技术，创建集医、养、护、学、研于一体化的新模式，将先行区建设成面向世界的健康养生休闲地和国家级医疗旅游产业先行先试区。加强对海南博鳌乐城国际医疗旅游先行区的跟踪观察和发展指导，充分利用好国务院给予的各项特殊优惠扶持政策，在药品和医疗器械进口注册审批、大型医用设备配置、医疗服务价格、进口关税优惠、医疗技术准入、境外医师执业和资本办医、医疗技术人才引进等方面积极探索，形成可供推广的经验，并逐渐向海南全省进行推广。

（7）"风情小镇+医疗养生"模式。结合海南各地实际，充分发挥各地的医疗养生旅游资源特色和优势，建设一批医疗养生旅游风情小镇，配套建设相关的度假区、文化街、主题酒店，形成一批与中药科技农业、名贵药材种植、田园风情休闲结合的养生体验和观赏基地。同时，积极引进预防医疗、高端体检、康复疗养、美容整形、运动康复、亚健康调理服务等国内外生命养护保健连锁机构，并配套发展旅游、购物、餐饮、住宿等服务设施，将风情小镇建成中高端医疗服务承接地。

（8）"旅游地产+医疗养生"模式。结合海南的实际情况，可以实施"旅游地产+医疗养生"发展模式，加强相关专业医疗养生服务社区的定位和功能规划，引入国内外一流医疗、养生机构，在保护生态环境的前提下，发展既能旅游度假又能养生居住的集度假、居住、医疗、康复、养生、投资为一体的医疗养生旅游地产，把海南建成"国际医疗养生旅游地产先行区"和"世界高端医疗养生胜地"。积极引导社会力量进入医疗养生旅游房地产领域，发展医疗养生高端房地产，使其成为海南医疗养生旅游产业发展的重要支撑。鼓励和支持一些大型房地产开发集团依托自身雄厚的资金实力和与政府部门的密切关系，在一些大型房产基地实施"旅游地产＋医疗养生"模式，积极提供医疗养生服务，大力发展社区医疗养生。

（9）"休闲农业＋医疗养生"模式。随着民众生活水平的提高、闲暇时间的增加、文化素质的提高和对空气环境质量要求的提高，休闲农业和乡村旅游逐渐成为都市居民追求的一种时尚，越来越多的人将会选择回归自然式的长居农村休闲。海南发展休闲农业可以从"养生"切入，发展养生型休闲农业，休闲农业与养生产业的结合相得益彰。养生型休闲农业主要有以下几种方式：饮食养生、农事养生、药材养生、温泉养生、休闲养生、生态养生等。

2. 海南医疗养生旅游特色产品开发

（1）开发森林、温泉、滨海医疗养生产品。海南是被国家环保总局定为全国第一个生态示范省，岛上有对人体具有良好治疗康复作用的山地、森林、温泉、滨海等得天独厚的自然资源，具有发展医疗养生旅游的良好的资源条件和开发潜力。需要大力发展森林氧吧康复疗养、温泉康体疗养、滨海度假疗养等医疗养生旅游服务项目，以满足境内外游客的需求。

①森林氧吧康复疗养项目。海南森林覆盖率达到59.2%，有着中国最大和最美的热带雨林，负氧离子达到每立方厘米8 000～10 000个，形成了天然大氧吧，使其成为度假养生的绝佳去处。适宜开辟森林疗养基地或休闲养生旅游度假区，发展森林疗养医药，开发森林空气浴、绿色食品、绿色有机茶和药膳等具有森林资源特色的休闲养生项目。

②温泉康体疗养项目。海南温泉资源优质丰富，适宜建立温泉度假疗养基地，开发各类温泉中药理疗产品和美容瘦身产品，并与其他中医药保健、药膳养生、山地高尔夫、保健按摩、森林拓展、温泉美食等医疗养生产品结合起来，打造医疗养生旅游产品链。开发中医药温泉医疗，把中医药理疗和温泉结合起来。

③滨海度假疗养项目。海南海岸线漫长，全长1528千米，水清沙白，海水温度在18～30℃，滨海气候资源、日光浴资源、沙滩、海水优质丰富，适宜开辟海滨休闲度假疗养基地，开发各种具有滨海特色的海水浴等特色项目，开发与海水海泥等相关的美容、瘦身产品等。

④田园休闲养生旅游项目。海南地处热带亚热带，植被丰茂，四季常青，生态环境良好，田园风光优美，吸引了四面八方游客前来观光度假，享受淳

朴、富氧生活，让人流连忘返。利用海南独特的热带田园风情开发的养生旅游项目主要有踏青游、果园采摘、农田收获等。

（2）开发中医药康体疗养产品。建设一些观赏性和参与性强的中药材基地。可将中医药养生与海南的热带风情、滨海风光、海水浴场、热带雨林和温泉等优质资源结合，开发观赏中药种植园、喝药茶、洗药浴、品药膳、购买特制的中草药配方等中医药康体疗养旅游项目。利用中医药文化元素突出的中医医疗机构、中药企业、老字号药店以及中药材种植基地、药用植物园、药膳食疗馆等资源，开发中医药养生特色旅游线路。开发一些游客亲自体验中医"望、闻、问、切"的诊病技法和针灸、推拿疗法的特色体验式项目。

（3）发展老年医疗康复养生产品。得天独厚的自然环境和气候条件使得海南特别适合发展医疗养生养老产业。针对海南本省人口老龄化、岛外人口前来越冬养老等突出问题，加快制定实施医疗养生旅游发展纲要，加大政策扶持力度，大力发展医疗养生养老服务产业，鼓励民间资本依法使用农村集体土地开发多层次、多样化的针对老年人群体的医疗康复养生旅游项目，如开发以温泉康体疗养为主体，开设太极、瑜伽、茶道、花艺等课程，中医养生、疗养保健、整形美容为辅的康体养生产品。尤其是通过优质生态环境和气候条件，针对老年人群体各种肿瘤疾病进行康复治疗。鼓励开发完善适合老年医疗康复养生项目的商业保险产品。积极发展中医药和黎苗医药康体养生特色养老机构，促进养生与养老服务相结合。

（4）开发黎苗医药医疗养生产品。海南除了拥有丰富的中医医疗资源外，还拥有特色鲜明的黎苗医药资源，其中槟榔、砂仁、益智、巴戟等四大南药更是闻名遐迩。黎苗医药同中药、藏药一样，都是祖国医药宝库中的一朵奇葩。黎苗医药资源可以开发成为海南极具特色的医疗养生旅游服务项目，对于境内外游客将会有着很强的吸引力。

（5）开发优势医疗养生产品。海南除了具备一定的中医康复医疗基础外，对于境外需求较大的整形美容、牙科、慢性病治疗等，海南能够提供的医疗资源项目，可与旅游业相结合发展。对于心脏科、硅肺病治疗、骨科、神经内科和干细胞治疗等中国优势医疗项目，海南可以把它们作为医疗养生旅游项目进行开发。另外，海南一些医疗机构在心脑血管、器官移植、口腔等方面的医疗技术跟世界先进国家相比毫不逊色，而且医疗价格更为低廉，海南可为国内外游客提供质优价廉的医疗康复服务，这也可以是海南发展医疗养生旅游考虑的开发项目。可以开展干细胞或胚细胞等一些国家由于其法律限制还不允许开展的特色治疗，以及针对国内外游客提供中医针灸推广服务、中医传统推拿按摩保健产品和服务等个性化定制服务。

第三节　人工智能与社区养老服务模式的实践性研究

一、传统社区养老模式的问题分析

社区养老是将社区内的居家养老和机构养老服务引入社区相结合的一种养老模式，它有效融合了居家养老和机构养老的优点，可操作性强。近年来，我国社区养老发展迅速，服务模式不断创新，服务内容不断拓展。然而，在发展过程中，仍受制于资金、人员短缺和服务项目单一等问题。

（一）资金来源单一，养老负担重

资金不足问题严重制约着社区养老的发展。目前，社区资金来源主要有政府拨款、社会援助和社区有偿服务三种渠道，但是这三种筹资渠道均有自身的局限性：政府财政补贴用途十分广泛，除用于社区养老外，还用于社区治安、环境绿化、文化建设等多个方面，导致社区养老服务供需不平衡；社会援助资金大多来源于福利彩票和社会好心人士捐赠，受外界因素影响较大，风险较大；社区有偿服务存在营业范围有限，无法满足庞大的养老需求的问题。这些筹资渠道的局限性在制约社区养老发展的同时，加重了社区养老的负担。

（二）专业服务人员数量和质量的欠缺

社区缺乏专业养老服务人员，不仅表现在量的方面，还体现在质的方面。数量上的缺乏主要是由于工资偏低、工作内容辛苦和社会保障机制不健全导致的；质量上的欠缺则主要体现在社区中的人员构成。目前，社区工作人员主要是离退休工作者、在家待业者或家庭妇女等，这类人群一般年龄较大且不具备专业社工的素养，无法很好地完成老年人护理、保健和心理疏导等工作。

（三）服务项目单一，设施不完善

社区养老服务项目单一和设施不完善等问题突出。通过对河北省邢台市"老年幸福苑""医专护理中心"等养老院的访谈发现，目前社区照顾重点仍是老年人的"衣、食、住、行"，缺乏对老年人的精神慰藉；社区的设施仍是基础的运动器材，针对高龄老人和残疾老人的无障碍设施仍不完善，由于经济所限，社区的智能化养老尚未实现。

二、人工智能在社区养老服务中的应用

由于中国长期执行计划生育政策以及人口老龄化趋势日趋严峻，独生子女家庭要照顾4～8个老人几乎不可能，从事老年照顾和情感陪伴的就业人员奇缺，这给中国的老年照顾和情感陪伴提出了严峻的挑战。近年来，许多发达国家纷纷推出了各种服务性机器人，对部分失能老年人进行照顾。未来，机器人服务于人民医疗健康、服务于老龄化社会康复需求等方面的需求越来越强烈。在推进国家民生科技领域，围绕家政服务，将重点开发辅助高龄老人与残障人移动护理监控机器人、家庭生活清洁机器人、两轮自平衡电动代步车等机器人。未来，针对老年人的特殊需求，将助老、助残机器人分为生活服务、医疗保健、交互学习和安全监控四大功能。

（一）中国对智能养老机器人的迫切需求

目前，对中国养老问题的大量研究还是集中在养老金"缺口"上，根本没有考虑到，养老是一个劳动密集产业，中国"一对夫妇只生一个孩子"的计划生育政策（从1980年开始实行，到2015年废除）导致的人口断层使得养老护理劳动力非常短缺，未来只有通过养老机器人来补充。养老不仅需要花钱，还需要出力。许多资源较好的公立养老院"一床难求"，大多数养老院则害怕医疗护理方面的风险，将重病老人、失能老人、失智老人等拒之门外，因此真正需要养老服务的老人反而进不了养老院。专业护理人力资源缺乏是养老院的最大瓶颈，养老院最担心的是没有足够和专业的人员去照料老人，害怕出现意外，承担医疗、法律和道义风险。因此，在中国这个老龄化大国里，养老机器人正在大规模"崛起"。

《中国养老金融发展报告（2016）》指出，中国老龄化呈现三大特征：未富先老、农村老人多、女性老人多。报告指出，以65岁以上老年人口看，预计到2030年，为2.8亿人，占比为20.2%；2055年，达到峰值4亿人，占27.2%。老龄化对社会提出全方位的挑战，如老人的经济保障，多重慢性疾病的治理，长期看护和照料服务的提供与支持，包括家庭照顾和雇佣护理以及老人情绪和心理健康等。养老机器人的产业链是金字塔结构，只有养老机器人才能拯救未来"老龄化中国"。家中一旦有失能老人，要么专门请护工护理，要么子女就必须辞职来照顾失能老人，但护工护理做不到尽心尽责，甚至虐待老人的事件也屡见不鲜。请护工的成本比较高昂，而子女辞职照顾老人会影响他们的正常工作生活，因此智能机器人对老年人进行照顾迫在眉睫。

（二）智能养老机器人的主要功能

养老机器人是能辅助老年人进行日常生活照料、监护、交流的机器人。其主要有以下功能。

1. 康复服务

床椅一体化机器人针对卧床老人或腿部不便人士的自理生活需求，利用模块化机构构型设计、床椅的分离等多模式人机交互技术，是一套可变形的多功能床椅一体化系统。该床椅一体化系统集多功能护理床、智能电动轮椅、大小便处理装置和信息系统于一体，可大大减轻护理人员的负担，同时还扩大了被护理者的活动范围和独立生活能力。由哈尔滨工程大学研制的多功能助行康复机器人突破了助行康复机器人关键技术，实现了辅助行走、辅助起坐、自主移动和下肢康复训练功能，满足了在敬老院和福利院的应用要求。适用于腰部和手臂力量较差的体弱老年人助行和康复训练，满足了其日常生活需求和辅助康复治疗。中医按摩机器人就是通过机械手完成专业按摩师的工作。该机器人将从中医按摩理论及实践出发，使用先进的传感器技术研究人性化的按摩数据测量装置，采用双目视觉定位技术为机器人准确地识别按摩位置、完成系统的按摩操作提供定位方法。智能护理机器人采用最新纳米材料和航天科技，能够自动识别、清洗病患大小便，自动暖风干燥、清除臭味、净化空气。同时，护理机器人可以及时有效地对患者私处进行清洁，防止局部感染、尿路感染、褥疮、败血症的发生。

2. 情感陪伴

智能机器人能够给予空巢老人很大程度的生活便利，但是人与人之间的相互交流的需求是无法被机器所取代的，机器人只是按照指令行事，自然是无法填补空巢老人内心的孤独寂寞。随着科技的不断发展创新，空巢老人可以借助人工智能软件与远在千里的子女亲人随时进行沟通联络，具有实时的语音文字、视频通话等功能的先进智能机器人可以很大程度上带给空巢老人精神上的安慰，通过人工智能带给老人的安慰更多的是子女的亲情抚慰。智能机器人也可以从空巢老人的日常生活出发，在生活上，智能机器人可以辅助空巢老人进行生活上的自理，在文化上，智能机器人的进步极大地改变空巢老人的思维方式，使其视野与思维得到一定的开阔，通过先进的电子智能设备来丰富空巢老人的业余生活，促进他们的心理健康。

3. 安全监护

老人身体状况与安全实时监控系统包含多种类型的节点，如定位节点、跌倒检测节点、生理参数检测节点等。定位节点基于 RSSI 技术实现了较高精度的定位效果。跌倒检测节点和生理参数检测节点除了具有上述定位功能外，还具有其他的传感器信息，其中跌倒检测节点提供跌倒检测信息和手动求助报警功能，生理参数检测节点提供检测老人体温、血压、心率等生理参数的功能。所有节点均基于人体工程学原理，进行机构优化设计、材料的轻型化选型，实现装置的便携性和易用性。网络化智能监控系统将全面网络化监控的理念引入敬老院助老、助残环境中，实现了集视频监控、机器监控、人员定位、生理监测、设备管理等功能于一身的、安全可行的集成监控，并可以将数据接入互联网，实现信息更加广泛的共享。这样，监控人员在监控室中就可以获得比传统视频监控系统更加丰富的信息，并且方便地进行信息关联，从而实现对人员进行更好的监护和服务。

4. 生活照顾

智能机器人带给空巢老人的更多的是积极的影响。智能机器人可以把空巢老人从繁重的家务劳动中解放出来，提高空巢老人的生活质量与生活效率，使他们可以有更多的时间进行自身的兴趣爱好发展，根据个人的身体素质情况参加老年声乐、老年广场舞等活动来分散注意力，以便排遣内心的孤独与寂寞。虽然我们现在仍很难在生活中见到智能机器人的影子，但相信在不久的将来，随着智能机器人技术的不断发展和成熟以及众多科研人员的不懈努力，智能机器人必将走进千家万户，更好地服务人们的生活，让人们的生活更加舒适和健康。

5. 交流学习

多功能高端陪护机器人具有高仿真度的人形外观，能够实现简单的位置移动，在敬老院的公共区域与众多老人进行语音交互，具有基于语音的说话人身份识别能力，并可为老人提供血压、脉搏、体温等生理状态的检测与报告，为不同老人建立数据库档案，了解老人的身体状况和心理需求，进而根据不同老人的情况提供个性化服务；构建界面友好的高端陪护机器人远程网络交互控制平台，老人可通过网络与家人或朋友进行音视频情感交流，从而减轻其内心的孤独感；敬老院医疗中心的医生通过陪护机器人可与老人进行音视频交互、老人生理参数的无线传输，并提供医疗咨询与帮助，在紧急情况下，可及时报警或通知亲人。老年人缺乏社会关系与更糟糕的身体健康是老年人孤独的重要原因，所以社交机器人能让老年人增强学习能力、感知能力等。

三、人工智能对智慧社区养老服务体系的推动

（一）智慧养老概念

智能养老即"智能居家养老"（Smart home care），最早由英国生命信托基金会提出，被统称为全智能化老年系统，该养老模式能让老人在日常生活中不受时间和地理环境的束缚，在自己家中过上高质量、高享受的生活。智能养老系统（Intelligent home care system）基于物联网技术，在居家养老设备中植入电子芯片装置，使老年人的日常生活处于远程监控状态。

智慧养老是在智能居家养老的基础上产生的，现在已经发展成为面向居家老人、社区及养老机构的传感网络系统与信息平台，并在此基础上提供实时、快捷、高效、低成本的物联化、互联化、智能化的养老服务。

通过智能化手段，充分实现老有所养、老有所乐、老有所学、老有所为，充实丰富老年朋友生活，使其过上健康、有保障、有尊严的老年生活。

（二）智慧社区养老服务模式的研究现状

随着社会发展，网络技术不断成熟，将其应用到养老服务模式中，可以让老年人享受到居家照料，更好地满足多层次的养老需求，因此智慧社区养老模式应运而生。智慧社区养老模式中的"智慧"体现在充分利用现代通信技术、物联网技术、互联网技术、传感技术、数据挖掘和人工智能等技术，对获得的信息进行智能分析和处理，为老年人提供便捷和个性化的服务。该模式的"社区"是一个超越地理的泛社区概念，不局限于老年人居住的社区，它主要是指一个老年人的服务圈，这个服务圈既包括生活在社区的老年人，也包括政府机构和服务单位。服务圈体现了地理上的便利、服务上的便捷和文化上的认同。因此，智慧社区养老服务模式是利用信息通信、互联网、物联网、人工智能和传感器等技术，将老年人的需求同服务单位、公益组织和政府机构有机联系起来，以居家养老为主，机构养老为辅，服务单位和社会志愿者积极参与的新型养老模式。

在智慧社区养老服务模式中，参与者主要包括老年人、政府机构、服务单位和社会志愿者。政府机构作为社会的管理者，要做好引导工作，负责智慧社区养老服务标准的制定、综合信息平台的搭建、整合和运维，对相关老年服务行业实行予以财政税收等政策支持。养老服务标准涵盖居住、医疗、服务、出行、饮食、文化、教育、娱乐、服务市场准入等。养老服务机制主要指服务计价机制、互动服务奖励机制、义务服务奖励机制、服务单位进入和退出机制、

保险机制等。服务单位根据老年人个性化需求，有针对性地提供细致、便捷的有偿养老服务。老年人作为智慧社区养老服务的接受者，也可根据自身条件，为社区其他老年人提供互助服务，在此过程中，既获得了相应的奖励积分，又充实了老年人的生活。老年人之间有共同语言，通过老年群体的互助行为，增加了彼此的沟通交流，丰富了老年人精神生活。社会志愿者作为养老服务体系的重要补充，为社区老年人提供无偿服务。志愿者主要是高等院校在校学生等年轻人，他们的志愿服务在带给老年人温暖的同时，也可获得一些奖励积分，用来兑换实物或服务。

在智慧社区养老服务模式中，政府机构，如民政部门等，服务单位，如饭店、商店、家政公司等和社会志愿组织等，为老年人提供各种服务，充分利用现代化通信技术搭建的网络，使老年人的需求及时发送出去，并能在第一时间得到服务响应，开启智能化养老服务。

（三）智慧社区养老体系架构的运行理念

在智慧社区养老体系中，主体包括老年人、医院、志愿者、家政服务单位、社区服务机构、政府机构等，参与主体通过综合信息管理平台对老年人通过智能终端、感应器和各种监测设备发出的各种请求进行响应。

1. 物理终端层

物理终端主要包括摄像头、感应器、智能手环、健康监测设备、GPS 和智能终端等。物理终端设备将采集到的信息数据通过网络发给社区综合信息管理平台。摄像头主要用来获取老年人居住环境的视频信息，家人和社区服务机构可利用 App 通过平台远程监看老年人的起居生活状态。感应器、智能手环、GPS 和健康监测设备将获得的环境信息、水电气消耗信息、老年人身体信息（血压、心率、血糖和睡眠状态等）等发送给平台。老年人可通过智能终端（电脑、手机和平板等）利用网络连接到平台上，查看个人资料信息，浏览服务项目，根据自身需要，购置各种服务。综合信息管理平台，根据智能算计对所获得的各种信息进行分析处理，并实时响应和推送信息，对老年人身体信息的异常，根据不同等级，响应不同的预警等级，将信息推送到医院、社区医疗机构、家人的用户终端。其他参与主体根据平台实时推送来的信息进行个性化服务响应。例如，当身体预警级别高时，综合信息平台直接发送给就近医院，医护人员将第一时间开展救治。

2. 网络层

网络层是终端物理层与应用层之间数据传输的高速通道。网络层由相互独立的数据传输网络电信网、广播电视网和互联网等组成，终端物理设备通过可用传输接口接入网络中，网络层整合整个数据传输网络，使接入网络中的终端物理设备互联互通，并提供给应用层统一格式的数据。

3. 数据处理层

数据处理层是整个体系的中枢部分，利用数据挖掘和智能算法，对网络层传输的终端设备信息和应用层获得的用户需求信息进行分析和处理，根据数据反馈机制，将结果分类推送，实现设备之间的信息交换，并实时保存数据。

4. 应用层

应用层是智慧社区养老体系的核心部分，通过对数据处理层发送的数据进行分析和响应，提供养老服务。使用者登录应用层提供的界面，根据需求进行相应操作，发布信息并收到反馈。应用层包括七个组成部分。

（1）社区医疗系统。该系统为老年人建立健康电子档案，根据健康监测设备对获得的老年人身体状况信息进行实时更新，并对超过预警阈值的进行报警，制定特定的个人医疗护理等，提高医疗服务水平和效率，让老人在社区就近享受医疗服务。

（2）远程医疗系统。对于病情特殊或者严重的患者，该系统根据共享的老年人健康电子档案，通过终端医疗设备和数据网络，由病人指定或者系统安排专家对老年人进行远程异地会诊。

（3）志愿者服务系统。该系统智能汇总老年人和志愿者发出的服务供需信息，进行高效的匹配，并对志愿者服务进行跟踪和评价，从而保证志愿者服务水平和质量。

（4）智能安防系统。该系统包括视频监控系统、门禁系统、防盗系统和防火系统等，老年人可通过终端（手机、智能手环、平板等）安装 App，进行监看和操作。系统产生报警后，由手机终端系统发送到社区管理部门，确保事件得到及时发现和处理。

（5）智能健康监控系统。该系统包括多种健康监测终端和视频监控系统，健康监测终端实时监测老年人身体状况，并将监测信息发送给社区医疗系统。一旦出现报警，社区医院将第一时间调用视频系统进行查看确认，并根据报警级别做出相应的处理。

（6）水电气暖智能缴费系统。该系统包括水表监测设备、电表监测设备、天然气表监测设备、暖气表监测设备和缴费系统等。监测设备在监测指标到达临界值时，将发出预警信息给用户家庭，用户可通过智能终端对其进行浏览和存缴费。

（7）家政服务系统。该系统将老年人需求有针对性地发送给家政服务公司，由家政公司根据老年人服务需求安排具体服务项目，服务用户可以对服务进行评价打分，社区管理部门和家政公司都可以对家政服务情况进行全程跟踪。

第四节　人工智能与连锁社区卫生服务中心的实践性研究

一、社区卫生服务中心连锁经营模式的优势

当前，我国社区医疗卫生服务机构面临着政策大力扶植、机构快速发展的大好时机，但与此同时，如何引导居民到社区医疗机构就医的问题也在困扰着社区卫生服务机构。本节以福建省厦门市社区卫生服务中心连锁经营式发展为例，对我国社区卫生服务中心依托大医院的优势开展连锁经营的优势及发展思路进行探讨。

社区卫生服务中心是覆盖面最广的医疗卫生服务机构，面对的患者最多，也是接触基层患者最频繁的地方。作为社会中与人们健康息息相关的医疗卫生服务机构，社区卫生服务中心承担了大量的医疗任务。要想推进社区卫生服务中心建设，鼓励患者到社区卫生服务中心就医，首先就应当深入思考为什么会出现"大医院人满为患，社区卫生服务中心没人来"的现象。

二、限制我国社区卫生服务中心发展的主要问题分析

社区卫生服务是社区服务中一种最基本的、最普遍的服务，是由以全科医生为主要卫生人力的卫生组织或机构所从事的一种社区定向的卫生服务，是城市卫生服务的重要组成部分，是实现人人享有初级卫生保健目标的基础环节。目前，全国社区卫生服务机构在市场中所占的份额是逐年增加的，但仍不及医院所占份额的10%，尽管2009年以后各地都大力发展社区医疗事业，可是结果还是不尽人意。社区卫生服务中心近在咫尺，然而却得不到社区居民和广大患者的信赖，这折射出当前我国社区卫生服务中心自身存在的几点问题。

（一）设施简陋，建设标准不一

目前，大部分社区卫生服务中心基础设施投入不足，设施设备配置参差不齐，建设标准不一。具体表现为没有标准的房屋和基础医疗卫生设备。有的社区卫生服务站实际就是几名医生自己租借简陋的房屋，购置一些简单的医疗器

械，根本谈不上良好的就医环境，就连基本医用器械和严格的消毒程序所必需的卫生条件也不能保证，让群众难以放心就诊。

（二）社区卫生服务中心缺乏品牌效应，不符合现代消费心理

人们就医时选择大医院而不去社区卫生服务中心，除了社区卫生服务中心条件差，不能得到人们的信任之外，消费观念的影响也很大。从消费心理学的角度上说，和其他消费品一样，患者在进行医疗消费时往往表现出对高档品牌的偏好，直观地表现为迷信专家，崇尚大城市的大医院，推崇名贵药品。因此，社区卫生服务中心显然无法满足当代中国人的普遍医疗消费观对医院品牌的期望。

（三）人员素质不高，服务水平低

目前，社区卫生服务中心的医生素质整体偏低。由于社区卫生工作主要体现为公益性，在补偿机制不足的情况下，医务人员收入较低，难以吸引素质高、有能力的医生。很多社区医生自身并不具备全科医生所要求的素质，在为患者诊治时不可能完全得心应手。有的社区医生不是给患者看病，而是直接问患者需要什么药品。没有合格的全科医生，没有稳定的人才队伍做支撑，就无法为居民提供满意的服务，这是制约社区卫生服务发展的最大障碍，也导致一些患者不相信社区医生，不愿主动去社区卫生医疗机构看病。

（四）管理不规范，人员结构不合理

一方面，整个社区卫生服务机构管理体制尚欠通畅。一是由于公共卫生服务得不到相应的补偿，综合医院举办的社区卫生服务中心难以与医院在人、财、物上独立分离，大部分是在原医疗机构基础上增挂了社区卫生服务机构的牌子；二是由镇卫生院转型的社区卫生中心承担了社区卫生服务功能，但多数尚属集体性质，实行差额拨款，在本身收益较低的情况下，社区卫生服务机构要承担公共卫生服务职能，就更显得捉襟见肘；三是有的社区卫生服务站是由民营或私人出资，设施设备多为村医投入，产权归乡镇卫生院，产权不明晰，并且各地的社区卫生医疗机构的管理水平低且极为不规范。另一方面，社区卫生服务人员普遍呈现典型的"哑铃"型人才结构，骨干力量往往是从大医院退休的"银发人才"，护士几乎清一色是刚毕业的学生，中坚力量缺乏，更无人才储备。

三、智能连锁社区卫生服务中心的发展措施

（一）将互联网思维融入医疗改革之中

1.具体技术操作层面上

首先，要完善纳入社保体系的每个人的个人信息系统，实现一卡通服务。其次，建立医疗云平台，将个人的挂号就诊、开药治疗等信息同步到系统中，可以供医生和个人查询，更加全面便捷地追踪个人的健康状况。最后，建立公开透明的"大众点评"平台，提供一个评价和监督的机制打破医疗行业的专业垄断性，有利于信息对称化，这些技术上的功能支撑，使得人们就医更加快速、便捷、公开、透明，有利于提供优质快速的服务，也有利于最优化的资源配置，由此可以解决一部分"看病难"的问题。

2.服务层面上

医疗改革可以体现在线上和线下两个部分（O2O）：在线上，通过互联网交互平台，患者和医生在网上就可以实现互动；在线下，医生主动去了解患者的状况和需求，为其量身定制个性化的服务。通过线上线下交互，倾听患者需求，制定个性化服务，患者积极参与到新型的治疗模式中来，体验优质服务，与医生和医疗机构间培养了一种信任的关系。

3.机构管理上

对于医院来说，医疗机构要平台化需要做到以下两点：一方面，医院应该是一个信息透明公开的平台，医患可以通过平台，参与交互，得到自己想要知道的信息；另一方面，医院也可以通过这个平台，更加全面、快捷地了解到患者的信息和相关需求，以便做出更好的调整。另外，医生在互联网思维影响的时代里，要发挥自己的主动性：一是要主动地深入病患群体中，去了解他们的想法和需求，为之提供个性化的治疗和服务；二是主动跳出被医院束缚的状态中，可以向医疗机构提出自己的建议和观点。允许医师多点执业。对于患者来说，要积极地参与到医改的进程中，用一种积极参与体验和信任的态度来重新审视自己与医疗机构、医院的关系，协同地为医改贡献一份力量。

（二）加强连锁社区卫生服务中心的宣传

一方面，应该促进公众对连锁社区卫生服务中心的了解，加强他们对社区医生，尤其是全科医生的认识和支持。连锁社区卫生服务中心可以通过O2O"线上线下"的方式，通过微博、微信等软件进行线上宣传和普及，结合线下的沟通交流，主动走进社区，普及连锁社区医疗服务，社区居民知道并

信任连锁社区医疗服务。另一方面，要进一步加强和不断完善医生的评估措施，使其合理开处方、合理用药等，为居民信任社区卫生服务打下坚实良好的基础。

（三）加强疾病预防、普及健康教育功能

连锁社区卫生服务中心与大型综合性医院不同的一点是，它深入居民的日常生活中，对疾病不仅是事后治疗，还可以病前预防。在社区中，很多居民不注意日常生活习惯，对小病不以为意，常常出现大病后再去医院看，而此时的花费将是他们很难承受的，如果在社区建立完善的预防疾病的体系，将健康和实证调研养生的知识传给居民，可以减少一些疾病的发生。在互联网时代下，连锁社区卫生服务中心可以通过O2O"线上线下"的方式开展病前预防服务：在线上方面，通过微博、微信等自媒体，组建相关社区卫生服务中心组群平台，进行健康知识的宣传和互动；在线下方面，家庭医生可以对社区进行网格化的服务，即每个医生团队负责一个社区中的片区，下访社区居民，主动去了解居民的身体健康情况和相关医疗需求，了解他们的生活方式，并向他们普及健康养生知识。与居民形成一个互动的状态，这也有利于良好的医患关系的建立。

（四）"制度"与"口碑"双因素吸引优质医务工作人员

在制度方面，政府要制定和出台相关人才吸引机制，如健全完善高等教育中的全科医生培养机制、教育与就业绑定计划、增加工资补助等措施，吸引更多年轻的医生到社区医院中工作。在口碑方面，在这样一个互联网时代，通过互联网交互平台和人际网络，实现医疗系统和大众之间更加方便和频繁的互动，医疗服务提供者和使用者双方协同参与进来，提高社区医疗服务的口碑，进而增强社区医生的职业认同感和职业满意度，促进更多优秀的人才选择来社区当医生。

（五）建立发达的药品物流网络

为了解决连锁社区卫生中心药品不够而导致居民不愿前来治疗的问题，在互联网时代下，可以建立发达的药品物流网络，通过网上药品的调配直接送到患者家中，这也省去了患者在医院排队取药的问题。

第五节 中国式共享医院——医疗综合体的共享发展

国家"十三五"规划提出了"创新、协调、绿色、开放、共享"五大发展理念，压轴的关键词就是"共享"。无独有偶，最近几年"共享经济"概念在国内快速流行起来，已从星星火苗发展为燎原之势。不断涌现的共享汽车、共享雨伞、共享床铺、共享民宿、共享充电宝等渐渐融入了人们的生活。据不完全统计，2016年，仅国内共享出行市场规模就达到700亿元，全国的大街小巷随处可见各色各样的共享单车，摩拜、OFO、小鸣等平台开创了共享经济新路径，中国式共享已经走在世界前列。得益于中华大地前所未有的互联网红利，在全球汹涌澎湃的共享经济浪潮中，中国不再只是跟随者，而是成为当之无愧的引领者，共享经济的"中国模式"正在震惊世界。

一、共享医疗出现的必然性

在共享经济盛宴中，必然少不了医疗健康的参与，因为中国民众消费热点从"衣食住行"转向"文娱康寿"已是大势所趋。在自然环境恶化、工作压力剧增、生活饮食习惯不规律等因素的综合作用下，人们健康正面临危机，求医问药、健康养生逐渐变成人们除衣食住行外的第五项基本需求。但现实是，中国人口众多，但医疗资源分布不均，整体资源相对稀缺却又相对集中于大型公立医院，导致人们健康得不到有效保障。为改变这一局面，国家从2003年起试点推行分级诊疗政策，并从2012年开始在全国范围内力推，力图打破医疗资源集聚在三级医院，一、二级医院无人问津的怪圈，而如今在全国各地发展得如火如荼的"医联体"就是医疗资源共享的实质性探索。换言之，"共享医疗"已然来到人们身边，正在进入人们生活，只是目前中国主流的"共享模式"还处于对世界潮流的跟随阶段，但基于中国国情开展多元化创新，走出"共享医疗"的中国路径也将是一种历史的必然。

二、中国式共享医院——医疗综合体的诞生

2017年6月，浙江省卫生计生委批复了"全程国际医疗综合体"试点，允许杭州全程健康医疗门诊部为入驻全程国际医疗综合体的其他医疗机构提供检验、病理、超声、医学影像、医技科室及药房、手术室等共享服务。批复提及

的医疗综合体位于江干区西子国际商业综合体 T3B 的 9-22 层，是浙江大学医学院附属邵逸夫医院、新解百集团、迪安诊断和百大集团合作建立的一座新型医疗平台。

消息刚刚曝出，便迅速成为各界关注的大热点。许多医疗门户网站、主流媒体都纷纷在首页上刊登这则消息。在喧嚣之中，各种声音蜂拥而起：有人认为，医疗综合体是舶来品，在中国难以落地生根，必然出现水土不服的现象；有人认为，是浙江省独特的政策环境孕育了医疗综合体，不具普适性的推广价值；也有人认为医疗综合体是医疗资源共享新路径，不妨遍地开花……

基于惠宏医疗管理研究中心对全国首家医疗综合体的长期跟踪与深度研究，我们更认同第三种判断。

惠宏医疗管理研究中心作为邵逸夫医院的管理课题研究合作伙伴，长期参与邵医夫医院管理模式和共享医院发展模式创新等前沿课题的研究工作，所以对医疗综合体的发展趋势形成了自己的独立观点。

中国式医疗综合体并不是对国外常见的"医疗商场"的简单复制，而是顺应中国国情、体现共享理念、融入互联生态的医疗资源共享创新实践。

事实上，关于医疗综合体的发展模式，现在已经公布的内容只是其中的很小一部分，其医疗模式、运营模式、经营模式等还在不断打磨与升级，其中惠宏的研究范围就涉及了金融信托平台设计、内部引流导流机制设计、多主体交易结构设计、楼宇型医联体协同管理模式设计、连锁型医疗综合体集团管控模式设计，以及医疗综合体的商业模式设计和发展战略规划等关键课题。相信在不久的将来，中国式医疗综合体一定会给医疗行业带来更多惊喜。

三、公立医院的资源共享

中国的优质医疗资源集中于公立医院，若少了公立医院的积极参与，任何所谓的"共享"都很难玩得转。作为中国大型公立医院的佼佼者，邵逸夫医院在该平台的深度参与和专业主导为中国医疗界探索了一条"共享时代下的公立医院共享发展新路径"。有了公立医院的积极参与，中国共享医疗时代或将真正到来。

邵逸夫医院院长蔡秀军教授将其参与医疗综合体的原因总结为四点。

原因一："共享医疗"这个理念非常好。虽然，在我国真正落地还是第一次，但在欧美、新加坡早已发展得很成熟了，它的出现满足了不同层次人群对医疗的需求。

　　原因二：在医疗改革方面，浙江省向来走在全国前列，包括多点执业的实施，作为医院的管理者，只要在政策允许的情况下，他愿意为员工提供更好的执业平台。

　　原因三：医疗综合体的几个发起者虽然都来自不同的领域，但都是自身领域内的佼佼者，大家有能力也有实力做好这件事。

　　原因四："共享医疗"的出现一定是多方受益的结果，对医疗机构而言，他们可以"轻资产"上阵，从而更好地做好医疗服务；对政府部门而言，可以让医疗资源得到有效的利用，降低空间成本；对患者而言，可以得到更加安全、优质、舒适的就医体验。

　　一言以蔽之，邵逸夫医院对医疗综合体的深度参与是出于对国家的善意、对社会的善意、对患者的善意、对员工的善意。

　　著名财经作家吴晓波先生也认为，对于"共享医疗"创新，首先要看看它是否怀有"善意"，"对世界的重构本质上是由人类的善意推动的"。共享医院模式是共享经济时代赋予中国公立医院的一次难得的发展机遇，作为中国医疗产业基石的公立医院参与医疗综合体建设也必源自融入骨髓的深深善意。

　　以医疗综合体为代表的"共享医疗"是医疗元素与社会资本的密切结合，因善意而成的此类结合将有助于改变紧张的医疗形势，实现医疗机构、政府、百姓的多元共赢。就目前形势而言，相对西方成熟的医疗体系，国内的医疗资源存在严重不足，公立医院门口经常大排长龙，即使医护人员加班加点也不能充分满足人们的日常就医需求。而另一方面，社会资本则怀揣着大量的资源，希望转型进入医疗产业，将健康作为未来的重点。两者间理应存在着天然的合作关系，以资本拥抱医疗，使医疗资源能够更好地为社会、为人们服务。所以近几年国家大力推行社会资本办医，其核心就是希望社会资本与公立医院协调配合，紧密互补，让医院平台化，让医疗资源市场化，共享惠及全民。

　　从公立医院视角而言，参与以医疗综合体为代表的共享医疗项目至少可以带来如下三大益处。

　　益处一：高净值人群引流。医疗综合体的参与各方，无论是奢侈品集聚平台杭州大厦，还是国内领军公立医院邵逸夫医院，以及方回春堂、太学眼科等高端医疗机构都是自带高净值客群流量的参与主体。这些主体在同一楼宇内的紧密集聚必然会产生不容置疑的高端吸引力。有数据显示，2016年，国内赴国外就医的人次已突破6 000万，国内海外医疗服务市场规模已近10亿元。而这些患者则是未来医疗综合体将要面对的主力客群之一。

　　益处二：主导第五种医联体形态。本质上，医疗综合体开辟了一种新的医疗合作模式，也是一种崭新的医联体形态。不同于业内熟知的城市医疗集团、医共体、远程医疗协作网络、专科医疗联盟这四种医联体模式，医疗综合体是基于空间集聚的紧密型医联体，由于该形态最适合以商业楼宇为集聚载体，因此亦可称为"楼宇医联体"。随着运营模式的成熟，"楼宇医联体"的入驻医疗机构之间不会仅满足于空间的集聚，而一定会进一步地相互打通，通过共享技术、共享客户、共享设备、共享空间、共享市场等手段，有效提升彼此的资源效率，相较于既往已有的四种医联体形态，"楼宇医联体"将呈现出更加紧密的一体化协作运营效益。

益处三：拓展和提升医院品牌。公立医院通过积极参与，进而主导医疗综合体建设进程，可以很好地实现高端患者资源的对接，强化对社会上各类高端医疗机构的融合，同时可以让医院的医疗业务触角延伸进入更多的高端商圈，所以很容易带来医院品牌在空间上的拓展以及在高度上的提升。

四、社会资本办医的"民办公运"新路径

邵逸夫国际医疗中心负责人林辉教授认为，社会资本办医是中国医疗行业未来的大势所趋，既往民营资本办医不规范的现象其实质是医疗与资本的主导权之争。一旦资本的逐利属性不受制约地凌驾于医疗之上，就会使医疗的公益性发生偏移，过度释放出资本的贪婪。而邵逸夫医院在医疗综合体项目中的深度参与和专业主导其实是公立医院承担社会责任的外延性体现，是基于自身长期医疗积淀助力社会资本规范化办医的积极探索，让社会资本办医更加符合医疗行业发展规律，实现社会效益与经济效益的协调与平衡，这将极大地帮助和支撑社会资本办医的健康发展。

在各类社会资本办医形式中，"公办民运"的案例屡见不鲜，在通常的印象中，民办医疗在体制与机制上更加灵活，并购公办医院后，可以在原有医疗的基础上推陈出新，以更好的服务拓宽市场，所以由民营医疗托管方主导运营的模式更受社会资本欢迎。但是邵逸夫医院参与医疗综合体的运作模式则反其道而行之，即医疗综合体共享医疗平台由民营主体合资创办，但医疗运营的实际主导方则是公立的邵逸夫医院。这种"民办公运"的发展模式是以公立医院为医疗运营主体，与社会资本相协作，以医疗本位去驱使社会资本，用邵逸夫医院既有的卓越医院管理体系来规范医疗综合体各参与主体的诊疗行为，真正做到共享医疗技术、共享医疗人才、共享医院管理、共享医院品牌，将医疗的本质根植于社会资本之中，孵化出一家真正兼具医疗技术与公益性，同时以服

务体现医疗温度的创新型医疗平台。这种方式的好处在于短期内可以用公立医院的公益性制约民营资本的逐利性，而长期内却可以通过扎实营造的过硬医疗品牌带来社会效益和经济效益的双赢。

然而，医疗平台的"民办公运"发展模式对公立医院自身管理能力提出了极高的挑战，邵逸夫医院之所以敢于承接民办公运模式，为社会资本转型升级赋能，离不开该院二十多年来精心打造、不断创新的邵逸夫医院管理模式。对于邵逸夫医院来说，创新的脚步永远不会停歇。当行业刚刚开始关注中国医院的国际化发展之路时，邵逸夫医院已经成为美国梅奥医疗联盟的首个中国成员；当行业刚刚开始关注杭州 501 广场医疗综合体的时候，邵逸夫医院已经布局在杭州市滨江区以及绍兴市梦享城再建两座医疗综合体的发展工程。正如世界上最好的医院之一——梅奥诊所，邵逸夫医院未来将围绕主院区，建立起一个辐射周边的星网状医疗联盟，通过这种互补合作、多元共赢的形式，肩负起为浙江省 5 000 多万百姓提供优质医疗服务的责任，在中国最好医院的发展道路上又迈出了坚实的一步。

五、医疗综合体健康成长

目前来看，医疗共享主要存在三大问题：一是多点执业政策落地困难；二是医保体系尚未打通，大部分医疗分享活动尚未纳入社会基本医疗保险体系，成为制约其发展的重要因素；三是政策法规亟待完善，现有的管理规定大多按照传统医疗机构的要求设置，在执业类型、资质审批、医疗规范和技术要求等方面的一些规定不适用于共享医疗新业态。

在行业早期的探索者、中国医生集团联盟秘书长董法廷看来，目前以中国共享医疗为代表的医生群体正处于鱼龙混杂、良莠不齐的发展阶段。由于缺乏统一的规范及命名规则，业内对医生群体的数量统计没有具体数据。从现有的平台结构来看，有体制外的医生、体制内的医生，有些原来的互联网平台也叫医生群体，还有一些药商、药厂拉几名医生就开业了，甚至还有"黄牛"参与其中。

对此，笔者认为，在守住安全底线的前提下，多一点观察实践，发现亮点、解决问题。通过体制机制的调整，为创新创业提供更加宽松、包容、开放的环境。

医疗资源的共享为医疗机构提供了便利，为人们得到一站式的医疗服务提供了另一种选择，但新的管理模式对事中、事后的监管却提出了更高要求。

杭州市江干区卫计局表示，拟在监管上建议医疗综合体与其他各医疗机构签订协议，明确医疗安全、医疗质量等相关的责、权、利；同时牵头成立各医疗机构成员加入组成的各质量管理委员会，促进形成各医疗机构间既彼此独立又相互统一的协同发展关系，让共享的医疗资源更有安全保障。

邵逸夫医院党政办副主任林辉说，邵逸夫医院将作为医疗综合体医疗安全和医疗质量的重要支撑。"我们寻找严肃的医学与资本有效合作的方式，不能以资本为王，而是要始终把医疗的严肃性和公益性放在首位。"

林辉还表示："医疗综合体的核心是平台。医院平台化、医生社会化，这是未来的趋势。"

作为杭州医疗综合体的直接管理部门，杭州市江干区卫计局局长李红表示，医疗安全底线要求行业自律和部门监管相结合，加强事中、事后监管机制。

"目前，杭州医疗综合体的规模并不大，每个医疗机构都有高品质管理团队，但整个医疗综合体的运营效率则主要取决于全程国际健康医疗管理公司的管理水平。"全程国际健康医疗管理公司董事长毕铃说，国内这家医疗综合体主要参考的是新加坡模式，严格意义上来说还是半"医疗综合体"，这是出于一种更安全可靠的运营环境考虑。在邵逸夫医院的技术支持下，医疗综合体的全程健康医疗门诊可试点开展二级以下（含二级）日间手术。

"其实，传统公立医院各科室也利用了共享的方式，但独立医疗机构没有政策许可，我们关注的重点在于这些资源是否可以共享、风险是否可以把控。"毕铃说，"医疗综合体引入邵逸夫医院进行深度合作，运用三甲医院的管理经验，形成了一套质量管控、安全把控和有约束力的检查机制，以尽可能降低风险。"

对于医疗综合体下一步的发展计划，蔡秀军表示，其并不会发展成为一家公立三甲医院，但这种形式具有复制推广的可能性，未来能够做成全国范围内的连锁店，因为它符合现代人的生活方式，有一定的市场基础。

但毕铃认为，复制推广并不是当前的关注点，目前要把更多精力放在提高知名度和质量把控能力上，"我们的定位是做好平台，这是零售服务业的优势，并不会跨界太远，而是让专业的人做专业的事情，让平台更有内容及附加值。"

参考文献

[1] 习明.基于WEB的社区智能医疗服务系统的研究[D].长春：吉林农业大学，2011.

[2] 陈茜.基于物联网的家庭智能健康管理终端设计研究[D].沈阳：沈阳航空航天大学，2017.

[3] 沙锋.基于老年人的智能手环的设计与研究[D].武汉：武汉理工大学，2015.

[4] 刘奕.基于机器学习的癌症诊断方法研究[D].武汉：湖北工业大学，2017.

[5] 陈佳恒.智能医疗机构服务系统的设计与研究[D].上海：东华大学，2016.

[6] 滕文龙.基于人工智能的医疗诊断系统研究与设计[D].长春：吉林大学，2013.

[7] 周宝，杨现民.人工智能与未来学校变革[J].中小学信息技术教育，2017（7）：12–14.

[8] 朱福喜.人工智能[M].3版.北京：清华大学出版社，2017.

[9] 迈克J.麦格拉思，克莱娜N.斯克奈尔.智能传感器：医疗、健康和环境的关键应用[M].胡宁，王君，王平，译.北京：机械工业出版社，2017.

[10] 林辉.互联网+医疗健康时代医院管理创新与发展[M].北京：清华大学出版社，2016.

[11] 陈根.互联网+医疗融合[M].北京：机械工业出版社，2015.

[12] 陈金雄，王海林.迈向智能医疗：重构数字化医院理论体系[M].北京：电子工业出版社，2014.

[13] 埃里克·托普.未来医疗：智能时代的个体医疗革命[M].郑杰，译.杭州：浙江人民出版社，2016.

[14] 唐娜·玛维，唐娜J.斯洛文斯琪.移动医疗：智能化医疗时代的来临[M].王振湘，杜莹婧，译.北京：机械工业出版社，2016.

[15] 乔斯琳·特罗卡思.医疗机器人[M].段星光，译.北京：北京理工大学出版社，2015.